食管癌方证研究分子基础解析

贾永森　闫　昕　著

U0257653

上海大学出版社

·上海·

图书在版编目(CIP)数据

食管癌方证研究分子基础解析 / 贾永森，闫昕著.
上海：上海大学出版社，2024.12. -- ISBN 978-7
-5671-5194-9

Ⅰ. R273.51

中国国家版本馆 CIP 数据核字第 2025A0X778 号

责任编辑　高亚雪
封面设计　缪炎栩
技术编辑　金　鑫　钱宇坤

食管癌方证研究分子基础解析

贾永森　闫　昕　著

上海大学出版社出版发行

（上海市上大路 99 号　邮政编码 200444）

（https://www.shupress.cn　发行热线 021-66135112）

出版人　余　洋

*

南京展望文化发展有限公司排版

上海华业装潢印刷厂有限公司印刷　各地新华书店经销

开本 710mm×1000mm　1/16　印张 13.75　字数 260 千

2025 年 2 月第 1 版　2025 年 2 月第 1 次印刷

ISBN 978-7-5671-5194-9/R·87　定价　90.00 元

前　言

国际癌症研究机构（International Agency for Research on Cancer，IARC）是世界卫生组织下属的跨政府机构，主要任务是进行世界范围内的癌症流行病学调查和研究工作，每年发布癌症病种的流行病学调查报告，数据来源于各国卫生管理机构及相关学术研究团体，因此，其数据覆盖面广，颇具权威性，被业界广泛接受。近10年来，IARC发布的数据显示，食管癌居世界癌症死因顺位的第6位，我国食管癌发病和死亡病例均约占全球的50%、占发展中国家的60%，均位居世界首位。特别是在太行山麓地区，以及四川、东北等地区，该病典型高发，严重威胁着人民健康。因此，食管癌是我国肿瘤防治工作的重点内容之一。

一、中医理论视角下的食管癌

中医理论对食管癌的认识具有独特视角，根据吞咽梗阻、胸膈痞满隐痛的症状特点，中医将其归为"噎膈"范畴。

在病因病机方面，中医理论认为，食管癌的发生与情志不畅、外感邪毒、饮食失调等密切相关。情志不畅可导致气机郁结，进而影响气血运行，造成气血瘀滞。外感邪毒则可能直接侵袭食管，破坏其正常生理功能。饮食失调，如长期食用过热、过硬的食物，也可能对食管造成损伤，进而引发食管癌。这些因素共同作用，导致食管部位气血瘀滞、痰火交阻，最终形成肿瘤。

在辨证分型方面，中医将噎膈分为多个亚型，如痰气交阻型、瘀血内结型、津亏热结型和气虚阳微型等。各亚型的病因、症状和治疗策略均有所不同。例如,痰气交阻型、瘀血内结型患者多因情志不畅导致气机郁结,进而引发血瘀,治疗时需注重疏肝理气、活血化瘀。

在治疗方面,遵循"有是证用是方"的原则,在辨证的基础上采用与之对应的方剂,此即"方证相应"。方证相应是中医临床用药的基本原则,指所选方剂(或药方)的适应证应与患者的证型完全吻合。这一原则强调方剂的针对性与有效性,认为只有方证相应,才能达到最佳治疗效果。因此,医生在选方时,必须严格遵循方证相应的原则,根据辨证结果,精选药物,灵活组方。

二、历代医家对食管癌的论述与经验总结

在中医古籍中,有诸多与食管癌相关的论述。古代医家的认识主要体现在疾病描述和治疗方法上。《黄帝内经》等经典著作不仅描述了食管的生理功能,还指出了噎膈的症状和病因,为后世医家研究本病提供了宝贵的线索。这些古籍中的论述虽然受限于当时的医学水平和认识水平,但仍具有较大的参考价值。

近代医家在继承古代医家经验的基础上,结合临床实践,对食管癌的中医治疗进行了更为深入的研究和总结。他们通过大量临床实践和病例分析,积累了丰富的经验,形成了具有特色的治疗体系。这些医家不仅注重辨证施治,还强调扶正祛邪、调整阴阳平衡等中医理念在治疗中的应用。他们的经验和成果,为后世医家提供了更为系统、规范的食管癌诊疗指导。

当代医家在前人的基础上,不断创新和发展,将现代医学技术与中医理论相结合,为食管癌患者带来了更多的治疗选择。他们运用现代科技手段对发病机制、病理特点等进行了更为深入的研究,为中医治疗食管癌提供了更为精准的理论依据。同时,他们还积极探索中西医结合的治疗方法,力求取得更好的疗效。

三、辨证论治原则指导方案制定

在食管癌的中医治疗中,辨证论治原则扮演着至关重要的角色。这一原则强调,治疗应基于患者的具体症状、体征、病情阶段及体质特点,进行个性化的方案制定。食管癌病情复杂多变,患者的体质和症状也因人而异。因此,在制定治疗方案

时,必须充分考虑这些因素,以确保治疗的有效性和安全性。

在辨证论治的指导下,医生通过详细询问病史、观察患者体征、检查病情变化等方式,全面收集患者的信息。询问的病史不仅涉及患者的疾病史,还包括其生活习惯、饮食偏好、家族病史等,这些都对治疗方案的制定具有重要影响。医生还会对患者的体征进行仔细观察,如面色、舌苔、脉象等,以获取更为准确的辨证信息。

治疗方案是辨证论治原则的具体体现。中药方剂的选择、用药剂量、用药方法及治疗周期等,都是根据患者的具体情况而确定的。同时,随着患者病情的变化和体质的调整,治疗方案也需要进行相应的调整。这种动态调整的过程,既体现了中医治疗的灵活性,也保证了治疗效果的最大化。在食管癌的中医治疗中,辨证论治原则不仅是制定治疗方案的基础,也是确保治疗效果、提高患者生存质量的关键。

四、常用方剂

在食管癌的中医方证治疗中,常用方剂扮演着至关重要的角色。这些方剂不仅有助于改善患者的症状,还能在一定程度上提高患者的生活质量。根据不同证型采用不同方药,痰气交阻治宜开郁化痰、润燥降气,方用启膈散;津亏热结治宜滋养津液、泻热散结,方用沙参麦冬汤;瘀血内结治宜破结行瘀、滋阴养血,方用通幽汤;终则气虚阳微治宜温补脾肾、益气回阳,方用补气运脾汤、右归丸。

此外,六味地黄丸、补中益气汤、逍遥散等也是中医治疗本病的经典方剂。六味地黄丸具有滋补养阴的功效,能够改善患者因阴虚火旺而导致的咽干口燥、头晕目眩等症状。补中益气汤则通过益气升降的作用,帮助患者恢复脾胃功能,增强体质。逍遥散则能够疏肝理气,缓解患者因肝气郁结而导致的胸胁胀痛、食欲不振等症状。

除了经典方剂外,针对食管癌的特点,中医还制定了一些专用方剂。抗癌解毒汤、消癌平等是食管癌中医治疗中常用的专用方剂。这些方剂通常具有抗癌、消炎、止痛等作用,有助于控制病情发展和缓解症状。抗癌解毒汤通过清热解毒、活血化瘀的作用,有助于抑制肿瘤的生长和扩散。消癌平则通过扶正祛邪的作用,帮助患者提高免疫力,减轻化疗的毒副反应。

在选用方剂时,应根据患者的具体病情和体质特点进行个性化调整。例如,六味地黄丸适用于肾阴虚证的患者,而补中益气汤则适用于脾胃气虚证的患者。同时,方剂的用药剂量和用药方法也应根据患者的实际情况进行调整,以达到最佳的治疗效果。

五、食管癌方证本质研究

随着现代科技的发展,中医方证的本质与治疗效果逐渐得到科学验证。中医在积极探索与现代医学相结合的道路,通过临床试验、实验研究、大数据分析等手段,为中医方剂的适应证和疗效提供更为坚实的科学依据。

笔者自博士研究生求学开始,利用现代医学分子生物学技术开展食管癌方证研究近 20 年,对食管癌辨证分型及其相应经典古方的方证本质进行了一系列研究,从癌细胞增殖活性、细胞周期、信号通路网络、上皮间充质转化、血管生成拟态、癌细胞的侵袭和转移等多个角度探讨了经典方药、加减方的治疗机制;采集临床不同证候患者血清干预食管癌细胞株,尝试探讨了证候的分子内涵;利用网络药理学和分子对接技术分析了相关复方的有效物质基础和分子靶标,这些研究较完整地呈现了食管癌方证相关的分子基础。

开展如上工作的初衷是为中医肿瘤研究和实践尽绵薄之力,为从事中医肿瘤研究的业界同行提供参考和借鉴。不可否认,个人和团队的能力是有限的,中医肿瘤研究领域如同汪洋大海,笔者的研究犹如沧海一粟,其中难免瑕疵,期待同侪斧正,提出宝贵意见!

贾永森

2024 年 9 月 24 日

目　录

第一章　噎膈证候理论研究

证候是疾病所处一定阶段的病机概括,也包括了可被观察到的外在表现,包括临床症状和体征两个方面。历代医家对噎膈的证候、病机研究论述颇丰,此择几例。

《素问·阴阳别论》中有"三阳结,谓之隔";《素问·通评虚实论》中有"隔塞闭绝,上下不通,则暴忧之病也";《素问·至真要大论》中有"饮食不下,膈咽不通,食则呕"。《备急千金要方·噎塞》称:"食噎者,食无多少,惟胸中苦塞常痛,不得喘息。"

巢元方《诸病源候论·五膈气候》曰:"忧膈之为病,胸中气结烦闷,津液不通,饮食不下,羸瘦不为气力。"《医贯·噎膈论》曰:"噎膈者,饥欲得食,但噎塞迎逆于咽喉胸膈之间,在胃口之上,未曾入胃即带痰涎而出。"认为噎膈的发生与忧思暴怒、气机郁结、津液不行有关。

陈无择在《三因极一病证方论·五噎证治》中指出:"喜怒不常,忧思过度,恐虑无时,郁而生涎,涎与气搏,升而不降,逆害气滞……与五膈同,但此在咽嗌,故名五噎。"说明忧思郁怒导致气机郁滞,气滞或津停生痰,或瘀血内生,交阻于食道,妨碍饮食。李中梓提出"忧思悲恚,则脾胃受伤,血液渐耗,郁气生痰,痰则塞而不通,气则上而不下,妨碍道路,饮食难进,噎塞所由成也",指出痰是噎膈的重要病理因素之一。

朱丹溪在《局方发挥》中对噎膈的病因及整个发病过程有详细描述:"夫气之初病也,其端甚微,或因些少饮食不谨……或内感七情,或食味过厚,偏助阳气,积成膈热;或资禀充实,表密无汗;或性急易怒,火炎上以致津液不行,清浊相干……自气成积,自积成痰……积而久也,血液俱耗,胃脘干槁。"朱丹溪认为,噎膈早期在气,由多种原因导致火热炎上,津液不布,最终致津液衰耗,胃脘干槁。

张景岳认为,精血不足与噎膈形成密切相关:"噎膈一证,必以忧愁、思虑、积劳积郁或酒色过度,损伤而成……阴伤则精血枯涸,气不行则噎膈病于上,精血枯涸则燥结病于下。"

通过仔细研读诸家相关论述,笔者团队从古籍文献、体质学、证候分子本质、传变、发病等不同角度全面论述其证候、病机理论及心得,以期为食管癌证治提供参考。

第一节 中医古籍文献中噎膈的病机与用药浅析

噎膈的主要症状是进食时哽咽不顺、饮食难下及吞咽困难等。中医古籍文献中对噎膈症状的描述主要包括现代医学的食管癌、贲门癌,以及贲门痉挛、食管憩室、食管炎、弥漫性食管痉挛等疾病,尤其与食管癌的表现十分相似。我国是食管癌高发国家,也是本病死亡率最高的国家。因此,噎膈的研究对于食管癌、贲门癌的临床治疗具有非常重要的意义。

一、肝郁脾虚,痰气瘀阻

中医学对噎膈的认识具有悠久的历史和丰富的临床经验。古代医家认为,情志因素与噎膈的发生密不可分。巢元方《诸病源候论·噎候》曰:"忧恚则气结,气结则不宣流,使噎。"《太平圣惠方》第五十卷将噎膈病因归为:"寒温失宜,食饮乖度,或恚怒气逆。"张景岳《景岳全书·噎膈》曰:"噎膈一证,必以忧愁思虑,积劳积郁,或酒色过度,损伤而成。"忧思过度则伤脾胃,脾胃受损则津液不得输布,聚而为痰,阻于食道,从而导致噎膈。郁怒则伤肝,肝气郁结,疏泄失常,气郁则血液不能畅行,久之积而成瘀,以致气、痰、瘀三者郁结于食道,则食不得下,遂成噎膈。李中梓《医宗必读·反胃噎塞》论述更为详细:"大抵气血亏损,复因悲思忧恚,则脾胃受伤,血液渐耗,郁气生痰,痰则塞而不通,气则上而不下,妨碍道路,饮食难进,噎塞所由成也。"

由此可见,肝郁脾虚、痰气瘀阻是本病的主要病机。治疗应以理气健脾、化痰消瘀为主。林佩琴《类证治裁·噎膈反胃论治》云:"气滞成噎者,宣理气隧……因气郁痰阻,用苦降辛通法……因酒热郁伤肺胃,用轻剂清降……及苦辛开肺法……再论噎由气结,膈由痰与气逆,或瘀血。一种气噎,临食辍箸,嗌阻沫升,气平食入,病在上焦肺胃间,治以轻扬利膈,苦降则过病所。一种痛膈,食下格拒,呕涎嘈痛,而饥焰中焚,病在中焦,治以辛香通降,不效,必兼理血络。"叶天士在《临证指南医案·噎膈反胃》中也提出:"忧郁痰阻而成者,用通补胃腑,辛热开浊,以及苦降辛通,佐以利痰清膈为主。"选用性辛味苦的药物进行治疗,辛能散、能行,有发散、行气等作用,可宣通气机;苦能泄、能燥,有降泄肺胃之气、清热泻火、燥湿等作用,可清泄郁热,燥湿化痰,二者合用,辛开苦降,可畅通气机。气顺则痰消,络通则瘀散,经络通畅则结块自散。

1. 半夏、茯苓、陈皮

吴静峰《医学噎膈集成》中的滋阴养胃汤、上下全滋汤,朱时进《一见能医》中的安心调气丸,均含有此三味药。半夏辛温,燥湿化痰,和胃降逆,消痞散结;茯苓甘淡,利水渗湿,健脾安神;陈皮辛苦而温,长于理气健脾,燥湿化痰。半夏得陈皮之助,则气顺而痰自消,化痰湿之力尤胜;陈皮得半夏之辅,则痰除而气自下,理气和胃之功更著。三药相合,共奏燥湿化痰、健脾和胃、理气止呕之功。

2. 半夏、干姜

《医学噎膈集成》中的半夏干姜汤、甘草泻心汤,黄元御《四圣心源》中的苓桂半夏汤等均含有此药对。二药配伍,辛开苦降,温而复燥,可布阳气于中州之地,化痰饮于水泽之乡。令阴寒四散,脾土健运,气化正常,痰饮湿浊消退。寒散、痰消,则胃气自然和降,使有形、无形之邪扭结之势尽得而解。干姜辛热,暖脾胃,驱散中焦沉寒痼冷,温化水饮痰浊。半夏辛温,燥湿化痰,降逆止呕,下气消痞,对有形之痰饮湿浊,无形之气逆、气结,皆有良效。

此外,陈皮与竹茹、陈皮与生姜、半夏与生姜等也是治疗噎膈的主要药对,在临床上有很好的疗效。

二、气虚血弱,津液亏虚

尤怡《金匮翼·膈噎反胃统论》曰:"膈噎之证,大都年逾五十者,是津液枯槁者居多。"说明体虚是噎膈发病的前提,虚有气虚、血虚、阴虚、阳虚之分。"正气存内,邪不可干",可见机体正气足则无病,正气虚弱,邪气才容易侵淫。

同时,正气不足,对脏腑经络功能活动的推动和调节能力下降,脏腑经络功能失常,精血津液的代谢运行失常,多致津血停滞,化生内邪,变生百病。《景岳全书·噎膈》指出:"凡年高患此者,多不可治,以血气虚败故也。"认为本病的形成与年老体虚有关。朱丹溪认为,噎膈、反胃虽各不同,但病出一体,多由气血虚弱而成,他指出了气血虚弱与发病的关系;且气能生津,津血同源,气虚血弱则津液亏虚,故津液亏虚也是噎膈产生的原因之一。程国彭《医学心悟》认为:"噎膈,燥症也。宜润……结,结热也。热甚则物干,凡噎膈症,不出胃脘干槁四字。"则道出噎膈的本质乃热毒伤阴,津液亏虚。

由此可见,气虚血弱、津液亏虚是本病的又一主要病机,治疗应以补气血津液为主,宜选择味甘的药物。甘能补、能和,有补虚、和中之用,可补益气血,调和脾胃;温性药多能扶助正气,甘温并施能补益气血,扶助正气。李中梓在《医宗必读·反胃噎塞》中说:"脾伤阴盛者,当以温补为先。"罗东逸在《内经博议·缪仲醇阴阳脏腑虚实论治》中说:"噎膈属气血两虚,由于血液衰少而作,痰气壅遏所成,宜降、清热润燥,甘温甘平以益血,略佐辛香以顺气。"

1. 人参、白术、茯苓、甘草

人参甘温气厚,大补元气,为治脾肺气虚诸证之主药。白术甘苦性温,专入脾胃,甘温补中,苦温燥湿,补气力弱,温燥性强,能温运脾阳,为健运脾胃要药。黄宫绣《本草求真》曰:"脾欲缓,急食甘以缓之……白术味苦而甘,既能燥湿实脾,复能缓脾生津……且其性最温,服则能健食消谷,为脾脏补气第一要药也。"倪朱谟《本草汇言》曰:"白术,乃扶植脾胃,散湿除痹,消食除痞之要药也。脾虚不健,术能补之,胃虚不纳,术能助之。"茯苓甘淡,功效利水渗湿,健脾安神。甘草功效益气补中。四药相合,益气调(补)中,使脾胃健旺,化湿运积有权,后天得补,主治脾胃虚弱诸证。医家常用此为基础方,可见其认为噎膈产生病因之一为脾胃虚弱。

2. 陈皮、当归

王九峰《王九峰医案》中的补中益气合雪羹汤,用孩儿参加五味子;朱时进《一见能医》中的安心调气丸,均含有此药对。陈皮理气化痰,兼可健脾和胃,资气血生化之源;当归养血温通经脉,以畅气血之用。当归得陈皮,缓其滋腻之性,助脾胃运化,滋而不腻;陈皮得当归,敛其辛散耗气之性。两药相辅相成,使瘀者通,虚者补,在噎膈治疗中共奏健脾和胃、调气和血之功。

噎膈的病因病机具有一定的复杂性,气、火、痰、瘀相互郁滞,阻隔食道所致。有的单一为患,有的四邪合而为病。因此,补虚药、理气药、化痰药临床使用最多。结合中医学理论深入分析噎膈的病因病机,为临床分析用药开拓思路,也为科研提供方向。

第二节 基于中医体质学的食管癌证治分析

食管癌是影响我国居民的主要癌症之一,其发病与环境、不良饮食习惯、疾病史和家族遗传等因素有关。近年来,随着食管癌发病率的上升,其致病因素在个体差异性方面的特征也引起越来越多的关注。笔者所在研究组主要从瘀血质、痰郁质等方面开展了证候、病机和药效的研究,本节试从中医体质特征角度探讨食管癌的证型、变化规律、治疗和预防。

一、中医对体质与食管癌的认识

《灵枢·五变》指出:"肉不坚,腠理疏,则善病风……五脏皆柔弱者,善病消瘅……粗理而肉不坚者,善病痹。"此即阐明了个体体质的特殊性往往会导致人体对某些致病因子的易感性及对疾病倾向性的不同。吴德汉在《医理辑要》中也指出:"易风为病者,表气素虚;易寒为病者,阳气素虚;易热为病者,阴气素虚;易伤食者,脾胃必亏。"由此可以看出,对疾病易感性的差异是由于个体体质的强弱偏颇、阴阳气血的虚实盛衰。体质的这种偏性使得机体对外界刺激的反应性及耐受性不同。因此,临床上常可看到,虽同感一种病邪却有发病与不发病两种截然相反的结果。

食管癌属中医"噎膈"范畴,即以吞咽困难、饮食不下为主症,病因多以饮食失调、情志不畅、外感邪毒为主,三者之间相互影响、互为因果,共同致病,形成气滞、痰阻、血瘀三种病机,阻滞食道,食管狭窄,也可造成津伤血枯,失于濡润,食管干涩,饮食难下。临床辨证分为:痰气交阻、瘀血内结、气虚阳微等证型。治疗时应权衡标本虚实,初期以标实为主,重在治标,以理气、化痰、消瘀为主;后期以正虚为主,重在扶正、滋阴养血、益气温阳为法,佐以理气、化痰、消瘀。尽管本虚贯穿该病过程的始终,但不同的发病阶段又表现出各自的特点,多伴有气滞、顽痰、瘀血等标实的表现。

二、食管癌证型与体质关系规律分析

通过查阅文献,笔者总结历代医家对食管癌的辨证分型多达 30 余种:血瘀、瘀毒、瘀血内结、痰阻血瘀、气滞血瘀、血瘀热毒、肝郁气滞、肝郁化火、痰凝、气滞痰凝、痰湿凝结、痰浊壅盛、痰热郁结、脾虚痰湿、痰气交阻、痰气瘀阻、痰毒内盛、痰瘀互结、痰瘀气滞、火毒、热毒、热毒伤阴、阴液亏耗、津亏热结、津亏痰结、气虚、阳虚、血虚、阴虚、肾虚、气血两虚、气虚阳微、脾胃虚寒、脾肾阳虚、阴阳两虚、虚证等。在各种证型当中总离不开郁、虚、痰。而热、瘀等又是在郁、虚、痰的基础上发展而来,提示具有气郁、痰湿、血瘀、气虚体质的人,在各种致病因素的影响下易患此病。

从体质角度来说,证型是致病因子作用于人体以后形成的临床类型。这其中有个"从化"过程,即病邪侵入人体后发生性质的变化,形成了与机体固有偏颇性一致的病理属性,正如清代医家章楠指出"六气之邪,有阴阳不同,其伤人也,又随人身阴阳强弱变化而为病"。食管癌病变是机体脏腑气血阴阳运行失调的局部反映,局部实质病灶又进一步阻碍了机体的阴阳平衡运动,从而使患者体质又呈现出某些偏盛失调,在综合病理因素作用下发病,表现为相应的证型。例如,属阳性体质者,阳盛于阴,在性格气质特征上多呈现自信、兴奋、多喜、无忧无虑、多怒、外向性等;属阴性体质者,阴盛于阳,在性格气质特征上多呈现抑郁、悲忧、沉静、内向性等。而阴阳属性体质极易引发机体气血和脏腑的生理功能失衡,影响气机,导致气郁、痰湿、血瘀、气虚等证。

疾病传变与否虽与邪之盛衰、治疗是否得当有关,但与体质因素密不可分,体质的特殊性决定着发病后的传变形式。临床上,气郁质患者常表现为"肝气郁结→气滞痰凝→痰气交阻"的传变模式,痰湿质患者常表现为"痰浊内生→痰阻脉络→痰瘀互结",瘀血质患者常表现为"瘀血内结→痰湿阻络→痰瘀互结"的发展趋势,气虚质患者常表现为"中气亏虚→脾肾阳虚→气虚阳微"。了解并掌握不同体质的食管癌患者发展规律,对于阻断其传变有着较高的临床价值。

三、"辨体-辨证"结合论治食管癌

在肿瘤治疗中,现代医学越来越重视个体化诊疗,而中医体质学说充分体现了这一思想。体质禀承于先天,在后天内外环境的影响下逐渐形成,其所指向的目标主要是"人",将人作为研究主体蕴含了"因人治宜"的思想。临床上辨体质需与辨证相结合,因为证是疾病某一阶段的病理机制反映,包括了病因、病位、病势及邪正关系,而体质则是对人体形态结构、生理功能和心理因素相对稳定特征的描述,它决定了病邪侵入人体后的性质转化倾向,体质与证型分别从人体和疾病这两个不同角度反映机体的病理本质。"辨体-辨证"是对辨证论治这一传统诊疗理论的补充与完善,有助于临床医生更系统地寻找发病规律、探索病变特点,在方剂、药物、剂量上实施个性化选择。

"辨体-辨证"结合论治的诊疗方法可以为临床诊治带来新的思路。例如,气郁质治以疏肝理气化痰,方如启膈散、柴胡疏肝散,用药时宜掌握法度,理气不宜过燥以防伤阴,同时嘱患者日常生活中重视调畅情志;痰湿质治以健脾利湿、化痰泻浊,方如参苓白术散、三子养亲汤,并应注意是否有痰瘀互结,嘱患者饮食清淡。瘀血质治以通幽汤、桃红四物汤,用药不可攻伐太过,以防祛瘀太过,矫枉过正;气虚质治以健脾益气,方如补气运脾汤、补中益气汤,用药时不可峻补,并佐以理气药以防壅滞。

四、体质与食管癌的预防

中医体质学的现代研究表明,体质具有可调性,通过中医中药可以改善体质,避免致病因素侵袭,达到"正气存内,邪不可干"的目的。了解了体质类型,就可以从体质方面进行调摄,可以从"未病先防"方面着手预防食管癌的发生。针对易感人群(如居住于食管癌高发地区,有不良饮食习惯、相关家族病史等)采取适当措施以阻断或延缓其发生,通过积极干预改善体质。

从体质学角度预防食管癌的指导思想有二:一是扶助正气,提高机体的抗邪能力;二是防止邪气的侵袭。"正气"涵盖了中医"阴阳平和"体质;"邪气"指各种致癌诱因,包括不良生活习惯(如吸烟、嗜酒)、食物中的亚硝胺类化合物、黄曲霉毒素摄入和精神刺激等长期影响体质的因素。为了降低食管癌的发病率,中医学强调养正御邪,主要包括顺应四时、调摄情志、合理饮食及适当锻炼,改变不良生活习惯,通过综合摄养以改善体质,避免外邪侵袭。

食管癌的发病率呈逐年上升趋势,可以从其体质特点着手辨证论治及预防。

通过调整个体体质,使机体恢复"阴平阳秘,精神乃治",降低发病率,防患于未然。

第三节　从中医体质学说探讨食管癌痰瘀证候

中医认为,食管癌属中医"噎膈"范畴,早在《黄帝内经》中就有"隔""膈中""隔塞"等的记载。据文献考证,2 000多年前我国豫西一带已有食管癌,称为"嗝噎",又称"膈噎""噎膈""噎塞"等。本节试从中医体质角度,探讨不同体质罹患食管癌的证候倾向。

一、体质与证候

中医体质的偏颇是疾病发生的内因,是决定疾病发展过程及证型演变的重要因素。体质和证型密切相关,体质因素决定着疾病的发生和证型,决定证型的转归和疾病的预后,体质和证型共同反映着人的生理病理状态。体质决定着证型的倾向性,又是决定病性、病位、病程阶段和病变趋势的重要因素。中医证型是对人体疾病状态下脏腑气血阴阳盛衰情况及病因、病位等方面的概括,是机体发病时的阶段性表现,具有快速传变的特点。证型的传变除与疾病固有规律作用有关外,还与机体内外环境包括体质因素对病变的影响及治疗措施及时、合理与否有关。

一般而言,食管癌患者往往整体状况较差,早、中期患者表现瘀、痰等阳证,后期以虚弱较多见;另外,局部肿瘤是机体脏腑气血阴阳运行失调的反映,局部实质病灶又进一步阻碍了机体的阴阳平衡,从而使患者体质又呈现出某些偏盛失调,在综合病理因素作用下发病,表现为相应的证候。

痰湿体质是由于津液运化失司,痰湿凝聚以黏滞重浊为主要特征的体质状态;瘀血体质是体内有血液运行不畅的潜在倾向或瘀血内阻的病理基础,从而导致脏腑或组织的血液循行障碍,表现出以血瘀为主要特征的体质类型。

二、痰湿体质与食管癌证候

痰湿体质的特征是:体形肥胖、腹部肥满松软,常见表现有多汗且黏,胸闷,痰多,面色淡黄而暗,眼胞微浮,容易困倦,平素舌体胖大,舌苔白腻,口黏腻或甜,身重不爽,脉滑,喜食肥甘甜腻,大便正常或不实,小便不多或微混。

发病早期多表现为痰湿阻滞于内的症状:吞咽梗阻,胸膈疼痛,嗳气呃逆,呕吐痰涎,舌质红,苔薄腻,脉弦滑。大部分患者身形偏胖,在先天因素和长期生活过程中逐渐形成痰湿体质,在生活环境、情绪、饮食等综合因素影响下发为食管癌,表现出痰湿阻滞的一系列症状。

三、瘀血体质与食管癌证候

瘀血体质的特征是:瘦人居多,常见表现有平素面色晦黯,皮肤偏黯或色素沉着,容易出现瘀斑,易患疼痛,口唇黯淡或紫,舌质黯,有点、片状瘀斑,舌下静脉曲张,脉象细涩或结代等。

食管癌患者辨证属瘀血内结者,大部分可见吞咽梗阻,胸膈疼痛,食不得下,甚则滴水难进,食入即吐,面色黯黑,肌肤枯燥,形体消瘦,大便坚如羊屎,或吐下物如赤豆汁,或便血,舌质紫黯,或舌红少津,脉细涩。不难得出结论,患者在发病和临床症状中表现出体质倾向性。

四、痰湿兼瘀血体质与食管癌证候

津液与血液的关系极为密切。从来源上讲,津血同源,津液是血液的组成部分,脉内血液与脉外津液之间可以互生互化;从运行上讲,津血同行,都需气的推动和气机调畅。由于津血之间生理上存在联系,因而在形成不良体质过程中也有类似的相互影响,即痰多挟瘀、痰瘀互结等。

痰湿体质者,津液代谢运行偏于迟缓,特别是血中津液易滞,形成血中浊脂升高、血行不畅之痰湿兼瘀血体质。该体质有较为典型的痰湿特点,同时又有瘀血体质的征象,表现为形体偏肥胖,腹部腰围松软肥大,面色、皮肤偏晦黯或有红丝赤缕,睡眠偏多,精神常不振,痰较多,喜食肥甘,眼胞多虚浮鳖黑,肢体常有沉重麻木之感,常感脘腹痞满不适或身体某处有刺痛,大便多溏结不调,舌体偏大,舌质偏黯或有瘀斑,舌苔偏厚腻,脉偏弦滑或有结代。

痰湿兼瘀血体质的食管癌患者如失于调治,因痰气交阻日久,瘀象渐现。痰阻使血难行,血瘀则痰难化。痰滞日久,必致血瘀,瘀血内阻,致痰愈结,痰瘀交阻,则病难解。因病情进展,临床表现逐渐加重,痰瘀互结,有形之物阻于食管,吞咽困难渐甚,水饮难下,食入即吐。瘀血内结阻络,胸膈疼痛,痛有定处,若络伤渗血,则吐出物如赤豆汁,或大便色黑。痰瘀为津液所化,津液耗伤,食管失润则口干咽燥,肠失润泽,故大便干结、坚如羊屎等,出现一派痰湿瘀血并存之象。

诚然,体质具有相对稳定性,也具有可变性,这为中医改善体质提供了理论依据;疾病证候病机也是在变化发展,对于证候表现和患者体质相为一致时,改善体质即为对症治疗。从中医体质角度把握食管癌患者证候发展规律,可以为临床诊治提供新思路。

第四节　从证候分子本质讨论食管癌血瘀病机

食管癌初期无症状,当患者自觉不适时大多已属中晚期,危害极大。食管癌属中医噎膈范畴,从中医体质学角度来看,瘀血体质人群在生活习惯、水土环境等综合因素作用下发生食管癌。食管癌患者辨证属瘀血证者,多见吞咽梗阻,食不得下,甚则滴水难进,食入即吐,面色黧黑,肌肤枯燥,形体消瘦,或吐下物如赤豆汁等。笔者试从形成瘀血证的分子本质讨论食管癌发生、发展的机理。

一、古代医家对血瘀与食管癌关系的认识

金元时期,朱丹溪提出"挟痰挟瘀,遂成窠囊",认为噎膈是痰瘀互结所致。明代戴思恭师承朱丹溪,对噎膈的辨治重在痰、瘀,在他所著的《推求师意·膈噎》中阐述到:"病不在脾胃,而在膈间。"并认为怒甚则死血菀于上,积在膈间,碍气升降,致津液聚而为痰为饮,与血相搏而成噎膈。点明了瘀血碍气升降,痰瘀互阻而致噎膈。明代徐大椿说:"噎膈之证,必有瘀血,顽痰逆气,阻隔胃气。"点明了食管癌与痰浊、瘀血关系之密切。《古今医统大全·噎膈门》说:"凡食下有碍,觉屈曲而下微作痛,此必有死血。"王肯堂认为,"食物下咽,屈曲自膈而下,梗涩作微痛,多是瘀血……"堪称真知灼见,为后世噎膈从瘀论治提供了理论依据。

二、瘀血是形成恶性肿瘤的条件之一

认清肿瘤与瘀血的区别对分析食管癌的血瘀病机非常重要。瘀血只是肿瘤病机中的一环,是产生肿瘤的一个条件,并且瘀血导致肿瘤发生必定有中间环节。因为瘀血结聚于机体某一处,阻滞气血津液的运行,从而产生疼痛、麻木、胀满、包块等症状。由于阻滞而使机体的物质产生变化,或者由于机体和瘀血的相互作用使瘀血产生变化,这些变化促进肿瘤的产生,在这个过程中,肿瘤形成已经历了很多环节。利用"方证相应""以方测证"理论,笔者所在的研究组对瘀血和食管癌形成的中间环节进行了分子层面的探索。

三、血瘀病机与蛋白质分子的关系

按照方证相应理论,方是治证之"矢",证是方治之"的",特定方剂与其适应病证之间的对应或绑定,蕴含辨证论治中病证与方药的相互关系。通幽汤由"金元四大家"之一李东垣所创,对瘀血内结型食管癌治疗效果显著,着眼于血瘀病机。相

关学者在越来越多的实验研究中发现,许多蛋白质分子与血瘀病机的形成具有密切的关系。笔者研究组通过对瘀血证进行数据挖掘,形成聚类分析,得出瘀血内结型食管癌的证候要素,通过严格临床筛选,确定符合要求的患者,获取患者病变组织,进行原代细胞培养,开展了证候本质的研究。

1. 表皮生长因子受体

表皮生长因子(epidermal growth factor,EGF)是体外最强的促表皮细胞生长因子之一。近年的研究表明,EGF 与肿瘤的发生、发展密不可分,其通过细胞表面的表皮生长因子受体(epidermal growth factor receptor,EGFR)发挥生物学效应。EGFR 属 I 型跨膜酪氨酸激酶生长因子受体,在人类多种实体肿瘤(如结直肠癌、头颈部肿瘤、食管癌等)中均有过度表达,与肿瘤细胞增殖、侵袭、转移、血管生长及细胞凋亡的抑制等有关。研究组以不含血清培养基培养细胞,以外源性人表皮生长因子(human EGF,hEGF)刺激细胞,并加入通幽汤水提液进行对比。除去药物作用外,只有 hEGF 刺激调节发挥影响,hEGF 增强了细胞膜表面的 EGFR 蛋白表达,从而激活了其下游的生长信号通路(如 PI3K/Akt、PLC-γ1 等),细胞增殖。而通幽汤可能通过抑制 EGFR 表达,抑制细胞生长。通过体外实验研究表明,在瘀血证患者的细胞中,EGFR 的表达明显超量,提示血瘀病机与 EGFR 关系密切,呈正相关。

2. PI3K/Akt 信号通路蛋白

磷脂酰肌醇 3 激酶/蛋白激酶 B(PI3K/Akt)信号通路参与很多重要生物学过程的调控,但其过度激活可导致肿瘤的发生。在正常组织中,PI3K/Akt 信号转导途径处于活化状态,但是该通路如果被过度激活则可通过下调肿瘤抑制蛋白、刺激蛋白质合成、抑制细胞凋亡等导致肿瘤细胞的无限增殖,成为肿瘤预后差的标志。

通过将通幽汤拆方研究,对比了全方、活血行气拆方和滋阴养血拆方对食管癌细胞的 PI3K/Akt 信号通路各蛋白表达,包括 EGFR、PI3K、磷酸化 PI3K(P-PI3K)、Akt 及核因子 κB(nuclear factor-κB,NF-κB)等上下游 5 种蛋白。如前所述,EGFR 膜受体可启动包括 PI3K 在内的细胞内生长信号,继而产生第二信使,包括广泛的细胞功能,如细胞增殖、浸润和转移,Akt 是它的一个重要下游分子,是PI3K 下游唯一一个促进细胞恶性转化的蛋白。Akt 活化进一步作用于其下游分子如 NF-κB、胱天蛋白酶 9(caspase-9)等,从而促进细胞的异常分化与增殖。结果表明,活血行气拆方作用强于全方和滋阴养血拆方。实验结果说明,通幽汤治疗食管癌的有效组分在活血行气类药,药效反证出血瘀病机形成中 PI3K/Akt 蛋白表达增强,5 种关键蛋白分子是血瘀病机的分子特征。

3. 胱天蛋白酶 3 凋亡信号通路蛋白

在食管癌防治机制研究中,肿瘤细胞凋亡是一个重要环节。尽管各种凋亡信号可刺激细胞内多种信号转导途径,但最终将汇集为胱天蛋白酶(caspases)级联放大反应这一共同通路,不同凋亡信号的刺激可激活多种胱天蛋白酶,而活化的胱天蛋白酶作用又可随酶底物的性质和酶切位点的不同而产生多种生物学效应。因此胱天蛋白酶家族被认为是细胞凋亡过程中的中枢效应器,是多条凋亡通路的汇聚点,是执行凋亡的最终途径。

研究组开展了瘀血证的凋亡蛋白分子的探索。为了观察未施加任何因素的空白对照组细胞生长和瘀血证方对细胞生长影响,进行了胱天蛋白酶3(caspase-3)测定。在实验中,通过蛋白质印迹法检测空白对照组和通幽汤组中p53、细胞色素C(cytochrome C, Cyto C)、胱天蛋白酶3、Bax蛋白表达,结果显示,应用通幽汤处理细胞后,与空白对照组相比各蛋白表达有不同程度的增强,促进了肿瘤细胞凋亡。

从遗传学角度来讲,人体内癌基因与抑癌基因的表达时刻处于竞争状态。多数人群之所以处于健康、不表现为肿瘤疾病,重要的一个因素是癌基因的"自杀"行为,在肿瘤细胞表现出生物性状之前,抑癌基因已启动了凋亡程序。食管癌的发生也不例外,它也是由于某些因素导致凋亡受到抑制,从而癌基因高表达,最终发为本病。在该实验中,通过以方测证,胱天蛋白酶3介导的凋亡通路蛋白受抑制或者失活在血瘀病机中扮演了重要角色。

4. PI3K/Akt信号通路与胱天蛋白酶3凋亡通路的关系

PI3K/Akt信号通路与胱天蛋白酶家族促凋亡蛋白有着密切关系,其中胱天蛋白酶9是它下游的重要信号分子。PI3K活化后可以直接激活一种名为哺乳动物雷帕霉素靶蛋白(mammalian target of rapamycin, mTOR)的大分子,而mTOR具有抑制肿瘤细胞的凋亡作用,从而使胱天蛋白酶3活性降低。上述实验结果也表明,瘀血证食管癌细胞PI3K和胱天蛋白酶3介导的蛋白表达呈明显负相关。在食管癌血瘀病机形成中,上述两条通路的蛋白分子表达表现为协同作用,即PI3K通路蛋白增强,抑制了胱天蛋白酶3介导的促凋亡蛋白,可以认为是血瘀病机的部分分子本质。

诚然,人体内存在着复杂的信号转导通路,食管癌血瘀病机在发生、发展过程中涉及的蛋白分子表达异常也是包罗万象的。笔者研究组进行的实验是以点带面,从特定的分子入手,试图寻找食管癌血瘀病机的特征。因此,EGFR、PI3K/Akt和胱天蛋白酶3通路蛋白并不是血瘀病机形成的充分必要条件,有关食管癌病机的现代分子研究仍然需要不断地探索。

第五节　基于"癌毒传舍"理论浅析食管癌转移的病机内涵

中医学对癌毒转移的认识,始于《黄帝内经》,其将转移称作"传舍",传指代癌毒的传播扩散,舍则有居留之意。正如《灵枢·百病始生》其云:"是故虚邪之中人也……留而不去,传舍于肠胃……留而不去,传舍于肠胃之外、募原之间,留着于脉,稽留而不去,息而成积。或着孙脉,或着络脉,或着经脉,或着输脉,或着于伏冲之脉,或着于膂筋,或着于胃肠之募原,上连于缓筋,邪气淫佚,不可胜论。"现代中医学转移研究将《黄帝内经》所述"传舍"理论与周仲瑛首倡的"癌毒"理论相结合,形成"癌毒传舍"理论。此理论揭示了癌毒传舍是一个动态连续性过程,可将其总结为三点:① "传"指癌毒脱离原发病位播散;② "舍"即指扩散的癌毒停留相应的部位形成转移瘤;③ "传舍"的转移瘤还可继续传舍,即所谓"邪气淫溢,不可胜论"。同时从发病机制、途径等方面揭示了,癌毒为瘤体生成的直接原因,正虚为癌毒传变的前提,癌毒以经络为感传通道,经由孙脉、络脉、经脉、输脉、伏冲之脉,进而侵犯脏腑、组织(胃肠、募原等),由局部向周身扩散,由表及里,毒根深藏,穿孔透里。这与现代医学中肿瘤的淋巴转移、血行转移及邻近器官浸润的转移特点相似。

转移是恶性肿瘤的特征性表现之一,在临床诊疗过程中80%恶性肿瘤患者死于转移,其也成为临床诊疗成败的主要原因。因此,控制恶性肿瘤转移成为中西医亟待解决的问题,也是提高恶性肿瘤患者生存质量与改善预后的关键。本节内容旨在从中医"癌毒传舍"理论出发,站在现代中医学转移研究的角度对食管癌转移的发病机制及传变规律进行理论探讨,为中医药防治本病提供依据和借鉴。

一、肿瘤生发之基:正虚

《灵枢·百病始生篇》曰:"盖无虚,故邪不能独伤人。"《素问·评热病论》曰:"邪之所凑,其气必虚。"此论述指出脏腑正气亏虚为疾病生发之内因,外邪侵袭为疾病生发之外因。《医宗必读》云:"积之成者,正气不足,而后邪气踞之。"则揭示了正气亏虚为肿瘤盘踞的微环境,为肿瘤的发生提供了先决条件并贯穿于肿瘤发生发展的全过程。《素问·评热病论》曰:"正气存内,邪不可干。"则提示若机体气血充盛,气机条达,机体达到阴平阳秘的状态,邪气则无可乘之机。因此,肿瘤的发生与发展皆基于正虚。

正虚的发生与发展可归结为年老体衰、房劳过度、饮食作息失摄、久病耗气等,导致机体气机逆乱,脏腑气血失调,气滞血瘀,津亏痰凝,痰结与瘀血胶结而致癌肿。同时随着病情加重肿瘤加速耗散正气,进而加重正虚而致正气外抗与内固能力下降,导致原发病灶加重,发生转移扩散,最终导致正气衰竭,阴阳离绝。现代医学对于恶性肿瘤的治疗,往往采取手术切除、放疗、化疗、免疫、靶向等疗法,其虽在一定程度上起到了清除、抑制肿瘤的作用,但也加速损伤了人体的免疫系统,从而再次加重正虚,导致正气抗邪力骤然下降,正不胜邪,疾病最终发生复发、转移。因此,正气亏虚,虚不胜邪,癌毒渐聚是导致肿瘤侵袭转移、复发的关键,其亦可致人体免疫功能下降,机体微环境失调,抗病防御力减弱,进而加速恶性肿瘤的侵袭、转移,形成恶病质。

食管上联咽喉,下联贲门,是人体输送饮食水谷之通道,属胃气所主。《医学心悟》云:"凡噎膈证,不出胃脘干槁四字。"指出胃阴亏虚是噎膈发病的根本。《严氏济生方·噎膈》云:"倘或寒温失宜,食饮乖度,七情伤寒,气神俱忧……结于胸膈,则成膈,气流于咽嗌,则成五噎。"《医贯·噎膈》曰:"惟男子年高者有之,少无噎膈。"因此饮食不节、七情内伤、久病年老为噎膈发病之因。《明医指掌》曰:"多起于忧郁,忧郁则气结于胸臆而生痰,久则痰结成块。"《医宗必读·反胃噎塞》云:"大抵气血亏损,复因悲思忧恚,则脾胃受伤,血液渐耗,郁气生痰,痰则塞而不通,气则上而不下,妨碍道路,饮食难进,噎塞所由成也。"《临证指南医案·噎膈反胃》中"噎膈之症,必有瘀血、顽痰、逆气,阻隔胃气",则指出噎膈之发病机理为机体受饮食不节、七情内伤、久病年老等多种因素影响导致食管通降失司,气机逆乱郁结不通,血液运行不畅,而致津停痰凝、瘀血内生。瘀血痰凝搏结于食管形成癌肿,致饮食物格塞难下而成噎膈。

阳明土燥,得阴自安,食管为阳明胃腑之外候,体阳而用阴,阳气充盛,易化燥伤阴,正如《金匮翼·膈噎反胃统论》曰:"噎膈之证……是津液枯槁者居多。"因此饮食难下而致气血生化不足,气阴两伤,同时既成癌肿与痰、瘀等病理产物兼夹复合日益增大,使人体水谷精微消耗加重,气阴不足更甚,癌毒鸱张,从而形成恶性循环。因此,气阴亏虚为食管癌最常见的正虚类型。

二、肿瘤生发之根:癌毒

国医大师周仲瑛认为,癌邪为患,必挟毒伤人。其"癌毒"理论,源于中医毒邪理论,但与传统的毒邪同中有异。周仲瑛所述癌毒具有"邪毒复合"的特性,与痰、瘀、热、湿等病邪搏结,积渐生变,酿生而成。因此,"癌毒"是在脏腑功能失调、气血瘀滞的基础上,受内外各种因素影响的特异性致病因子,并且又是机体正虚日久、内生病邪结聚到一定程度而产生的病理性产物。

癌毒作为毒邪的一种,其具有猛烈性、难治性、顽固性。但作为恶性肿瘤的特异性致病因素而言,其具有自身特有的隐匿性、多发性、内损性、侵袭性等。周仲瑛认为,癌毒的侵袭性、多发性等可致机体形成原发灶与转移灶,即癌毒在"至虚之处"留着增殖而形成"结毒"(原发灶),既成结毒随气血经络走窜流注而形成"流毒"(转移灶)。因此,癌毒不仅是癌瘤发生的主要原因,同时也是癌瘤形成转移的重要原因,癌毒生成易与痰结瘀血胶结于机体至虚之处,结聚成块,生长迅速,夺精耗气,同时留结之癌栓可随气血经络之运行走窜他脏,流注周身。

基于周仲瑛的"癌毒"理论,食管癌的发病是由于机体正气亏虚,内外多种因素影响导致食管成为机体"至虚之处",癌毒留结于食管,结毒导致气血津液运行不畅,气机升降失常,津液不能正常输布则留结为痰,气血不能正常运行则停留为瘀,癌毒与痰瘀胶结而致癌肿。癌肿一旦形成则阻塞食管导致进食哽咽不顺,食入即吐,进而导致水谷失充,气血失养。留结的瘤体自身夺精以自养,精气夺则虚,导致机体血竭津亏,阴阳离决。同时搏结于食管的癌毒又可随气血经络流注于周身,上至脑髓,内至骨骼,外至皮肤形成流毒,最终导致食管癌的转移扩散,癌毒溢淫、诸证迭起,形成恶性循环。

三、肿瘤运行之通道：经络

立足于中医学整体观念,气血流注理论,人身气血流动不息,向各处渗灌,十二经脉为气血运行的主要通道。十二经脉广泛分布于脏腑组织之间,正如《灵枢·卫气》载:"阴阳相随,外内相贯,如环之无端。"其将气血周流全身,以达"行气血,营阴阳"的目的,使人体不断地得到精微物质而维持各脏腑组织器官的功能活动。同时又如《金匮要略·脏腑经络先后病脉证》所云:"经络受邪入脏腑,为内所因也。"《灵枢·百病始生》其云:"是故虚邪之中人也……或着孙脉,或着络脉,或着经脉,或着输脉,或着于伏冲之脉,或着于膂筋,或着于胃肠之募原,上连于缓筋,邪气淫泆,不可胜论。"经络系统为疾病生发、循经入里提供重要通道,因此,对于恶性肿瘤患者而言,经络则为相似但独立于血行、淋巴、周围组织浸润的转移途径。

食管干涩失于濡润时,则饮食传导不畅,久则津聚痰凝、瘀血内阻、气机郁结,蓄积胶结而成癌毒。癌毒则蓄留于食道而致食管癌。作为"阴成形而有余"的病理产物,癌毒属阴毒,体阴而用阳。因此,癌毒阳气耗散导致正气亏虚,正气不得固守于内而散于外,防御、固摄失司,致癌毒耗散。癌毒由原发部位扩散,形成流毒,流毒可随经脉、络脉循行于周身,阴气渐盛,阳气渐衰,因此,中晚期患者易出现肿瘤转移。其常见远处转移有肺转移、骨转移、肝转移等,中晚期食管癌患者常合并淋巴结及其他脏器的转移。可见流毒随经络运行于周身是造成疾病的侵袭与转移的重要原因。

十二正经及奇经八脉虽无一归属食管,但食管属阳明胃腑之外系,为胃腑受纳饮食之关,与其共同构成了上消化道系统,相互关联不可分割。正如《灵枢·经脉》云:"胃足阳明之脉……其支者,从大迎前下人迎,循喉咙,入缺盆,下膈属胃络脾。"足阳明胃经的一条支脉,沿喉咙进入缺盆,在位置上经贯食管,故其循行与食管联系密切。基于经络传变理论,胃腑则成为食管癌转移相关的亲和脏腑。同时《灵枢·经脉》云:"肝足厥阴之脉……上贯膈,布胁肋,循喉咙之后,上入颃颡……连目系,上出额,与督脉会于巅……其支者,复从肝别贯膈,上注肺。"足厥阴肝经途经喉咙的后方(食管处),在位置上与食管形成邻近关系,因此,肝脏成为食管癌转移的靶器官从而形成肝转移,又因其与督脉会与巅顶,所以流毒可经肝经上行形成脑转移,同时其支脉可向上走行并注于肺脏,与手太阴肺经相衔接,所以肺脏亦成为食管癌转移的靶器官。正如《素问·经脉别论》所云:"脉气流经,经气归于肺,肺朝百脉。"经脉气血汇总于肺,交与脉会穴,通过肺的宣发与肃降功能将气血周流全身,而搏结于食管的癌毒将会随着气血运行交会于肺,蓄积而形成肺转移。陈树斌回顾观察 28 243 例转移性食管癌患者的临床数据,最常见的内脏器官转移是肝转移,占比 48.1%,其次是肺转移 28.7%,骨转移 24.3%,脑转移 5.8%。

从中医学角度来看,食管癌的转移应遵循"治未病"的理论。以《黄帝内经》为指导,如《素问·玉机真藏论》言:"五脏受气于其所生,传之于其所胜,气舍于其所生,死于其所不胜。病之且死,必先传行,至其所不胜,病乃死。此言气之逆行也,故死。"根据脏腑之间存在的生克乘侮关系,经络络属关系及"传舍"理论,先治"太过"或"不及"之脏固然重要,而安"所不胜"之脏,从整体出发,辨证论治,则是预防其转移的关键。

食管癌早期症状不明显,大众早期癌症筛查普及率低,导致多数患者就诊时已处于中晚期,手术根治的机会已错失,靶向治疗及免疫治疗费用高且缺乏大数据支撑,放化疗手段又存在局限性大、不耐受率高的问题,其仅能杀死、抑制局部肿瘤,无法针对转移灶进行治疗,根据食管癌患者尸检结果发现其中 70% 的患者早已发生远处转移。因此,阻止食管癌发生转移是有效治疗食管癌和提高患者生存质量的关键。

食管癌的发生及传舍皆基于正虚,正气亏虚则机体抗癌能力下降,癌毒渐聚于至需之处,形成结毒,其自内而生,毒性猛烈,加速耗散正气,进而导致正气失于固摄,固癌能力减弱,则结毒发生传播扩散,形成流毒。经络系统作为气血运行通道,可使流毒随气血运至相亲脏腑,加速疾病进程,最终形成转移灶。故笔者认为,中医药防治食管癌转移应秉承"癌毒传舍"理论,对于食管癌各阶段的治疗都应将"扶正固本,抗癌解毒"作为基本方针,以遏"传"拒"舍"为基本方向。同时强调经络系统作为转移通道的重要性,根据经络络属关系,"见肝之病,知肝传脾",力争未病先防,预后防复,从"治未病"角度阻断食管癌转移。从而构建"阴平阳秘"的机体内环境,调养脏腑,以治其本,为食管癌的防治提供新思路、新方向。

第六节 从"阳化气,阴成形"理论探讨
食管癌的发病机制

《黄帝内经》作为现存成书最早的中医学典籍,奠定了人体生理、病理、诊断及

治疗的理论基础,较为系统性地归纳总结了肿瘤的病名、证候、病因病机、传变、防治等多方面内容,为后世研究肿瘤提供了纲领性指导。本节内容试从《黄帝内经》于肿瘤的病因病机认识,溯本求源,立足于阴阳学说,运用疾病成因之"阳化气,阴成形"核心理论,对食管癌的发病机制进行探讨与总结。

一、《黄帝内经》——肿瘤学理论之源流

《黄帝内经》虽无直接以"癌"命名的疾病,但书中所载噎膈、积聚、鼓胀、伏梁、症瘕、息贲、肠覃、石瘕等疾病,按其临床表现可与现代某些肿瘤对应。《素问·调经论》曰:"夫邪之生也,或生于阴,或生于阳。其生于阳者,得之风雨寒暑。其生于阴者,得之饮食居处,阴阳喜怒。"《黄帝内经》以阴阳为辨证总纲,认为邪气产生途径由"生于阳"之外感因素,如《灵枢·九针》中的"四时八风之客于经络之中,为瘤病者也",以及"生于阴"之饮食、情志等内伤因素,如《灵枢·上膈》中的"喜怒不适,食饮不节,寒温不时……积聚以留"所构成,从发病因素角度构建了肿瘤病因的总框架。

《素问·刺法论》云:"正气存内,邪不可干。"《灵枢·口问》所云:"邪之所在,皆为不足。"《素问·调经论》曰:"血气不和,百病乃变化而生。"《灵枢·百病始生》记述:"津液涩渗,蓄而不去。"提示正气的盈亏为疾病生发的关键,气血失和、津枯痰聚而致脏腑失和为疾病产生之重要条件,是《黄帝内经》从病机的角度对肿瘤的进一步剖析。对于肿瘤"穿孔透里"之浸润转移则由《灵枢·百病始生》之经络"传舍"理论及《素问·玉机真藏论》所述五脏生克乘侮理论提供理论依据。《素问·阴阳应象大论》曰:"治病必求于本。""求本"之本,本于阴阳;"审其阴阳,以别柔刚,阳病治阴,阴病治阳,定其血气,各守其乡"。因此,调和阴阳为其治病之立法、遣方用药之根本。

二、"阳化气,阴成形"理论内涵

《素问·阴阳应象大论》开篇即云:"阴阳者,天地之道也……治病必求于本。故积阳为天,积阴为地。阴静阳躁,阳生阴长,阳杀阴藏。阳化气,阴成形。"《类经》云:"阳动而散,故化气;阴静而凝,故成形。"《黄帝内经素问集注》又曰:"故阳化万物之气,而吾人之气由阳化之。阴成万物之形,而吾人之形由阴成之。"阴阳之道生万物,万物之道皆阴阳,人者天地之心,故阳化人身无形之气,阴成人身有形之精微。阳气主生发、主温煦、主推动,可将有形化无形,即"化气"。人体水谷精微之有形物质可在阳气的温煦推动下布散于人体周身,滋养五脏六腑,为人体维持正常的生理功能提供能量。阴气主沉降、主凉润、主收敛,可将无形化有形,即"成形"。气血精津等精微物质在阴气的敛聚作用下丰盈人之形质,为促进机体生长发育提供

有形之质。

"阳化气,阴成形"理论贯穿于人体生命活动的始终,揭示了人体生存与发展的基本规律。阴阳既对立又统一,在机体生理状态下二者互根互用,处于动态平衡之中,正所谓"阴平阳秘,精神乃治"。反之,"阳化气,阴成形"的平衡状态被打破,是机体处于病理状态的主要诱因,即主要包括两方面:第一,"阳化气"不及导致"阴成形"太过之阴盛阳衰。受外感及内伤等诸多因素影响,阳气虚损,温煦布散功能减退,体内气血精津等精微物质输布代谢异常,日久代谢产物类阴精蓄积敛聚过度发为肿瘤。第二,"阳化气"太过导致"阴成形"不及之阳盛阴衰。肿瘤内部常处于高耗氧、高代谢状态,从阴阳的角度分析,表现为阳气气化功能亢盛,火为气之余,病理之"壮火"食气、耗气、散气,并掠夺未受邪之地的阳气,饲养瘤体,消灼人体。同时,在肿瘤内部微环境条件下形成的亢阳,受火热燔灼,妄动破窜于前,携毒耗气完成肿瘤浸润转移,最终亦是蚕食人体阳气,造成机体阳虚,形成恶性循环。因此,肿瘤的发生与发展,均受阳气的主导,"阳主阴从"密不可分。最终,两者在疾病后期形成一派虚劳之象,无阳则阴无以为生,无阴则阳无以为化,人体精亏津枯,气血虚损,阴阳俱虚。

三、肿瘤生发之根本:阳虚

《素问·生气通天论》曰:"阳气者,若天与日,失其所,则折寿而不彰。"《类经附翼·大宝论》所云:"天之大宝,只此一丸红日,人之大宝,只此一息真阳。"《类经·阴阳类》云:"天非此火,不能生物;人非此火,不能有生,故万物之生,皆由阳气。"上述经典皆提示了阳气在"阳化气,阴成形"理论中的主导地位,人体的正常生理活动皆由阳气的功能为主导,正所谓"坎中一点真阳乃人身立命之本"。

反之,机体由于先天禀赋不足或后天外感病邪、饮食失宜、七情内伤、年老久病等因素影响,所致机体阳气虚衰,温煦布散功能失司,进而导致气血精津运行紊乱,阴成形过盛无以为制,代谢产物类阴精蓄积于机体至虚之处,与顽痰、逆气、血瘀等秽浊之物搏结,发为癌毒,形成原发灶。至虚之处阳气衰微,癌毒生长则耗阳更甚,无力抗邪于外,导致癌毒溢淫发为流毒、流毒走窜形成转移灶,诸证迭起,正如《景岳全书·积聚》所道:"壮人无积,虚人则有之。"此则直接提示了"虚人易积",即阳虚为肿瘤形成的根本。

食管癌作为消化道高侵袭性恶性肿瘤,根据临床症状等表现可将其从属于中医"噎膈"范畴。食管癌病位在食道,病变脏腑在胃,食道上联咽喉,下联贲门,为阳明胃腑之外候,是人体输送饮食水谷之通道,属胃气所主。中焦脾胃为气机升降之枢纽,为机体运化赖以生存的水谷精微,属后天之本。脾主升清,清阳出上窍则下窍洞达莫壅,胃主降浊,浊阴出下窍则上窍清空而无碍。旧谷善出,新谷善入,水谷精微摄纳有序,中焦气机出纳畅达,机体循环有序,精微充裕,人健运旺。《四圣心源》曰:"噎膈者,阳衰土湿,上下窍俱闭也……其上下之开全在中气。"中气虚微,则脾失健运,胃失和降,进而导致下窍闭塞糟粕难出,上窍梗阻水谷难入,正所谓"升降之枢轴俱废,出纳之机缄皆息也",此即为噎膈发生及梗噎不顺、格塞难下等临床症状产生的根本原因——中气不足(阳虚)。中气不足,饮食水谷摄入及运化失司,致有形之精津生成减少且无力布散有形精微于周身,从而导致胃脘失于滋养,枯槁失润。同时,又可致气机升降出入失调,气郁化火,加重阴津耗伤。从阴津生成及耗损两方面导致胃阴亏虚,进而诱发噎膈,正如《医学心悟》所云:"凡噎膈证,不出胃脘干槁四字。"究其根本,病在阳虚。

四、肿瘤生发之重要条件:阴盛

《扁鹊心书》曰:"阳精若壮千年寿,阴气如强必毙伤。"又曰:"阴气未消终是死,阳精若在必长生。"基于肿瘤本虚标实的病机,阳化气不足而致阳虚为疾病生发之本,阴成形太过阴寒积聚而成有形之病理产物为疾病外在表现。《医宗必读·积聚》曰:"积之成者,正气不足,而后邪气踞之。"则皆直接点明阴阳消长之关键——阳主阴从。阳气充盛为人体长寿千年之根本,阴气过盛、阴盛则阳病为疾病生发的重要条件。

1. 肿瘤产生之首因:寒邪

《素问·调经论》曰:"血气不和,百病乃变化而生。"《丹溪心法·六郁》云:"气血冲和,万病不生,一有怫郁,诸病生焉。"《素问·举痛论》言:"百病生于气也。"气为血之帅,血为气之母。气血互生共存,充盈调和,为机体维持健康之基础。反之,气血化生失调,运行不畅,进而导致气血瘀滞,诸病皆生。《灵枢·百病始生》曰:"卒然中外于寒……温气不行,凝血蕴里而不散,津液涩渗,着而不去,而积皆成矣。"《素问·调经论》云:"血气者,喜温而恶寒,寒则泣不能流,温则消而去之。"阴阳者,寒热之化,阳胜则热,阴盛则寒。寒为阴盛之代表,易伤阳气,寒主收引其性凝滞,气血得寒则凝,进而津聚痰凝日久成积,正如《灵枢·百病始生》曰:"积之始生,得寒乃生,厥乃成积也。"因此,《黄帝内经》认为寒邪作为外感病邪之一,是引起气滞血瘀的主要诱因,是肿瘤生成之首要原因。

在食管癌的发病机制中,《诸病源候论》认为,"此由阴阳不和,脏气不理,寒气填于胸膈,故气噎塞不通,而谓之气噎"。阴阳失调,阳气不足而致无力抗邪于外,阴寒之邪入里,咽部收引拘急,堵塞失畅,而致气血精津瘀滞于食管至虚之处而成有形之癌肿。无形则无患,阳虚所致阴寒之邪敛聚日久成形过盛,因寒致噎,终成食管癌消灼人体。因此,食管癌发病符合"阳化气,阴成形"之阳虚阴盛所述。

2. 肿瘤留结、走注之要：癌毒

《临证指南医案·噎膈反胃》曰："气滞痰聚日拥，清阳莫展，脘管窄隘，不能食物，噎膈渐至。"人体气血津精失于阳气的温煦布散、化生失常，进而导致痰浊、热毒、血瘀、逆气等有形之邪壅聚，侵犯食管至虚之处，癌毒渐生。癌毒的产生进一步侵袭病所、耗损阳气、蚕食人体，使癌肿"羽翼渐丰""自立为王"，从而完成由病理产物向致病因子的跨越，"自立门户"汲取营养，侵袭浸润癌旁组织至转移周身。

癌毒作为阴精蓄积形成的病理产物，属静态、凝聚的物质结构，其体为阴。但其作为致病因子又具有高增殖性、高侵袭性、高转移性等功能性特点，动态弥散，其用为阳。因此，包括食管癌在内的恶性肿瘤皆符合"体阴而用阳"的特性，即阴寒之体又具有阳动之性。阴精蓄积，郁闭阳气于癌肿内，使阳气伏于病所，局部形成阳有余之态势，阳气郁热日久生火，符合"痞坚之处，必有伏阳"之说。"少火生气、壮火食气"，火曰炎上，其性属阳，病理之壮火掠夺未受邪地之阳气精微，饲养自身，使其不断壮大。张介宾注曰："阴不自专，必因阳而后行……是阳杀阴藏也。"瘤体内亢阳破窜于前，阴邪凝聚成形于后，阳主阴从，后阴邪在亢阳蒸腾之下继而弥散至周身至虚之处，从而完成肿瘤的增殖与转移。因此，在食管癌的治疗中，应将调和阴阳作为治病总纲，谨防因治疗不当，而致阳化气不足、过剩，阴成形太过、不及等阴阳失调之势，使瘀血、热毒、痰浊蓄积于内，日久化火消灼正气，而致正气衰微无力抗邪于外，癌毒溢淫走窜，进而侵犯他处，如此循环往复，在疾病发展过程中形成恶性循环，损阴耗阳，日益呈现虚劳之态，阳竭于上而，水谷不入，阴绝于下而二便不通，阴阳两虚，形成恶病质，阴阳离决，精气乃绝。

《黄帝内经》作为中医理论体系的开篇之作，其构建了肿瘤的理论框架，从病因病机、治法治则、饮食调护等多层面、多角度论述其义，后世中医各家学说均宗其旨。食管癌作为高侵袭性恶性肿瘤的代表，多年来给我国的经济社会发展带来沉重负担。根据我国食管癌的临床现状而言，西医普遍采取的手术切除、放疗、化疗等对抗性治疗，不适用于进展至中晚期的食管癌患者；现代医学所用手段在清除癌细胞的同时加速损伤人体免疫系统，与《黄帝内经》之义相悖。针对高病发率、高死亡率的食管癌，应当归回经典，挖掘《黄帝内经》深层次的理论内涵，立足于辨证总纲——阴阳学说，探其核心理论"阳化气，阴成形"，将疾病的形成归纳为主要由"阳化气不足，阴成形太过"和"阳化气太过，阴成形不及"两方面所致。即根据"阳主阴从"关系，阳虚为疾病生发的根本原因，阴盛所致癌毒渐聚为实体性肿瘤形成的重要条件。因此，在中医药防治肿瘤领域要始终秉承整体观，审察阴阳，以平为期，同时要遵循"治未病"的思想，从发病机制入手，力争做到未病先防、已病防变、瘥后防复，最大程度从源头阻断疾病的发生发展，为中西医结合防治食管癌提供科学、有效的理论内核。

第七节　基于"百病生于气"理论探讨食管癌的发病机制及治疗策略

食管癌属中医学"噎膈"范畴,病因病机错综复杂,但究其本质多与"气"的失常有关。在《素问·举痛论》中记载:"百病生于气也。"这是对各类疾病病因病机的高度概括。中医学理论认为,"气"分阴阳,阴阳二气交感产生出万物。若阴阳二气交感失合,会导致生成太过或不及,机体中阴成形太过或阳化气不足,阴阳失调,最易形成积聚,此积聚停于食管则生食管肿瘤。

《素问·金匮真言论》曰:"人身之脏腑中阴阳,则脏者为阴,腑者为阳。"阴阳失调引起脏腑之气失调。食管肿瘤是脏腑之气失调在局部的反映,脏腑之气失常日久则致元气化生不足,正气随之亏虚,加之外部火邪侵袭,进一步伤津耗液,瘀血痰浊化火,助长壮火,壮火食气,加重元气耗散,如此周而复始,环环相扣,必使食管肿瘤难消难灭。

一、发病机制

1. 食管癌发病的基础:阴阳气化失合

《素问·天元纪大论》曰:"在天为气,在地成形,形气相感而化生万物。"说明阴阳交感是阴阳气化的基础。张景岳认为,"阳动而散,故化气;阴静而凝,故成形",在生理状态下阳气的气化与阴气的凝聚协调一致,相互依存、相互转化;若在病理方面则真阳渐衰,难以温煦推动阳气,使气血津液等壅遏凝聚,形成痰饮、瘀血等有形之品,故生积聚。四时节令异常、情志失调、饮食失节、形神劳倦等,都会影响气化活动,引动气化失常。对于肿瘤病机的阴阳,《诸病源候论》中就有记载:"积聚者,阴阳不和,脏腑虚弱,受于风邪,搏于脏腑之气也。"

食管肿瘤往往由痰、瘀、毒等阴邪相互胶着成形,故"体阴",但其活跃的生长增殖、侵袭转移等恶性行为体现出"用阳"。《素问·生气通天论》曰:"阴不胜其阳,则脉流薄疾,并乃狂。阳不胜其阴,则五脏气争,九窍不通。"这是阴阳气化的异常表现。机体阴盛,阴阳下沉凝聚必会牵动属性阴寒的病理产物在下焦处聚集,经过食管时阴盛阳衰,阳气推动之力减弱,病理产物难以向下走动,停留与食管气虚之处,日久化为结块或肿块;或在阳气和邪气相斗争的过程中,食管之阴邪与郁热、局部之正气相搏,并在搏斗过程中产生热,此热与郁热两者结合于食管表现为阳盛状态,阳气也能够促进推动食管肿瘤的生长,在缺乏阴气制约的情况下,造成食管瘤体迅速扎根生长。

《素问·宝命全形论》提出："人以天地之气生,四时之法成。"即人是由天地之气运生,机体的一切生命活动都需要接受自然界季节气候的调度。天地间阴阳平和,可有助于人体调和阴阳,维持健康状态;食管癌发生的现代诱因是越来越多的物理、化学、生物等其他因素使人体的基因发生突变,人与自然的阴阳平衡被打破,机体阴阳失调,导致癌症发生。在《素问·生气通天论》中强调:"阴平阳秘,精神乃治,阴阳离决,精气乃绝。"更加能够印证疾病的发生与阴阳气化失合密切相关。

2. 食管癌发病的前提:五脏之气失常

《素问·宝命全形论》中强调了"人以天地之气生",人赖以天地之气的充养,又以气为机体生命活动的基础。《素问·六节藏象论》又说:"气和而生,津液相成,神乃自生。"在《素问·六微旨大论》中记载:"升降出入,无器不有……器散则分之,生化息矣。"揭示了气机的运动存在于各个脏腑之间,升降出入的正常运行对于脏腑正常发挥其生理功能起着至关重要的作用。中医学强调"五脏一体"理论,临床上食管癌的发病与五脏均有关系。各脏的"气病"皆可导致食管癌的发生,其中影响"气病"发生的主要原因为内伤七情,正如《素问·阴阳应象大论》所说:"人有五脏化五气,以生喜怒悲忧恐。"

(1) 脾胃之气失常　中医学指出,肿瘤虽病变在局部,但其实是全身性疾病在局部的反映,正如食管癌虽病位在食管,但属胃所主,胃气逆乱不疏最易导致消化道肿瘤的形成。《四圣心源》载:"阳明而主降;升降之权,则在阴阳之交,是谓中气。"食管癌发病的根本原因在于脾胃功能紊乱,气机失调,气不行血,致瘀血内停;水谷津液不能输布,则聚结为湿,凝聚成痰,久之成瘤;后又正气亏虚,抗邪无力,外邪极易侵袭人体,由表入里,日久成积,为肿瘤发病之根。

《素问·玉机真藏论》中记载:"脾脉者土也,孤脏,以灌四旁者也。"脾为后天之本,在志为思,化生气血,向上充养君主之官,充养心血,使气血在体内正常流通;若思虑日久,气机郁结,滞涩不痛,气血不畅,瘀血内伤,久成症瘕。脾与胃相表里,在《素问·厥论》提及"脾主为胃行其津液者也",胃腐熟受纳的饮食水谷,经脾运化而成的水谷精微是宗气的物质来源,宗气积于胸中,贯心行血,《灵枢·刺节真邪论》言:"宗气不下,脉中之血,凝而留止。"脾胃气机失常,影响宗气在喉部的运行,使脉中血液凝滞,瘀积食管成瘤。

(2) 肝胆之气失常　肝胆在生理解剖位置上与脾胃同属中焦,又以经络相联系,功能密切相关。肝属木,主疏泄,肝气升发条达,为诸脏之先导,肝气行则脏之气行。《血证论·脏腑病机论》中指出:"食气入胃,全赖肝木之气以疏泄之,而水谷乃化。"由此可见,脾胃运化气机的正常发挥由肝气主导。因此,少阳肝胆之气疏泄异常,会直接引起脾胃升清降浊紊乱,胃气逆上,影响食管气机的正常运行,气机骤乱,必会出现食入即吐、吞咽困难的症状。胆汁对推动饮食的消化吸收起着至关重要的作用,过食肥甘厚腻会刺激胆汁分泌,影响胆汁的疏泄,正如《灵枢·四时气》言:"胆液泄则口苦,胃气逆则呕苦。"进而加重脾胃的负担,运化不及,瘀滞化火,上逆食管,灼伤食管黏膜,此为癌变前提。

（3）心肺之气失常 《类经》云:"肺为百脉之朝会。"肺气调节全身血液的正常运行,若肺失宣发肃降,不能助心行血,血行不畅,产生瘀血,瘀血久成症瘕,而后发展成肿瘤。肺为娇脏,喜润而恶燥,如燥热灼肺阴,则致"火邪刑金",可形成"肺热叶焦"。当正气先虚,邪毒犯肺,使肺气郁滞,络脉阻塞,渐成气滞血瘀或瘀热内结;如脾气虚弱,脾不健运,蕴湿化痰,遂成痰湿郁肺;肺为贮痰之器,肺中痰饮又随津液输布流窜全身,肺气宣发肃降功能受损,停积于食管,食管内瘀热内结、痰湿郁肺等病理变化相互为用,日久渐成肿瘤。人体血液的输布运行皆为心气所推动,"气行则血行,气滞则血瘀",然气机升降运行均赖脾升胃降,若胃气虚弱,难以沉降,引起脾气上升不畅,升降失因,中焦气机失司,上致心滋养食管的血液艰涩难行,积留于食管周围的脉管中,瘀血成瘤;下致肾中精气失于营养,阴气不足,虚火则旺,火热灼津,进一步导致食管脉道干涩不润,血行不畅,阴虚血瘀形成积聚。

3. 食管癌发病的动因:壮火食气

"壮火"一词始见于《素问·阴阳应象大论》,其言:"壮火食气,气食少火。壮火散气,少火生气。"据此可知"壮火"属阳,性质发散。《类经·阴阳类》云:"阳和之火则生物,亢烈之火反害物。"这又指出"壮火"为机体亢盛之火,火旺极,耗散正气,为邪火。食管癌发病的重要诱因之一为过多摄入辛辣热食之品,而中医学认为,过多食用热食等会助长壮火,壮火灼伤食管,耗散津液则痰瘀自生,反之痰瘀日久化热,又加剧壮火食气散气,正气难以维持食管之寒热平衡,火热之毒瘀积食管,气机不畅而成噎膈。

清代医家张隐庵提出,"知火壮于内则食气,气盛于内则食火,食犹人也,言火壮则气并于火,气盛则火并于气,气火之合一也",气与火彼此依存转化又相生相害;若"壮火"持续亢盛于内,损伤人体元气,灼伤食管之正气,食管气火失调,正如李东垣在《脾胃论》中指出"火与元气不两立",此时壮火胜于元气,加速机体能量代谢直到耗竭,主持食管功能正常发挥的元气虚脱,极易造成食管癌此类消耗性疾病的产生。《素问·阴阳应象大论》曰:"味归形,形归气……气生形。"津、液、血等有形之物皆有气所化,由于壮火食气,气的损伤导致有形之物的异常形成及输布障碍,形成瘀血、痰饮停积于食管,后在壮火的反复煽灼下血黏痰凝,积聚食管,日久成瘤。《脾胃论·忽肥忽瘦论》中云:"经曰'热伤气',又曰'壮火食气',故脾胃虚邪火胜,则必少气。"脾胃健运则元气化生充足,元气充足则阴火藏于肾中,正常发挥其生理功能,此为少火,少火滋生元气,推动全身之气的运行,二者相生相助。但由于饮食情志失节,外邪侵袭,脾胃受损,元气亏虚,藏于肾中的阴火外泄,引发脏腑经络之火,而生壮火,壮火耗气伤阴,进一步损伤元气,元伤正虚,难以抵御外邪,内外火邪相互交结,脾胃火毒自生,随经络循环至食管周围,为食管癌变埋下毒邪。

食管癌为病,其病因主要责之于外感六淫、内伤情志、饮食劳倦,病机以瘀、痰、毒、虚为主。癌毒具有壮火性质,始终有向外延伸窜动的趋势,火毒内灼,浸润蔓延,风火相值,促使癌毒突破肿瘤本体限制流窜,并可循血脉、经络向远处转移,定位生长。壮火为亢烈之火,燔灼机体生理之火,壮火有余,促使平和之火翻腾为病理之火,伤阳耗气。壮火侵食元气,主要通过火热之毒耗伤食管精气,使之元气化生不足,无所依附,食管功能难以维持。壮火食气,火毒炽盛,损伤人体气血阴阳,气虚无力推动血行,血虚则难以滋养,阴虚则润泽不足,阳虚则气化不利,机体气机运行失司,正气难以抵抗邪气,癌毒趁虚而入,进一步损伤正气,如此周而复始,终成恶性循环。癌毒壮火又可散气,驱散人体正气阳气,使其难以守位。食管正气虚散,气血津液受损,气不行血,血不生气,火热燔灼津血,血行不畅则瘀血内生,火毒炽盛则炼津为痰,火、痰、瘀三者胶结不化,正气消散难聚,使得食管积聚难消,终成肿瘤。

二、治疗策略

"凡病……阴阳自和者,必自愈",这是《伤寒论》中关于人体疾病自愈的经典理论,指出自愈的基础是机体阴阳自和,这与《黄帝内经》理论强调的"谨察阴阳所在而调之,以平为期"完全一致。食管癌本是阴阳失调反映在食管的局部表现,机体虚实夹杂,以内虚为本,脏腑阴阳失调为基础,治疗上应着重调补阴阳,使达到"阴平阳秘"的状态。

1. 顾护脾胃,调养根本

易水学派代表人物张元素提出过"脾胃虚弱……皆能成积"的理论,基于此认识,河北毛宇湘教授认为,食管癌治疗的各个阶段都应以健脾和胃为主;贯彻"健脾气、消脾湿、滋胃阴、降胃逆"这四步,恢复脾胃功能,顾护正气。临床上应用益脾扶正方治疗中晚期食管癌患者吞咽困难、吞咽疼痛的症状,得到明显改善。李仝教授采用香砂六君子汤合半夏泻心汤加减治疗食管癌脾胃正虚,其中六君子汤的主要功效是补益正气,提高抵抗力;而半夏泻心汤则以辛开苦降为特点,这种配伍方式可以调节胃气,使得阳明胃下降,太阴脾上升,从而恢复脾胃枢机的阴阳平衡。脾胃正气强盛,可顾护食管正气,使癌毒不可入侵食管,又可增强食管癌患者的抵抗力,延长患者的生命周期。

2. 疏理气机，调畅肝胆

肝胆在人体的气机运行中起着重要作用，肝胆之气逆乱必将影响食管之气机，加之罹患食管癌的患者因患病心情郁闷，郁郁寡欢更加重肝胆气机疏泄不通。临床上多以疏肝理气、条达气机为主。可采用逍遥散和半夏厚朴汤进行治疗，搭配调节气机升降的药对，如桔梗配枳壳、沉香配升麻等。这些药物的使用能够帮助恢复气机的正常升降，从而有效地缓解气郁症状。通过疏理肝气，畅达食管气机，不致气郁血瘀，日久产生积聚，于食管内成癌。

3. 清泄壮火，消癌扶正

壮火食气，消散人体正气，火毒日盛，损伤津液，炼津为痰，造成食管阴阳失调，易致癌。贾英杰教授指出，此时应清退壮火，以"清壮火、黜毒浊、培本元"为原则，可采用黄芩、鱼腥草等寒凉之品清壮火，加之辅以太子参等品扶助正气。当临床上出现因火热之邪导致痰瘀阻滞食管时，应采甘寒辛凉之药来滋阴清热以清除其壮火，并配以解郁理气及活血化瘀之品。

《黄帝内经》中提出"百病生于气"，认为气机的失调会导致疾病的发生，食管癌也不例外。"气"具有"无时不有""无处不在"的特点，外达四肢百骸，皮毛肌肉，内至脏腑经络；故气机失调，气血不足，阴阳失调，会导致脏腑之气不足或逆乱；又外邪入侵，外火牵动内火，燔灼炎上造成"壮火食气"，元气消耗，癌毒自生；阳气不温，阴气不凝，痰瘀互结难消，而成结聚；人以胃气而生，脾胃怯弱，枢机不畅，邪留于内，居久成积。食管癌形成原因繁杂，究其根本是由"气"作乱，据此在治疗食管癌时，应注重调气为本，不拘泥于脏腑之气，从整体出发，强调天人合一。

参 考 文 献

曹康迪，胡帅航，王欣妍，等.肿瘤"体阴用阳"释析[J].中医杂志，2022，63(19)：1816-1819.

常中飞，胡秀敏，陈培丰.运用中医理论探讨恶性肿瘤转移新学说——"经络转移学说"[J].中华中医药学刊，2008(1)：167-169.

陈光顺，潘虹.立足"阳主阴从"探析胃癌的辨治思路[J].新中医，2013，45(12)：10-11.

陈树斌.基于SEER数据库的转移性食管癌早期死亡预测列线图的构建[D].汕头：汕头大学，2021.

陈顺合，杨震.黄元御"一气周流"学说探微[J].现代中医药，2020，40(5)：5-8.

陈英杰，刘健，陶雅君，等.PI3K和caspase-3在鼻咽癌中的表达及意义[J].大连医科大学学报，2007，29(2)：120-121.

陈玉龙,苗艳艳.从肿瘤属性论肿瘤病机[J].江苏中医药,2007,39(8)：14－16.

程海波.癌毒病机理论探讨[J].中医杂志,2014,55(20)：1711－1715.

程海波,沈卫星,吴勉华,等.基于肿瘤微环境的癌毒病机理论研究[J].南京中医药大学学报,2014,30(2)：105－107.

程海波,王俊壹.癌毒病机的生物学基础探讨[J].南京中医药大学学报,2019,35(3)：241－244.

冯笑山,高社干,周博,等.食管癌中医辨证分型与 TIMP－2 表达的关系.河南中医学院学报[J].2009,24(3)：17－19.

付焕萍.浅谈脾胃在治疗肿瘤过程中的重要性[J].新中医,2020,52(11)：192－194.

高宇,马云飞,陈宇晗,等.基于癌毒学说论治肿瘤经验[J].辽宁中医杂志,2021,48(12)：42－45.

郭海,皇玲玲,陈其文,等.运用"癌毒"理论治疗食管癌经验[J].辽宁中医杂志,2013,40(8)：1548－1549.

郭建辉.周仲瑛教授"癌毒学说"新论[J].湖南中医药大学学报,2010,30(11)：6－8.

韩尽斌,花永强,李水军,等.基于"治未病"思想谈"癌气"概念对肿瘤防治的启示[J].上海中医药杂志,2014,48(9)：4－7.

郝菲菲,田思胜.基于气化理论的恶性肿瘤转移之"阳主阴从"探讨[J].时珍国医国药,2021,32(1)：164－166.

胡凯文,卫月.脾胃功能与恶性肿瘤发病之间的关系[J].中华中医药杂志,2011,26(11)：2510－2512.

黄兆铭.从临床实践看中医整体观的重要性[J].现代中西医结合杂志,2010,19(3)：277－278.

黄智昊,钟陆行.食管癌放疗技术及放疗方式研究进展[J].中国肿瘤临床,2016,43(12)：527－530.

贾永森,吕翠田,吴范武,等.通幽汤及拆方对食管癌 EC9706 细胞 PI3K/AKT 信号通路影响的研究[J].辽宁中医杂志,2011,38(7)：1306－1308.

贾永森,司富春.从中医体质学说探讨食管癌痰瘀证候[J].辽宁中医药大学学报,2008,10(7)：37－38.

贾永森,王媛媛,司富春.噎膈证方对人表皮生长因子刺激的食管癌 EC9706 细胞生长信号转导的影响[J].中国实验方剂学杂志,2010,16(3)：100－108.

姜彧,孙磊涛,沈敏鹤,等.基于《黄帝内经》"壮火"理论探讨癌毒性质[J].北京中医药大学学报,2022,45(5)：478－482.

金娜,王济梅,齐媛.王有奎主任从"百病生于气"辨治肺胀[J].中医临床研究,2022,14(20):90-93.

孔祥军,宋尚晋,岳小强.从肝胆论治胃食管反流病[J].上海中医药杂志,2017,51(5):72-74.

李江艳.益脾扶正方+TP化疗治疗中晚期食管癌临床观察[J].光明中医,2020,35(22):3630-3633.

李晶,刘亚娴.浅谈食管癌的中医治疗[J].陕西中医,2006,27(3):318-319.

李联社,崔正.论"百病生于气也"[J].中华中医药学刊,2008(5):1096-1097.

李柳,程海波.中医肿瘤癌毒证候特征探讨[J].中医杂志,2022,63(2):106-110.

李迎霞,司富春.古医籍治疗噎膈方药的初步分析[J].河南中医,2009,29(10):1031-1032.

李志鹏,李烜.肿瘤微环境与转移之间中医阴阳平衡相关性的探讨[J].江苏中医药,2014,46(5):4-6.

林齐鸣,虞学军.试论兼挟体质[J].四川中医,2002,20(7):9-11.

刘道新,臧云彩,谢秋利,等.从"寒痰内阻"探讨食管癌的发病机制[J].中医学报,2023,38(6):1208-1211.

刘小妮,黄青松,刘美伶,等.基于"阳化气,阴成形"探讨肺结节[J].中医药临床杂志,2023,35(4):651-655.

刘宇英,魏君丽,江柔,等.食管癌的流行病学及筛查研究进展[J].中华疾病控制杂志,2022,26(7):839-844.

刘忠昌,贾永森,包巨太.通幽汤及其拆方对食管鳞癌细胞的抑制作用及其机理研究[J].江苏中医药,2011,43(7):86-88.

吕翠田,陈玉龙,贾永森.谈中医辨证与辨质的区别与应用[J].辽宁中医杂志,2010,37(6):1010-1011.

孟宪宇.老年中晚期食管癌联合放化疗的疗效与安全性[J].中国老年保健医学,2018,16(1):66-68.

彭仙娥,史习舜.食管癌病因学研究进展[J].肿瘤防治杂志,2003,10(9):897-899.

乔小燕.《黄帝内经》中的阴阳思想[J].华夏文化,2018(4):11-13.

秦晓艳,曹璐畅,韩莹莹,等.从脏腑阴阳角度论治肿瘤相关性汗证[J].辽宁中医杂志,2023,50(9):70-73.

曲玉婷,李全.李全从"平调阴阳"论治肿瘤患者之厌食[J].吉林中医药,2021,41(6):738-740.

任明名,王俊壹,李柳,等.癌毒病机理论辨治食管癌探讨[J].中华中医药杂志,2022,37(2):839-842.

施一公.细胞凋亡的结构生物学研究进展[J].生命科学,2010,22(3):224-228.

史鑫鑫,符德玉,王明珠,等.基于"百病生于气"探讨胸痹病机与治疗[J].辽宁中医药大学学报,2021,23(4):79-82.

史杨.从《内经》疾病传变理论浅析恶性肿瘤转移的病机[J].四川中医,2015,33(5):26.

宋红普.体质分析与辨证论治[J].中医研究,1998,11(4):1-3.

宋文竞,邬明歆,贾英杰,等.贾英杰运用"壮火"理论辨治放射性肺损伤[J].中国中医基础医学杂志,2024,30(1):121-124.

苏俐丹,许洁,肖玉洁,等.黄立中教授治疗中晚期肺癌的中药用药规律[J].湖南中医药大学学报,2020,40(8):1022-1026.

王丛礼,邹华,汪受传.《黄帝内经》治未病理论的临床指导意义[J].中国中医药现代远程教育,2023,21(8):66-68.

王翠玉.《内经》关于肿瘤病的理论研究[D].济南:山东中医药大学,2017.

王大鹏,关徐涛,于冬冬.《黄帝内经》肿瘤病理论浅谈[J].新中医,2021,53(6):85-88.

王涵,郭林慧,王旭,等.毛宇湘教授治疗食管癌经验管窥[J].天津中医,2022,39(2):219-223.

王靖思,赵杰,朱昱翎,等.孙桂芝诊治食管癌经验探讨[J].北京中医药,2014,33(11):20-21.

王立东.食管癌变多阶段演进的分子机制[J].新乡医学院学报,2007,24(3):217-222.

王敏.瘀血体质的研究进展[J].光明中医,2007,22(2):48-50.

王琦.9种基本中医体质类型的分类及其诊断表述依据[J].北京中医药大学学报,2005,28(4):1-8.

王琦,高京宏.体质与证候的关系及临床创新思维[J].中医药学刊,2005,23(3):189-192.

王琦,叶加农,朱燕波,等.中医痰湿体质的判定标准研究[J].中华中医药杂志,2006,21(2):73-75.

王琦.中医体质学[M].北京:人民卫生出版社,2005.

王如德,怀燕,程琮.食管癌高发区发病因素的因子分析[J].泰山医学院学报,2008,29(5):345-348.

王文萍,王垂杰.肿瘤转移的"痰毒流注"理论形成基础及实践意义[J].中国中医基础医学杂志,2002,8(5):4-6.

王笑民,张青.基于癌毒的肿瘤发生发展规律探讨[J].中华中医药杂志,2011,26(7):1533-1536.

王永炎.中医内科学[M].上海:上海科学技术出版社,1997.

王跃强,王智浩,刘芳.基于"阳衰阴盛,阴结阳搏"治疗肿瘤[J].亚太传统医药,2022,18(1):131-134.

吴昊天,陈广坤.阴阳水火哲学观指导下对阴火的重新解析[J].中医杂志,2014,55(5):99-10.

夏梦幻,王庆其.《黄帝内经》气化理论发微[J].中华中医药杂志,2021,36(10):5774-5776.

徐希宇.中医药防治恶性肿瘤转移的研究[D].北京:北京中医药大学,2013.

许俊凯,刘剑雄,赵云辉,等.卡培他滨联合照射对食管癌裸鼠移植瘤生长及 Wnt/β-catenin 信号通路的影响[J].中国老年学杂志,2023,43(12):2977-2982.

薛公佑,程旺.中医阴阳学说的本质是关系认识论[J].医学与哲学,2020,41(17):20-22.

杨晨,徐飞鹏,张华,等.基于"少火""壮火"理论探讨甲状腺癌术后骨质疏松发生机理[J].现代中医临床,2023,30(5):72-75.

杨江萍,谢鸣."方证关系论"辨析[J].辽宁中医药大学学报,2011,13(8):133-136.

杨雯靖,张甘霖,杨国旺.活血化瘀法抗肿瘤治疗机制探索[J].辽宁中医杂志,2019,46(11):2311-2314.

殷书敏,徐振晔,邓海滨,等.中医药重塑肿瘤微环境的作用机制与优势[J].上海中医药大学学报,2019,33(5):1-7.

喻凤,付西,由凤鸣等.论食管癌的"毒"[J].湖北中医杂志,2018,40(3):41-43.

张健,王沛.中医传舍理论与肿瘤转移[J].中国中医基础医学杂志,1999,5(6):4-6.

张健,张淑贤.中医传舍理论与肿瘤转移[J].中国中医基础医学杂志,1999(6):5-7.

张明丽.《黄帝内经》寒邪相关理论问题及其思考[J].中医药学报,2021,49(9):99-101.

张兆洲,李琦.癌毒传舍的中医病机初探[J].中华中医药杂志,2018,33(11):4839-4843.

赵萌,朱芮,陈玉龙.基于阴阳学说诠释肿瘤发生发展与治疗的研究进展[J].光明中医,2017,32(9):1378-1380.

钟佳,刘华,王理槐,等."癌毒传舍"新认识及其在肺癌复发转移防治中的应用[J].亚太传统医药,2022,18(3):104-107.

周岱翰.临床中医肿瘤学[M].北京:人民卫生出版社,2003:152.

周东浩,夏菲菲,周明爱.整体观视角下的肿瘤发病机制[J].医学与哲学,2018,39(5):6-8,50.

朱光海,郭利华.基于"脾胃内伤,百病由生"理论探讨顾护脾胃对肿瘤患者之重要性[J].中国中医药信息杂志,2019,26(4):127-129.

朱广辉,李杰.基于中医经络及藏象学说认识食管癌转移[J].辽宁中医药大学学报,2020,22(12):100-103.

朱鹏程,罗毅.基于"阳化气,阴成形"及伏阳学说的肿瘤病机刍议[J].南京中医药大学学报,2022,38(3):187-192.

朱潇雨,赵静雪,李杰.基于"阳化气,阴成形"理论探讨食管癌吞咽困难辨治[J].吉林中医药,2021,41(12):1541-1544.

左金辉,谢红霞,廖冬颖,等.基于中医"体阴用阳"理论阐述恶性肿瘤辨治[J].天津中医药,2022,39(3):330-334.

Arnold M, Abnet C C, Neale R E, et al. Global burden of 5 major types of gastrointestinal cancer[J]. Gastroenterology, 2020, 159(1):335-349.e15.

Chun S G, Skinner H D, Minsky B D. Radiation therapy for locally advanced esophageal cancer[J]. Surg Oncol Clin N Am, 2017, 26(2):257-276.

Li C G, Zhu M L, Lou X L, et al. Transcriptional factor OCT4 Promotes esophageal cancer metastasis by inducing epithelialmesenchymal transition through VEGF-C/VEGFR-3 signaling pathway[J]. Oncotarget, 2017, 8(42):71933-71945.

Lin Y, Totsuka Y, Shan B, et al. Esophageal cancer in high-risk areas of China: research progress and challenges[J]. Ann Epidemiol, 2017, 27(3):215-221.

Siegel R L, Giaquinto A N, Jemal A. Cancer statistics, 2024[J]. CA Cancer J Clin, 2024, 74(2):203.

Sung H, Ferlay J, Siegel R L, et al. Global cancer statistics 2020: GLOBOCAN estimates of incidence and mortality worldwide for 36 cancers in 185 countries[J]. CA Cancer J Clin, 2021, 71(3):209-249.

Wang J, Wu N, Zheng Q F, et al. Evaluation of the 7th edition of the TNM classification in patients with resected esophageal squamous cell carcinoma[J]. World J Gastroenterol, 2014, 20(48):18397-18403.

Zeng H, Chen W, Zheng R, et al. Changing cancer survival in China during 2003-

15: a pooled analysis of 17 popμ Lation-based cancer registries[J]. Lancet Glob Health, 2018, 6(5): e555 - e567.

Zuo T T, Zheng R S, Zeng H M, et al. Incidence and trend analysis of esophageal cancer in China[J]. Chinese Journal of Oncology, 2016, 38(9): 703 - 708.

第二章　食管癌方证分子
本质研究

　　方证关系是中医辨证论治理论及其临床用药规律的重要命题,业界学者相继提出了"方证相对""方证相关""方证相应""汤证相对""汤证相应""方证照合"等表述,属于中医基础理论、中医临床与方剂学相互交叉、渗透而形成的新的研究方向。方证关系所蕴涵的科学问题,包括通过对方与证的关联性研究,揭示其现代生物学基础;结合现代循证医学的基本原则、"病证结合"动物模型等方面的研究,探讨建立起"证候分类研究"的比较参照体系;围绕病机及其与疾病和方剂的相关性,探讨以"方剂"治疗效应为比较参照体系的可操作性等。

　　食管癌病机,不外痰、气、瘀交阻食道。痰属阴性,其性黏滞缠绵,易留伏遏阻于食管,是食管癌病情缠绵难解的原因。痰留着不去,阻碍气机,痰气交阻。痰、气二者可阻滞、损伤血络,使瘀血形成,停留于食道,结聚于局部而形成肿块,导致吞咽困难。痰、气、瘀在现代医学中与以下分子机制相关。

　　(1) 痰凝　可能涉及黏液分泌增加、细胞间液体积聚等生理病理过程,这些过程与炎症介质、细胞因子等分子调控密切相关。

　　(2) 气滞　可能与神经递质、激素等调节物质在体内的异常分布和平衡失调有关,导致食管及周围组织的平滑肌收缩功能障碍。

　　(3) 血瘀　可能与局部微循环障碍、血液流变学异常、凝血-抗凝血系统失衡等分子机制有关,导致组织缺氧、营养障碍和代谢产物堆积。

　　针对以上病机,食管癌的治疗原则包括化痰散结、理气开郁、活血化瘀等,这些治疗原则在分子层面可能通过以下途径实现。化痰散结:可能通过抑制炎症介质的产生和释放,减少黏液分泌和细胞间液体积聚,从而消除痰凝。理气开郁:可能通过调节神经递质、激素等分子的合成和释放,改善食管平滑肌的收缩功能,缓解气滞症状。活血化瘀:可能通过改善局部微循环、调节凝血-抗凝血系统平衡等分子机制,促进血液流动和组织修复,消除血瘀症状。

　　基于以上对食管癌病机、治法的现代医学认识,笔者依据食管癌细胞无限增殖的特性,深入剖析了 EGF 及 EGFR 在癌细胞生长信号网络中的作用,开展了系列研究,以期从此角度阐释食管癌方证的分子本质。

第一节　表皮生长因子与食管癌

表皮生长因子(epidermal growth factor，EGF)是体外最强的促表皮细胞生长因子之一,最早在 1962 年由 Stanley Cohen 在小鼠颌下腺分离纯化,随后发现人尿抑胃素(urogastrone，UG),即 hEGF,主要在颌下腺合成。实验证明,当有 EGF 持续存在时,细胞呈多层性生长,其密度可达对照组的 4~6 倍。EGF 能诱导蛋白质中酪氨酸残基磷酸化水平增高,提高细胞内代谢水平,并能使正常细胞显示出与癌肿相关的一些反应,如纤维黏蛋白的丢失,血纤溶酶原激活因子分泌等。EGF 还能促进细胞在软琼脂培养中生长,并且能更为明显地促进部分转化的细胞及肿瘤的生长。

随着 EGF 研究的逐渐展开,多种生物体的 EGFR 相继被发现。EGFR 激活而引起的生化变化包括细胞增殖与分化、DNA 合成、原癌基因表达等。EGFR 主要位于细胞膜上,属受体酪氨酸激酶家族,受到 EGF 等配体激活后通过二聚化引发胞内域形成酪氨酸激酶活性,并进一步激活下游的细胞信号转导通路,完成跨膜信号转导过程。

在许多上皮肿瘤中,EGFR 的过表达或活化,传导有丝分裂源信号至癌前细胞或恶性肿瘤细胞,使这些细胞具备了浸润性生长的能力。大量的实验研究也表明,EGFR 参与的信号转导直接加速了血管生成、细胞浸润和恶性变,以及与肿瘤进展相关的凋亡抵抗。EGFR 与 EGF 配体结合启动信号途径,随之同 EGFR 家族成员受体二聚化。二聚化受体通过自磷酸化,启动下游信号通路,包括 PLC - γ1 通路、PI3K/Akt 通路和 MAPKs 通路等。

有关 EGF 对食管癌细胞的影响,国内外已渐有报道：EGF 可以刺激食管癌细胞 CE48T/VGH 增殖,增殖率可达 3 倍;外源型 EGF 具有促有丝分裂作用,可以刺激食管癌细胞通过自分泌调节受体磷酸化,使细胞增殖;有学者用 EGF 干预食管鳞癌 HKESC - 1 细胞,观察了 EGF 与 β 肾上腺素能受体的协同促肿瘤细胞增殖作用,其促增殖率达 50%。但也有报道高浓度 EGF 可抑制食管癌细胞 EC109 和 EC - 1 增殖。

有关中医药干预食管癌细胞 EGF 生长信号转导的研究尚未见报道,启膈散、沙参麦冬汤、通幽汤和补气运脾汤作为临床治疗食管癌的有效方药,可能通过抑制 EGF 从而干预 EGFR 的表达,进一步抑制肿瘤细胞生长信号转导而发挥抑制食管癌的作用。为了探讨生长信号转导在食管癌病变中的作用,发现启膈散等方剂对 hEGF 刺激的 EC9706 细胞增殖影响和其介导的细胞生长信号转导调节作用的异同,从生长信号转导角度揭示启膈散等方剂的作用机制及差异,本研究以人食管癌细胞株 EC9706 为研究食管癌的体外模型,用 hEGF、启膈散等方剂对食管癌细胞进行干预,观察细胞增殖、抑制情况,检测 hEGF 介导的细胞生长信号转导通路中相关信号分子蛋白表达,比较不同方剂作用后的肿瘤细胞蛋白质表达差异,从细胞生长信号转导角度揭示启膈散等方剂治疗食管癌的作用机制和差异,以方测证,为食管癌中医辨证论治提供理论依据。

第二节　hEGF 刺激人食管癌 EC9706 细胞增殖的条件建立

一、材料和方法

（一）材料

细胞株:人食管癌细胞株 EC9706 由中国医学科学院基础医学研究院北京协和医学院基础学院细胞资源中心(简称为北京协和细胞资源中心)惠赠。

主要试剂: hEGF(Sigma 公司),RPMI 1640 培养基(Gibco 公司),青霉素、链霉素(华北制药集团有限责任公司),小牛血清(Gibco 公司),胰蛋白酶(华美生物工程有限公司),噻唑蓝(Amresco 公司),二甲基亚砜(Amresco 公司),核糖核酸酶 A(Sigma 公司),碘化丙啶(Sigma 公司),三(羟甲基)氨基甲烷(Trisbase, Amresco 公司)。

主要仪器: Hepaclass100 细胞培养箱(Thermo 公司),倒置生物显微镜(Motic 公司),SG-603 生物安全柜(Bake 公司),可调移液器 P1000、P200、P100、P20 (Gilson 公司),12 通道加样器(Gilson 公司),ELX800 型酶标仪(Bio-Tek 公司),ROTINA35 低速台式离心机(Hettich 公司),FACSCalibur 流式细胞仪(BD 公司)。

（二）方法

1. 细胞培养

RPMI 1640 培养基的配制: RPMI 1640 培养基干粉 10.4 g,NaHCO$_3$ 2 g,加 1 000 mL 超纯水,置搅拌器上搅拌 40～60 min 使之充分溶解,用 1 mol/L HCl 调 pH 至 6.9,加入 0.5 mL 青霉素、链霉素(20 万 IU/mL),0.22 μm 过滤除菌,分装 4℃保存备用。

D-Hanks 液的配制: NaCl 8 g,KCl 0.4 g,Na$_2$HPO$_4$ 0.13 g,KH$_2$PO$_4$ 0.06 g,

NaHCO$_3$ 0.35 g,葡萄糖 1 g,酚红 0.02 g,超纯水 1 000 mL,置搅拌器上搅拌 30 min 使之充分溶解,0.22 μm 过滤除菌,分装 4℃保存备用。

0.25％胰蛋白酶液:胰蛋白酶 0.75 g,溶于 D - Hanks 液 300 mL,加入 4.5 mL 2％乙二胺四乙酸;置搅拌器上搅拌 30 min 使之充分溶解,调 pH 至 8.3,0.22 μm 过滤除菌,分装 4℃保存备用。

从液氮中迅速取出冻存的 EC9706 细胞,37℃水浴使之立即解冻。吸出细胞悬液,移入离心管中,补加 10 mL RPMI 1640 培养基,吹打、混匀,1 000 r/min× 10 min 离心,弃上清液,加入含 10％小牛血清的 RPMI 1640 培养基 10 mL,吹打混匀后接种于 Φ100 mm 培养皿中,置于培养箱培养。每 2～3 天传代 1 次。

2. 噻唑蓝法检测 hEGF 对人食管癌 EC9706 细胞增殖刺激的量效关系

hEGF:将 hEGF 储备液(100 ng/mL)分装至 0.5 mL EP 管中,40 μL/管,使用次数≤2,以避免大量装反复冻融影响效价,—20℃备用。

0.01 mol/L 磷酸盐缓冲液配制:在 800 mL 蒸馏水中溶解 NaCl 8 g,KCl 0.2 g,Na$_2$HPO$_4$ 1.44 g,KH$_2$PO$_4$ 0.24 g,用 1 mol/L HCl 调节溶液 pH 至 7.4,加双蒸水定容至 1 000 mL,高压蒸汽灭菌,4℃保存备用。

5 mg/mL 噻唑蓝的配制:0.5 g 噻唑蓝,加 100 mL 磷酸盐缓冲液,搅拌混匀,0.22 μm 过滤除菌,4℃保存备用。

取处于对数生长期的 EC9706 细胞,用胰蛋白酶消化后,收集细胞,1 000 r/min× 10 min 离心,弃上清液,加入适量含 10％小牛血清 RPMI 1640 培养基吹打混匀,细胞计数,并以含血清培养基调细胞浓度为 $5×10^4$ 个/0.5 mL 细胞悬液,用 1 mL 移液管接种于 24 孔平面培养板中,500 μL/孔。置 37℃、5％CO$_2$ 培养箱中,细胞贴壁 24 h 后,弃上清液,以不含血清培养基清洗各孔贴壁细胞中残留血清成分,600 μL/孔,重复 1 次。加入不含血清培养基 500 μL/孔,饥饿细胞 24 h,弃旧培养基,以不含血清 RPMI 1640 培养基配制不同浓度 hEGF 工作液:400 ng/mL、200 ng/mL、100 ng/mL、50 ng/mL、25 ng/mL、12.5 ng/mL 6 个梯度,每组 3 个复孔,同时对应 2 个复孔加入不含血清培养基,做空白平行对照,500 μL/孔。继续培养 24 h 后,吸去上清液,每孔加入新鲜配制的含 0.5 mg/mL 噻唑蓝的无血清培养基,200 μL/孔,37℃继续培养 4 h。小心吸去上清液,肉眼可见孔底有蓝紫色沉淀,加入二甲基亚砜溶解噻唑蓝,250 μL/孔,置于摇床上摇动 15 min,使各孔内紫色沉淀充分溶解混匀,在酶标仪上以 570 nm/630 nm 测定光密度(optical density,OD)值,实验重复 3 次。按照公式:hEGF 刺激 EC9706 细胞增殖率(％)=(hEGF 组 OD 值/对照组 OD 值—1)×100％,绘制量效关系曲线图,确定 hEGF 最高刺激增殖浓度。

3. 噻唑蓝法检测 hEGF 对人食管癌 EC9706 细胞增殖刺激的时效关系

主要试剂配制同"细胞培养"和"噻唑蓝法检测 hEGF 对人食管癌 EC9706 细

胞增殖刺激的量效关系"部分。

取处于对数生长期的 EC9706 细胞,用胰蛋白酶消化后,收集细胞,1 000 r/min×10 min 离心,弃上清液,加入适量含 10% 小牛血清 RPMI 1640 培养基吹打混匀,细胞计数,并以含血清培养基调细胞浓度为 $5×10^4$ 个/0.5 mL 细胞悬液,用 1 mL 移液管接种于 24 孔平面培养板中,500 μL/孔。置 37℃、5% CO_2 培养箱中,细胞贴壁 24 h 后,弃上清液,以不含血清培养基清洗各孔贴壁细胞中残留血清成分,600 μL/孔,重复 1 次。加入不含血清培养基 500 μL/孔,饥饿细胞 24 h,弃旧培养基,以不含血清培养基配制 hEGF 最高刺激细胞增殖浓度,加入 24 孔板 3~6 列共 16 个复孔中作为 hEGF 组,1~2 列 8 个复孔加入不含血清培养基作为空白对照平行复孔,分别于 12 h、24 h、36 h、48 h 测定第 1、2、3、4 行 OD 值,方法同"噻唑蓝法检测 hEGF 对人食管癌 EC9706 细胞增殖刺激的量效关系"。实验重复 3 次。按照公式:hEGF 刺激 EC9706 细胞增殖率(%)=(hEGF 组 OD 值/对照组 OD 值-1)×100%,绘制时效关系曲线图,观察 hEGF 刺激细胞增殖与时间的关系。

4. 倒置生物显微镜观察 hEGF 对人食管癌 EC9706 细胞增殖和形态的影响

以 $1×10^6$ 个细胞/皿的密度接种 EC9706 细胞于 Φ100 mm 培养皿中,10 mL/皿,于 37℃、5% CO_2、饱和湿度的 CO_2 培养箱培养 24 h,弃旧培养基,加入不含血清培养基 10 mL/皿,饥饿细胞 24 h,加入 hEGF(最高刺激浓度),空白对照组加不含小牛血清的培养基 10 mL/皿,入培养箱继续培养,分别于 12 h、24 h、36 h、48 h 在倒置显微镜下观察空白对照组和 hEGF 组的 EC9706 细胞增殖情况和形态学变化。

5. 流式细胞仪分析 hEGF 对人食管癌 EC9706 细胞周期的影响

磷酸盐缓冲液的配制:NaCl 8 g,KCl 0.2 g,Na_2HPO_4 1.44 g,KH_2PO_4 0.24 g,超纯水 1 000 mL,置搅拌器上搅拌 30 min,充分溶解,调 pH 至 7.4,高温高压灭菌,4℃ 保存备用。

70% 乙醇:无水乙醇 70 mL,磷酸盐缓冲液 30 mL,混匀,4℃ 保存备用。

Trisbase 缓冲液(100 mmol/L):Trisbase 6.057 g,双蒸水加至 400 mL,以浓 HCl 调 pH 至 7.5,加双蒸水定容至 500 mL,4℃ 保存备用。

NaCl 溶液(150 mmol/L):NaCl 8.766 g,双蒸水加至 800 mL,搅拌均匀,定容至 1 000 mL,4℃ 保存备用。

核糖核酸酶 A 储存液(10 mg/mL):10 mL Trisbase 缓冲液,10 mL NaCl,80 mL 超纯水。将核糖核酸酶 A 溶解入溶剂中,配成 10 mg/mL 浓度,100℃ 水浴加热 15 min(除去 DNase),缓慢冷却至室温,小量分装,-20℃ 保存备用。

1% Triton X-100 储存液:99 mL 磷酸盐缓冲液,1 mL Triton X-100,搅拌器上混匀 30 min,4℃ 保存备用。

碘化丙啶储存液:碘化丙啶 10 mg 加入 10 mL 磷酸盐缓冲液中,配制成 1 mg/mL,

4℃避光保存备用。

以 $1×10^6$ 个细胞/皿的密度接种 EC9706 细胞于 Φ100 mm 培养皿中,10 mL/皿,共 4 皿。于 37℃、5%CO_2、饱和湿度的 CO_2 培养箱培养 24 h,弃旧培养基,加入不含血清培养基 10 mL/皿,饥饿细胞 24 h,3 皿加入含 hEGF(最高刺激浓度)无血清培养基,1 皿空白对照加入无小牛血清的培养基,10 mL/皿,均入培养箱继续培养。hEGF 组 3 皿分别在 12 h、24 h、36 h 时间点收集,空白对照组在 24 h 时间点收集。在相应时间点以 3 mL/皿胰蛋白酶消化,并收集入 15 mL 离心管中,1 000 r/min×10 min 离心,弃上清液,加入磷酸盐缓冲液 2 mL,重悬细胞,1 000 r/min×5 min 离心,重复一次。弃掉磷酸盐缓冲液,加入磷酸盐缓冲液 100 μL 以微量移液器吹打混匀,避免气泡产生,加入 70%乙醇固定细胞,放入 4℃过夜。待 4 管细胞均收集完毕,将固定细胞以 200g×5 min 离心,弃掉乙醇,并在 3 mL 预冷的磷酸盐缓冲液中重悬细胞,静息 1 min,200g×5 min,重复一次。弃掉磷酸盐缓冲液,依次加入磷酸盐缓冲液 850 μL,10 mg/mL 核糖核酸酶 A 10 μL,1%Triton X - 100 100 μL,1 mg/mL 碘化丙啶 40 μL,37℃下避光孵育 5 min。用 400 目筛网过滤细胞,上流式细胞仪用 CellQuest™ Pro 进行细胞周期分析,并用 ModFit LT 细胞周期分析软件分析结果,得出不同组别细胞在各细胞周期的百分比。

二、结果

1. hEGF 对人食管癌 EC9706 细胞增殖刺激的量效关系

从表 2 - 1 和图 2 - 1 可以看出,6 个梯度浓度的细胞培养 24 h,细胞生长 OD 值总体随着浓度的升高而增加,提示细胞数目增多,在 200 ng/mL 浓度中,OD 值达到峰值,与对照组细胞相比,增殖率为 51.8%,在 400 ng/mL 浓度中,增殖率下降,提示细胞增殖饱和。综合以上浓度分析,以 200 ng/mL 浓度进行后续细胞实验。

表 2 - 1　不同浓度 hEGF 对 EC9706 细胞增殖的影响(噻唑蓝法)($\bar{x}±s$)

hEGF 浓度(ng/mL)	对照组 OD 值	实验组 OD 值	增殖率(%)
12.5	1.923±0.291	1.393±0.305	−25.1±2.1
25	1.543±0.304	1.437±0.120	−22.6±2.6
50	1.899±0.128	1.842±0.085	−0.8±0.2
100	1.921±0.085	2.545±0.096	37.0±1.1
200	1.925±0.130	2.820±0.070	51.8±2.3
400	1.933±0.092	2.511±0.099	35.2±1.4

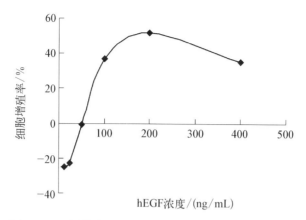

图 2‑1 不同浓度 hEGF 对 EC9706 细胞增殖影响的关系

2. hEGF 对人食管癌 EC9706 细胞增殖刺激的时效关系

从表 2‑2 和图 2‑2 可以看出，以同一 hEGF 浓度 200 ng/mL 作用的 EC9706 细胞在 12 h 与对照组相比即有小幅度的增殖，增殖率为 18.9%；在此后一直到 24 h，可以看到细胞增殖呈大幅度上升趋势，在 24 h 达到峰值 56.3%，此后的 36 h、48 h，细胞增殖呈显著下降趋势。

表 2‑2 不同时间 hEGF(200 ng/mL)对 EC9706 细胞增殖的影响(噻唑蓝法)($\bar{x} \pm s$)

时间(h)	对照组 OD 值	实验组 OD 值	增殖率(%)
12	1.927±0.116	2.290±0.168	18.9±2.2
24	1.696±0.131	2.651±0.112	56.3±1.9
36	1.327±0.098	1.857±0.057	40.1±1.5
48	0.916±0.102	1.062±0.063	16.0±2.3

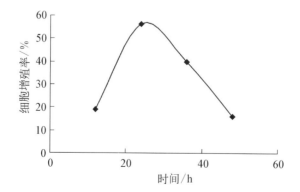

图 2‑2 hEGF(200 ng/mL)对 EC9706 细胞增殖影响时效关系

3. hEGF 对人食管癌 EC9706 细胞增殖和形态的影响

在倒置显微镜下观察,空白对照组细胞呈扁平多角形,具有典型的上皮型细胞生长特性,随饥饿时间延长,逐渐有细胞形态变圆,并有透亮区,呈脱壁状态。hEGF(12 h)组镜下观察可见 hEGF(200 ng/mL)组细胞密度高于空白对照组,细胞呈长梭形改变,有较长突起,互相连接成网状,细胞之间连接不甚紧密;hEGF(24 h)组细胞连接紧密,数目明显多于 hEGF(12 h)组,均呈贴壁生长,继续呈长梭形改变;hEGF(36 h)组可见贴壁细胞有少量呈圆形改变,细胞周缘有透亮区,逐渐有细胞脱壁;hEGF(48 h)细胞数目显著减少,镜下单个细胞呈透亮状态(图 2 - 3)。

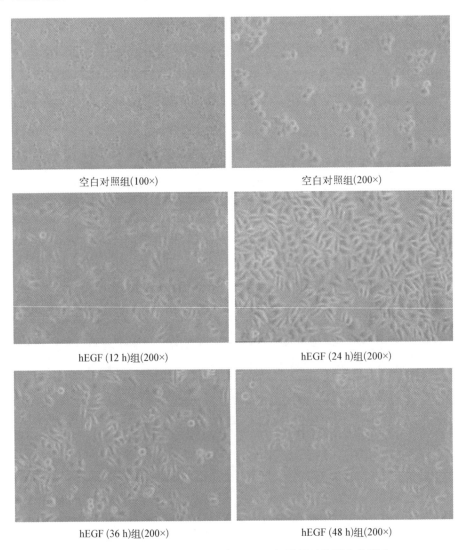

空白对照组(100×)　　　　　　　　空白对照组(200×)

hEGF (12 h)组(200×)　　　　　　　　hEGF (24 h)组(200×)

hEGF (36 h)组(200×)　　　　　　　　hEGF (48 h)组(200×)

图 2 - 3　hEGF(200 ng/mL)对 EC9706 细胞增殖和形态的影响

4. hEGF 对人食管癌 EC9706 细胞周期的影响

从四组的细胞周期流式细胞术分析结果来看(表 2-3 和图 2-4),hEGF 三组细胞(12 h、24 h、36 h)的 $S+G_2/M$ 期细胞比例均明显高于空白对照组,细胞周期中 $S+G_2/M$ 期的比例反映了细胞群体中细胞增殖的程度,24 h 收集的 hEGF 刺激细胞 S 期比例较之空白对照组和 hEGF(12 h)、hEGF(36 h)组显著升高。从 $S+G_2/M$ 期分析,hEGF(24 h)组与空白对照组相比,增高 47% 以上,这与噻唑蓝法检测结果一致。

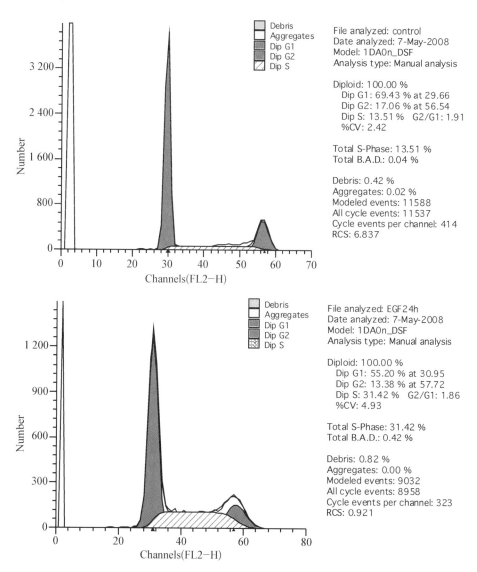

图 2-4　hEGF 刺激的 EC9706 细胞周期分布(空白对照、hEGF 24 h)

表 2-3　hEGF 刺激的 EC9706 细胞周期分布(%)($\bar{x}\pm s$)

组　别	G_1	S	G_2/M	$S+G_2/M$
空白对照	67.97±1.31	15.52±2.05	16.51±1.50	30.03±1.83
hEGF(12 h)	63.09±1.84	19.93±1.62	16.98±2.13	36.91±1.17
hEGF(24 h)	53.15±1.79	30.03±1.60	16.82±3.09	47.85±1.25
hEGF(36 h)	60.10±1.02	15.62±1.53	24.29±2.58	39.66±1.73

第三节　噎膈证方对人食管癌 EC9706 细胞生长的影响

一、材料和方法

(一)材料

药物:丹参(唇形科多年生草本植物丹参 *Salvia miltiorrhiz* Bge. 的根)、郁金(姜科多年生宿根草本植物温郁金 *Curcuma aromatica* Salisb. 块根)、砂仁壳[姜种多年生草本植物阳春砂 *Amomum villosum* Lour. 成熟果实(壳)]、北沙参(伞形科多年生草本植物珊瑚菜 *Glehnia littoralis* F. Schmidt ex Miq 的根)、川贝母(百合科多年生草本植物川贝母 *Rritillaria cirrhosa* D. Don. 的地下鳞茎)、茯苓[多孔菌科真菌茯苓 *Poria cocos*(Schw.) Wolf 的菌核]、玉竹[百合科多年生草本植物玉竹 *Polygonatum odoratum*(Mill)Druce ver. 的根茎]、甘草(豆科多年生草本植物甘草 *Glycyrrhiza uralensis* Fisch. 的根及根茎)、桑叶(桑科落叶小乔木植物桑树 *Morus alba* L. 的叶)、麦冬[百合科多年生草本植物麦门冬 *Ophiopogon japonicus*(L. f.)Ker-Gawl 的须根上的小块根]、扁豆(豆科一年生缠绕草本植物扁豆 *Dolichos lablab* L. 的种子)、天花粉(葫芦科多年生宿根草质藤本植物栝楼 *Trichosanthes kirilowii* Maxim. 干燥块根)、桃仁[蔷薇科落叶小乔木桃 *Prunus persica*(Linn) Batsch. 的种仁]、红花(菊科二年生草本植物红花 *Carthamus tinctorius* L. 的筒状花冠)、生地黄[玄参科多年生草本植物地黄 *Rehmannia glutinosa* Libosch. 的根]、熟地黄[玄参科多年生草本植物地黄 *Rehmannia glutinosa* Libosch. 的根加工炮制而成]、当归[伞形科多年生草本植物当归 *Angelica sinensis*(Oliv.)Diels. 的根]、升麻(毛茛科多年生草本植物大三叶升麻 *Cimicifuga heracleifolia* Kom. 的根茎)、槟榔(棕榈科常绿乔木植物槟榔 *Areca cathecu* L. 的成熟种子)、人参(五加科多年生草本植物人参 *Panax ginseng* C. A. Mey. 的根)、白术(菊科多年生草本植物白术 *Atractylodes marocephala* Koidz. 的根茎)、陈皮(芸香科常绿小乔木植物橘 *Citrus reticulata* Blanco 成熟果实之果皮)、黄芪[豆科多年生草本植物黄芪 *Astragalus membranaceus*(Fisch.)Bge. 的根]、半夏[天南星科多年生草本植物半夏 *Pinellia ternate*(Thunb.)Breit. 的块茎]、生姜(姜科多年生草本植物姜 *Zingiber officinale* Rosc. 的根茎)、大枣(鼠李科落叶灌木枣树 *Ziziphus jujuba* Mill. 的成熟果实)。以上药物购自河南中医药大学第三附属医院。

细胞株、主要试剂、主要仪器设备同本章第二节相关内容。

(二)方法

1. 药物提取

四方均以原方用量。

启膈散(方源《医学心悟》,Q)组：丹参 9 g,郁金 1.5 g,砂仁壳 1.2 g,北沙参 9 g,川贝母 4.5 g,茯苓 3 g。

沙参麦冬汤(方源《温病条辨》,S)组：北沙参 9 g,玉竹 6 g,甘草 3 g,桑叶 4.5 g,麦冬 9 g,白扁豆 4.5 g,天花粉 4.5 g。

通幽汤(方源《脾胃论》,T)组：桃仁 0.3 g,红花 0.3 g,生地黄 1.5 g,当归 3 g,炙甘草 3 g,升麻 3 g,槟榔 1.5 g。

补气运脾汤(方源《医学统旨》,B)组：人参 6 g,白术 9 g,陈皮 4.5 g,制黄芪 3 g,茯苓 4.5 g,砂仁 2.4 g,炙甘草 1.2 g,半夏 3 g,生姜 1 片,大枣 1 枚。

上述四方各药均以清水洗去杂质,加 30 倍双蒸水浸泡 30 min,煎煮 1 h,滤去药渣,浓缩至 10 mL,5 000 r/min×15 min 离心后,取上清液,0.22 μm 滤膜过滤除菌。取部分药物干燥后称重,计算药物浓度,实验时加入 RPMI 1640 培养基,配成 6 400 μg/mL 药液,分装至 1.5 mL EP 管,置−20℃备用。

2. 试剂配制和细胞培养

主要试剂配制和细胞培养方法同本章第二节相关内容。

3. 噻唑蓝法测定启膈散、沙参麦冬汤、通幽汤和补气运脾汤对 hEGF 刺激的人食管癌 EC9706 细胞增殖影响的量效关系

以 $1×10^4$ 个细胞/孔的密度接种于 96 孔平面培养板,含小牛血清培养基 200 μL/孔,于 37℃、5%CO₂、饱和湿度的 CO₂ 培养箱贴壁 24 h,弃旧培养基,以不含血清 RPMI 1640 培养基清洗各孔贴壁细胞中残留血清成分,250 μL/孔,重复 1 次。加入不含血清培养基 200 μL/孔,饥饿细胞 24 h,弃旧培养基,分别加入含启膈散、沙参麦冬汤、通幽汤、补气运脾汤的不含血清培养基 100 μL/孔,浓度分为

100 $\mu g/mL$、200 $\mu g/mL$、400 $\mu g/mL$、800 $\mu g/mL$、1 600 $\mu g/mL$、3 200 $\mu g/mL$、6 400 $\mu g/mL$、12 800 $\mu g/mL$ 8 个梯度,放入培养箱 45 min,然后以 hEGF 工作液 400 ng/mL,100μL/孔加入上述加药各孔中,两等量体积将药物和 hEGF 浓度均稀释 1 倍,即药物浓度为: 50 $\mu g/mL$、100 $\mu g/mL$、200 $\mu g/mL$、400 $\mu g/mL$、800 $\mu g/mL$、1 600 $\mu g/mL$、3 200 $\mu g/mL$、6 400 $\mu g/mL$;hEGF 浓度为 200 ng/mL。hEGF 对照组加入不含血清培养基配制的 hEGF 200 ng/mL,200 μL/孔;空白对照组加入不含血清培养基,200 μL/孔,继续培养 24 h。小心吸去上清液,每孔加 100 μL 含 0.5 mg/mL 噻唑蓝的无血清培养基,37℃继续培养 4 h。小心吸去上清液,加入 150 μL 二甲基亚砜溶解噻唑蓝,置于摇床上摇动 10 min,使各孔内紫色沉淀充分溶解混匀,在酶标仪上以 570 nm/630 nm 测定 OD 值。实验重复 3 次。按照公式: 肿瘤细胞生长抑制率(%)=(1-实验组 OD 值/对照组 OD 值)×100%,计算各药物组对肿瘤细胞增殖的抑制率。F 检验,绘制量效关系曲线图,作拟合曲线,求出各药半抑制浓度(IC_{50})。

应用 SPSS 11.5 统计软件,曲线拟合,F 检验。

4. 倒置生物显微镜观察启膈散、沙参麦冬汤、通幽汤和补气运脾汤对 hEGF 刺激的人食管癌 EC9706 细胞增殖和形态的影响

以 1×10^6 个细胞/皿的密度接种 EC9706 细胞于 Φ100 mm 培养皿中,含小牛血清培养基 10 mL/皿,共 6 皿,于 37℃、5%CO_2、饱和湿度的 CO_2 培养箱贴壁 24 h,弃旧培养基,以不含血清 RPMI 1640 培养基清洗皿中贴壁细胞,重复 1 次,去除血清影响因素,加入不含血清培养基,10 mL/皿,饥饿细胞。24 h 后,加入 IC_{50} 浓度的启膈散、沙参麦冬汤、通幽汤、补气运脾汤,45 min 后加入 hEGF(200 ng/mL),空白对照组加不含血清培养基,hEGF 对照组加不含血清培养基配制的 hEGF 工作液 200 ng/mL,各皿均为 10 mL,继续培养 24 h,在倒置显微镜下观察空白对照组、hEGF 组和各药物处理组的 EC9706 细胞增殖情况和形态学变化。

5. 流式细胞仪分析启膈散、沙参麦冬汤、通幽汤和补气运脾汤对 hEGF 刺激的人食管癌 EC9706 细胞周期的影响

以 1×10^6 个细胞/皿的密度接种 EC9706 细胞于 Φ100 mm 培养皿中,含小牛血清培养基 10 mL/皿,共 5 皿,于 37℃、5%CO_2、饱和湿度的 CO_2 培养箱贴壁 24 h,弃旧培养基,以不含血清 RPMI 1640 培养基清洗皿中贴壁细胞,重复 1 次,去除血清影响因素,加入不含血清培养基,10 mL/皿,饥饿细胞。24 h 后,加入 IC_{50} 浓度的启膈散、沙参麦冬汤、通幽汤和补气运脾汤,45 min 后加入 hEGF(200 ng/mL),hEGF 对照组加不含血清培养基配制的 hEGF 工作液 200 ng/mL,各皿均 10 mL,继续培养 24 h,以 3 mL/皿胰蛋白酶消化,并收集入 15 mL 离心管中,1 000 r/min×10 min 离心,弃上清液,加入磷酸盐缓冲液 2 mL,重悬细胞,1 000 r/min×5 min 离心,

重复一次。弃掉磷酸盐缓冲液,加入磷酸盐缓冲液 100 μL 以微量移液器吹打混匀,避免气泡产生,加入 70%乙醇固定细胞,4℃过夜。将固定细胞以 200g×5 min 离心,弃掉乙醇,并在 3 mL 预冷的磷酸盐缓冲液中重悬细胞,静息 1 min,200g×5 min,重复一次。弃掉磷酸盐缓冲液,依次加入磷酸盐缓冲液 850 μL,10 mg/mL 核糖核酸酶 A 10 μL,1%Triton X - 100 100 μL,1 mg/mL 碘化丙啶 40 μL,37℃下避光孵育 5 min。用 400 目筛网过滤细胞,上流式细胞仪用 CellQuest^{TM} Pro 进行细胞周期分析,并用 ModFit LT 细胞周期分析软件分析结果,得出不同组别细胞在各细胞周期的百分率。

二、结果

1. 启膈散、沙参麦冬汤、通幽汤和补气运脾汤对 hEGF 刺激的人食管癌 EC9706 细胞增殖影响的量效关系

各组不同浓度药物＋hEGF(200 ng/mL)处理细胞 24 h 后,以药物浓度为横坐标、抑制率为纵坐标绘制剂量-效应关系曲线,将数据导入 SPSS 软件,并根据拟合后的曲线方程求出各组药的 IC_{50} 值(表 2 - 4,图 2 - 5～图 2 - 8)。

表 2 - 4　各方对 hEGF 刺激的 EC9706 细胞增殖抑制作用量效关系($\bar{x}\pm s$)

药物浓度 (μg/mL)	抑制率(%)			
	启膈散	沙参麦冬汤	通幽汤	补气运脾汤
50	26.59±1.33	19.78±1.15	21.52±1.51	−4.43±0.14
100	33.75±2.03	20.66±1.46	25.89±1.66	−3.07±0.43
200	37.30±1.02	26.68±1.19	30.40±0.46	−2.86±0.95
400	47.53±1.27	33.58±1.83	38.46±1.06	−2.59±0.15
800	48.66±1.53	42.69±0.43	44.21±1.14	2.07±0.34
1 600	49.84±1.41	50.37±0.41	50.07±0.25	7.75±0.27
3 200	51.02±0.42	52.87±0.49	51.14±0.46	8.34±0.24
6 400	50.69±0.22	55.61±0.36	54.91±1.37	14.74±2.32

启膈散、沙参麦冬汤和通幽汤可不同程度地抑制 hEGF 刺激的 EC9706 细胞增殖,抑制率随药物浓度增加而上升,呈量效依赖关系,启膈散在 3 200 μg/mL 时,抑制率达峰值 51.02%;沙参麦冬汤和通幽汤在药物浓度为 3 200 μg/mL 时,抑制率均超过 50%,在 6 400 μg/mL 时,抑制率分别为 55.61% 和 54.91%。根据生长抑制作用量效关系拟合曲线方程求出各组 IC_{50},分别是:启膈散 $IC_{50}=$

849 µg/mL,沙参麦冬汤 IC$_{50}$=1 004 µg/mL,通幽汤 IC$_{50}$=1 615 µg/mL。补气运脾汤对 hEGF 刺激的 EC9706 增殖无明显抑制作用,在较低药物浓度时,抑制率为负值,说明甚至与 hEGF 有协同促增殖作用,即使达到 6 400 µg/mL,抑制率也只有 14.74%。

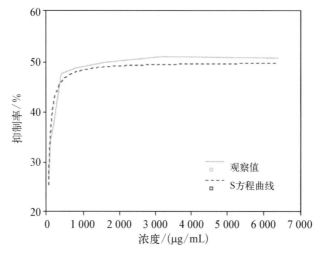

图 2-5 启膈散抑制 hEGF 作用的 EC9706 细胞生长量效关系

$$Y = e^{[-0.694\ 4+(-33.982/x)]};F = 99.40,P = 0.000 < 0.01$$

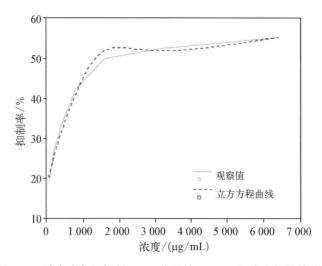

图 2-6 沙参麦冬汤抑制 hEGF 作用的 EC9706 细胞生长量效关系

$$Y = 0.187\ 7 + 0.000\ 4x + (-1\times10^{-7})x^2 + (1.1\times10^{-11})x^3;$$
$$F = 142.80,P = 0.000 < 0.01$$

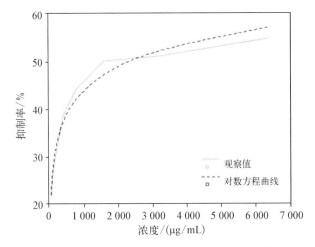

图 2 - 7　通幽汤抑制 hEGF 作用的 EC9706 细胞生长量效关系

$$Y = -0.066\ 6 + 0.072\ 9\ln x ; F = 254.24, P = 0.000 < 0.01$$

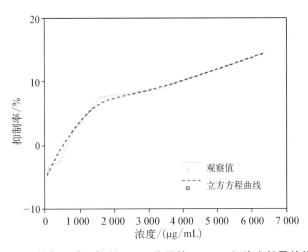

图 2 - 8　补气运脾汤抑制 hEGF 作用的 EC9706 细胞生长量效关系

$$Y = -0.053\ 4 + 0.000\ 1x + (-3 \times 10^{-8})x^2 + (3.1 \times 10^{-12})x^3 ; F = 59, P = 0.004 < 0.01$$

2. 启膈散、沙参麦冬汤、通幽汤和补气运脾汤对 hEGF 刺激的人食管癌 EC9706 细胞增殖和形态的影响

细胞经饥饿 24 h, 细胞同步化后, 均加入自由培养基配制的药物(浓度为 IC$_{50}$), 补气运脾汤组加入最高浓度 6 400 μg/mL, 45 min 后四组及 hEGF 对照组均加入 hEGF 200 ng/mL 浓度, 空白对照组加入无血清培养基继续培养。24 h 倒置显微镜下观察(图 2 - 9), 空白对照组细胞无血清培养 48 h 后, 近半数细胞呈透明、形态变圆、漂浮状, 细胞贴壁能力减弱。hEGF 对照组多数细胞形态呈长梭形改变, 少数细胞呈星形, 细胞周缘呈触角状, 细胞遍布视野范围, 折光度较好。补气运

脾汤组细胞状态与 hEGF 对照组相近,视野下细胞数目明显多于其他三个药物组,对细胞增殖无明显抑制作用;启膈散、沙参麦冬汤和通幽汤组对 hEGF 刺激的人食管癌细胞 EC9706 增殖均有明显的抑制作用。镜下观察启膈散、沙参麦冬汤和通幽汤组贴壁细胞数量明显少于 hEGF 对照组,细胞汇合率低,增长缓慢,细胞间隙加大。各药物组细胞形态学变化差异明显,启膈散组细胞疏松分散,多数细胞呈圆形,并有细胞聚集现象,胞内充满大量颗粒状或空泡样物质;沙参麦冬汤组细胞表面粗糙,可见半数细胞呈扁平多角形,有少量细胞呈梭形,细胞间隙加大;通幽汤组多数细胞呈周缘发亮,形态变圆,少量细胞呈梭形,透光度减低,形态不规则。

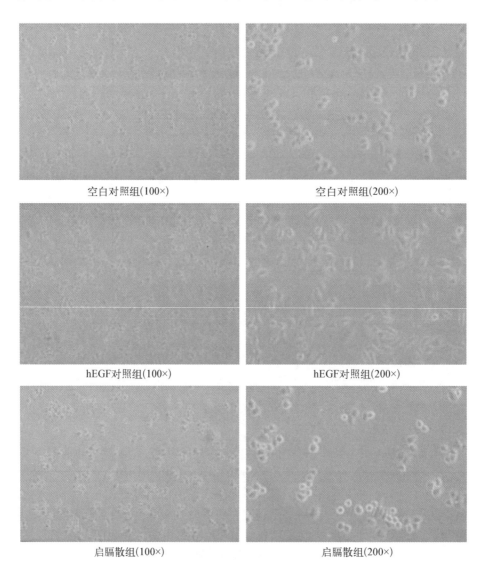

空白对照组(100×)　　　　　　　　空白对照组(200×)

hEGF对照组(100×)　　　　　　　　hEGF对照组(200×)

启膈散组(100×)　　　　　　　　启膈散组(200×)

沙参麦冬汤组(100×) 沙参麦冬汤组(200×)

通幽汤组(100×) 通幽汤组(200×)

补气运脾汤组(100×) 补气运脾汤组(200×)

**图 2 - 9 启膈散、沙参麦冬汤、通幽汤和补气运脾汤对 hEGF 刺激的
EC9706 细胞增殖和形态的影响**

3. 启膈散、沙参麦冬汤、通幽汤和补气运脾汤对 hEGF 刺激的人食管癌 EC9706 细胞周期的影响

启膈散、沙参麦冬汤、通幽汤和补气运脾汤对 hEGF 刺激的细胞周期有明显影响,四药物组细胞的 G_1 期所占百分比分别为 64.82%、63.63%、68.71% 和 48.78%,G_1 期细胞百分比一定程度上反映了细胞生长受抑制的情况;启膈散组、沙参麦冬汤组和通幽汤组与 hEGF 组比较,S 期细胞百分比均显著下降。流式细胞术结果显示,四个方剂对 hEGF 刺激的 EC9706 细胞抑制强弱依次为:通幽汤>启膈散>沙参麦冬汤>补气运脾汤(图 2 - 10,图 2 - 11)。

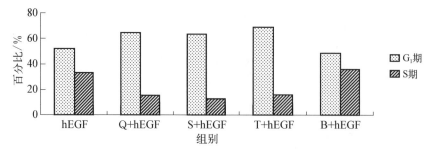

图 2 - 10 启膈散、沙参麦冬汤、通幽汤和补气运脾汤对 hEGF
刺激的 EC9706 细胞周期的影响

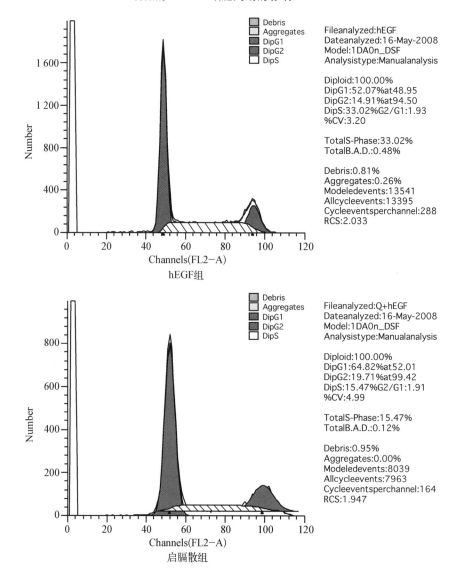

hEGF组

启膈散组

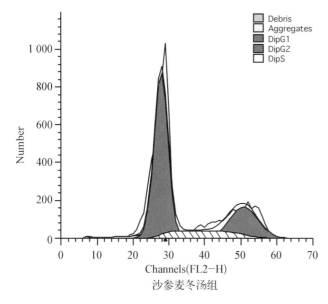

沙参麦冬汤组

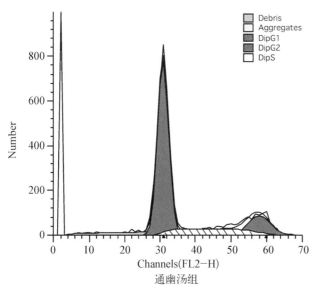

通幽汤组

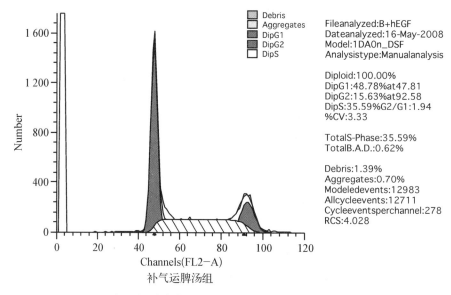

补气运脾汤组

图 2-11　启膈散、沙参麦冬汤、通幽汤和补气运脾汤对 hEGF 刺激的 EC9706 细胞周期的影响

第四节　噎膈证方对人食管癌 EC9706 细胞 PLC-γ1 介导的生长信号转导的影响

一、材料和方法

（一）材料

药物、细胞株同本章第二节相关内容。

主要试剂：RPMI 1640 培养基（Gibco 公司），小牛血清（Gibco 公司），青霉素、链霉素（华北制药集团有限责任公司），hEGF（Sigma 公司），胰蛋白酶（华美生物工程有限公司），丙烯酰胺（华美生物工程有限公司），N,N-亚甲基双丙烯酰胺（华美生物工程有限公司），十二烷基硫酸钠（SDS，华美生物工程有限公司），四甲基乙二胺（TEMED，华美生物工程有限公司），过硫酸铵（APS，Biomol 公司），Trisbase（华美生物工程有限公司），甘氨酸（Amresco 公司），二硫苏糖醇（DTT，华美生物工程有限公司），溴酚蓝（Amresco 公司），β-巯基乙醇（华美生物工程有限公司），次高分子量标准蛋白（中山生物工程有限公司），苯甲基磺酰氟（PMSF，Amresco 公司），PLC-γ1 单克隆抗体（韩国浦项科技大学信号转导网络实验室惠赠），PKCα

兔多克隆抗体(Santa Cruz 公司),EGFR 多克隆抗体(Santa Cruz 公司),P－Tyr 单克隆抗体(韩国浦项科技大学信号转导网络实验室惠赠),磷酸化蛋白 MARCKS(Ser152/156)多克隆抗体(CST 公司),山羊抗小鼠 IgG－HRP(华美生物工程有限公司),山羊抗兔 IgG－HRP(华美生物工程有限公司),硝酸纤维素膜(Life Science 公司),增强化学发光试剂盒(Santa Cruz 公司),考马斯亮蓝 G250(华美生物工程有限公司),丽春红 S(上海试剂三厂),Triton X－100(Amresco 公司产品),吐温-20(华美生物工程有限公司)。其他化学药品均为分析纯,商业购得。

主要仪器:Hepaclass100 细胞培养箱(Thermo 公司),倒置生物显微镜(Motic 公司),SG－603 生物安全柜(Bake 公司),ROTINA35 低速台式离心机(Hettich 公司),Biomate 紫外分光光度计(Thermo 公司),pH 测定仪(HANNA 公司),3－18K 型台式高速冷冻离心机(Sigma 公司),1 250 μL 连续加样器(Gilson 公司),垂直电泳系统(Bio－Rad 公司),JY92－Ⅱ超声波细胞破碎机(宁波新芝生物科技股份有限公司)。

（二）方法

1. 细胞培养
同本章第二节。

2. 试剂配制
蛋白提取缓冲液:50 mmol/L NaF,150 mmol/L NaCl,1 mmol/L Na_3VO_4,10 μg/mL 亮肽素,1% 甘油,20 mmol/L 乙烷磺酸,100 mmol/L PMSF。

丙烯酰胺/N,N－亚甲基双丙烯酰胺(40%):63.5 g 丙烯酰胺,1.968 g N,N－亚甲基双丙烯酰胺,164 mL 三蒸水溶解,4℃ 避光保存。

10% SDS:称取 10 g SDS 溶解于 80 mL 三蒸水中,加三蒸水至 100 mL。

10% APS:称取 10 g APS 溶解于 80 mL 三蒸水中,加三蒸水至 100 mL。

1.5 mol/L Tris－HCl:27.23 g Trisbase,80 mL 三蒸水,用浓 HCl 调 pH 至 8.8,然后加三蒸水至 150 mL,4℃ 保存。

0.5 mol/L Tris－HCl:6 g Trisbase,60 mL 三蒸水,用浓 HCl 调 pH 至 6.8,然后加三蒸水至 100 mL,4℃ 保存。

2× 加样缓冲液:5.55 mL 三蒸水,1.25 mL 0.5 mol/L Tris－HCl(pH 6.8),3.0 mL 甘油,0.2 mL 0.5%(W/V)溴酚蓝,室温保存,使用前取 950 μL 加 5 μL 二巯基丙醇,与样品 2:1 稀释,加样前 95℃ 加热 3～5 min。

10× 电泳缓冲液(pH 8.3):30.3 g Trisbase,144.0 g 甘氨酸,10% SDS 100 mL,用三蒸水定容至 1 000 mL,用时 10 倍稀释。

凝胶配制:① 8% SDS－PAGE(分离胶),配制成分及用量见表 2－5。② 积层胶,配制成分及用量见表 2-6。

表 2-5 分离胶配置成分及用量

成　　分	用　　量
40%丙烯酰胺溶液	2 mL
1.5 mol/L Tris-HCl(pH 8.8)	2.5 mL
10%SDS	0.1 mL
三蒸水	5.4 mL
10%APS	17 μL
TEMED	3.3 μL

表 2-6 积层胶配置成分及用量

成　　分	用　　量
40%丙烯酰胺溶液	1 mL
0.5 mol/L Tris-HCl(pH 6.8)	2.5 mL
10%SDS	0.1 mL
三蒸水	6.4 mL

注:3.3 mL 以上混合物,另加入 17 μL 10% APS、3.3 μL TEMED 作为积层胶。

考马斯亮蓝 R250:在 90 mL 甲醇、90 mL 水和 10 mL 冰乙酸混合液中溶解 0.25 g 考马斯亮蓝 R250,用 Waterman™1 号滤纸过滤。

转移缓冲液:2.9 g 甘氨酸,5.8 gTris 碱,200 mL 甲醇,加双蒸水定容至 1 L。

含吐温-20 的 Tris 缓冲盐溶液(TTBS):1%吐温-20,150 mmol/L NaCl,50 mmol/L Tris-HCl。

封闭液:5%脱脂奶粉,溶于 TTBS 中。

丽春红染料:0.2 g 丽春红 S,3 g 三氯乙酸,3 g 磺基水杨酸,加水至 100 mL。

考马斯亮蓝 G250 工作液:考马斯亮蓝 G250 100 mg 溶入 50 mL 95%乙醇,加入 100 mL 85%磷酸混匀,用双蒸水定溶到 1 L,用 Whatman™ 双层 1 号滤纸过滤,储存在棕色瓶中,放于冰箱待用,用时过滤。

3. 蛋白质印迹法

(1)细胞接种和分组 以 1×10^6 个细胞/皿密度接种 EC9706 细胞于 Φ100 mm 培养皿,含小牛血清细胞悬液 10 mL/皿,共 5 皿,于 37℃、5%CO_2、饱和湿度的 CO_2 培养箱培养,培养 24 h 后,弃旧培养基,以不含血清培养基清洗各皿,

5 mL/皿,重复 1 次。加入不含血清培养基,10 mL/皿,饥饿细胞。24 h 后,分为空白对照组、hEGF 对照组、启膈散组、沙参麦冬汤组和通幽汤组。取含各药物组 IC_{50} 值药物浓度的无血清培养基处理细胞,45 min 后,各药物组加入 hEGF(浓度为 200 ng/mL),空白对照组更换无血清培养基继续饥饿培养,hEGF 对照组加入无血清培养基配制的 hEGF 工作液(浓度为 200 ng/mL)。10 mL/皿,继续培养 24 h 收集细胞。

(2)蛋白提取 将空白对照组、hEGF 对照组和各药物组培养皿去除上清液,在冰面上用磷酸盐缓冲液漂洗细胞 2 次,5 mL/次;分 2 次加入磷酸盐缓冲液,5 mL/次,用细胞刮刀收集细胞到 15 mL 离心管中,1 000 r/min 离心 10 min,弃去上清液;加入 1 mL 磷酸盐缓冲液轻轻吹打、混匀,转移至 1.5 mL 离心管内;2 000 r/min 离心 15 min 弃去上清液,加入 0.2 mL 预冷的裂解缓冲液裂解细胞,加 20 μL 50 mmol/L NaF,2 μL 1 mmol/L Na_3VO_4,2 μL 100 mmol/L PMSF,1 μL 10 μg/mL 亮抑蛋白酶肽,超声破碎,冰浴间断振荡 1 h;15 000 r/min 离心 20 min;取上清液,−20℃保存备用。

(3)考马斯亮蓝法测蛋白浓度 ① 分别加入配制好的 2 mL 考马斯亮蓝 G250 工作液于 7 个玻璃试管中,再分别加入 1 μg/μL 的结晶牛血清清蛋白 0 μL、5 μL、10 μL、15 μL、20 μL、25 μL、30 μL,充分混匀,应用 BioMate 紫外分光光度计作标准曲线。② 另取 5 个玻璃试管分别加入配制好的 2 mL 考马斯亮蓝 G250 工作液,分别加入待测样品 10 μL 于试管中,充分混匀,用 BioMate 紫外分光光度计以 595 nm 波长测定 OD 值,计算样品浓度。③ 分装蛋白样品,−20℃保存备用。

(4)蛋白质印迹分析方法 ① 灌胶、上样、电泳:a. 安装玻璃板,配制 8% SDS - PAGE(分离胶),迅速在两玻璃板的间隙灌注分离胶,留出灌注积层胶所需的空间,小心地在分离胶上覆盖一层异丁醇 100 μL,注意使液面平,将凝胶垂直放置于室温下,完全聚合需 40~60 min。b. 分离胶聚合完全后倾出覆盖层液体,用三蒸水洗涤凝胶顶部数次以除去未聚合的丙烯酰胺,尽可能排去凝胶上的液体,插入电泳梳,加入配好的积层胶,完全聚合需 15~30 min。c. 在积层胶发生完全聚合后,小心移出电泳梳,用三蒸水洗涤加样槽以除去未聚合的丙烯酰胺;把凝胶固定于电泳装置中,上、下槽各加入 Tris -甘氨酸电泳缓冲液。d. 每个样品加入含 10 μg 蛋白质的细胞裂解液,并加入等量的 2×加样缓冲液,在 97℃加热 5 min 使蛋白变性。e. 按预定顺序加样品和次高分子量标准蛋白;连接电源,初始电压为 60 V,当染料进入分离胶后,把电压提高到 110 V,继续电泳,直至溴酚蓝达到分离胶底部,关闭电源;从电泳装置上卸下玻璃板,放在纸巾上撬开玻璃板,切下适当大小的胶。② 移膜与免疫学检测:a. 胶预处理,电泳完毕后,切去积层胶及两侧多余分离胶,将胶浸入预先准备好的清水中。b. 转移,剪一张与电泳凝胶大小一致的硝酸纤维素膜,覆于凝胶上,在水中排出胶膜之间的气泡,用夹子夹好后浸泡于含转移缓冲液的转移槽中(SDS 凝胶位于负极,硝酸纤维素膜位于正极),以 20 V电压转移过夜。c. 染色、洗涤,转移结束后,将硝酸纤维素膜取出并放置一平皿中,加丽春红染料染色,待条带显出后,用圆珠笔在蛋白质标准泳道上标记分子量,立即用双蒸水洗去膜上残留丽春红染料。d. 封闭,将硝酸纤维素膜放置一平皿中,加浸没膜量的封闭液在摇床上振摇 1 h,阻断硝酸纤维素膜上的非特异性结合位点。e. 抗原抗体反应,回收封闭液,将硝酸纤维素膜放入一塑料袋中,加入抗体,排出气泡,封口,摇床上振摇 4 h;取出硝酸纤维素膜,用 TTBS 清洗,每 5～6 min 更换一次 TTBS,30 min;将硝酸纤维素膜转入另一塑料袋中,加入二抗,排出气泡,封口,摇床上振摇 2 h;取出硝酸纤维素膜,用 TTBS 清洗,每 5～6 min 更换一次 TTBS,30 min。f. 显色,将硝酸纤维素膜转入另一塑料袋中,加入增强化学发光显色液 A 和 B 等体积混匀,排出气泡,封口,放于暗盒中,暗室中放上 X 线胶片,曝光、显影、定影、洗片。

二、结果

1. 启膈散、沙参麦冬汤和通幽汤对 hEGF 刺激的人食管癌 EC9706 细胞 EGFR 蛋白表达的影响

蛋白质印迹法分析表明,hEGF 对照组比空白对照组 EGFR 蛋白条带明显增强。应用启膈散、沙参麦冬汤和通幽汤处理的 EC9706 细胞 EGFR 蛋白条带与 hEGF 对照组相比显著减弱,说明对 EGFR 蛋白表达具有明显抑制作用,其中通幽汤最好,启膈散次之(图 2 - 12)。

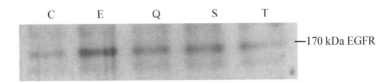

图 2 - 12 噎膈证方对 hEGF 刺激的 EC9706 细胞 EGFR 蛋白表达的影响

C:空白对照组;E:hEGF 对照组;Q:启膈散组;S:沙参麦冬汤组;T:通幽汤组。10 μg/孔样品,8% SDS - PAGE,100 V 电泳 90 min,20 V 转移 8 h,EGFR 多克隆抗体(1∶300),反应 4 h,洗涤 30 min,加入山羊抗兔 IgG - HRP 反应 2 h,洗涤 30 min,用增强化学发光试剂显影、定影、洗片

2. 启膈散、沙参麦冬汤和通幽汤对 hEGF 刺激的人食管癌 EC9706 细胞 PLC - γ1 蛋白表达的影响

蛋白质印迹法分析表明,hEGF 对照组比空白对照组 PLC - γ1 蛋白条带明显增强,说明 hEGF 刺激了 PLC - γ1 蛋白的表达。应用启膈散、沙参麦冬汤和通

幽汤处理的 EC9706 细胞 PLC - γ1 蛋白条带与 hEGF 对照组相比显著减弱,说明对 PLC - γ1 蛋白表达具有明显抑制作用,其中通幽汤最好,启膈散次之(图 2 - 13)。

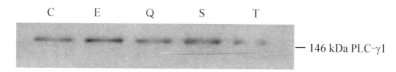

图 2 - 13　噎膈证方对 hEGF 刺激的 EC9706 细胞
PLC - γ1 蛋白表达的影响

C：空白对照组；E：hEGF 对照组；Q：启膈散组；S：沙参麦冬汤组；T：通幽汤组。
10 μg/孔样品,8% SDS - PAGE,100 V 电泳 90 min,20 V 转移 8 h,PLC - γ1 单克隆抗体(1∶5 000),反应 4 h,洗涤 30 min,加入二抗反应 2 h,洗涤 30 min,用增强化学发光试剂显影、定影、洗片

3. 启膈散、沙参麦冬汤和通幽汤对 hEGF 刺激的人食管癌 EC9706 细胞 P - Tyr 蛋白表达的影响

蛋白质印迹法分析表明,hEGF 对照组比空白对照组 P - Tyr 蛋白条带明显增强。应用启膈散、沙参麦冬汤和通幽汤处理的 EC9706 细胞 P - Tyr 蛋白条带与 hEGF 对照组相比显著减弱,说明对 P - Tyr 蛋白表达具有明显抑制作用,其中通幽汤最好,启膈散次之(图 2 - 14)。

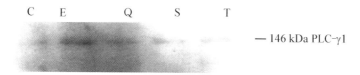

图 2 - 14　噎膈证方对 hEGF 刺激的 EC9706 细胞
P - Tyr 蛋白表达的影响

C：空白对照组；E：hEGF 对照组；Q：启膈散组；S：沙参麦冬汤组；T：通幽汤组。10 μg/孔样品,8% SDS - PAGE,100 V 电泳 90 min,20 V 转移 8 h,PLC - γ1 单克隆抗体(1∶1 000),反应 4 h,洗涤 30 min,加入二抗反应 2 h,洗涤 30 min,用增强化学发光试剂显影、定影、洗片

4. 启膈散、沙参麦冬汤和通幽汤对 hEGF 刺激的人食管癌 EC9706 细胞 PKCα 蛋白表达的影响

蛋白质印迹法分析表明,hEGF 对照组比空白对照组 PKCα 蛋白条带明显增强。应用启膈散、沙参麦冬汤和通幽汤处理的 EC9706 细胞 PKCα 蛋白条带与 hEGF 对照组相比显著减弱,说明对 PKCα 表达具有明显抑制作用,其中通幽汤最好,启膈散次之(图 2 - 15)。

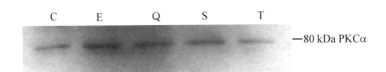

图 2 - 15　噎膈证方对 hEGF 刺激的 EC9706 细胞 PKCα 蛋白表达的影响

　　C：空白对照组；E：hEGF 对照组；Q：启膈散组；S：沙参麦冬汤组；T：通幽汤
组。10 μg/孔样品，8% SDS - PAGE，100 V 电泳 90 min，20 V 转移 8 h，PKCα 兔多
克隆抗体（1∶400），反应 4 h，洗涤 30 min，加入二抗反应 2 h，洗涤 30 min，用增强
化学发光试剂显影、定影、洗片

　　5. 启膈散、沙参麦冬汤和通幽汤对 hEGF 刺激的人食管癌 EC9706 细胞
MARCKS 蛋白表达的影响

　　蛋白质印迹法分析表明，hEGF 对照组比空白对照组 MARCKS 蛋白条带明显
增强。应用启膈散、沙参麦冬汤和通幽汤处理的 EC9706 细胞 MARCKS 蛋白条带
与 hEGF 对照组相比显著减弱，说明对 MARCKS 蛋白表达具有明显抑制作用，其
中通幽汤最好，启膈散次之（图 2 - 16）。

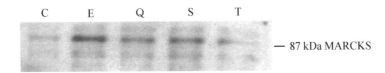

图 2 - 16　噎膈证方对 hEGF 刺激的 EC9706 细胞 MARCKS 蛋白表达的影响

　　C：空白对照组；E：hEGF 对照组；Q：启膈散组；S：沙参麦冬汤组；T：通幽汤
组。10 μg/孔样品，8% SDS - PAGE，100 V 电泳 90 min，20 V 转移 8 h，多克隆兔抗
人磷酸化 MARCKS 抗体（1∶1000），反应 4 h，洗涤 30 min，加入二抗反应 2 h，洗涤
30 min，用增强化学发光试剂显影、定影、洗片

第五节　噎膈证方对 EC9706 细胞 PI3K 介导的
生长信号转导的影响

一、材料和方法

（一）材料

药物同本章第三节，细胞株同本章第二节。

主要试剂：PI3K 单克隆抗体（韩国浦项科技大学信号转导网络实验室惠赠），
Akt 兔多克隆抗体（武汉博士德生物工程有限公司），NF - κB p50 兔多克隆抗体

（武汉博士德生物工程有限公司）。其余试剂同本章第四节。

主要仪器：同本章第四节。

（二）方法

1. 细胞培养

同本章第二节。

2. 蛋白质印迹法

主要试剂配制、细胞接种和分组、蛋白提取、考马斯亮蓝法测蛋白浓度、蛋白质印迹分析方法同本章第四节。

二、结果

1. 启膈散、沙参麦冬汤和通幽汤对 hEGF 刺激的人食管癌 EC9706 细胞 PI3K 蛋白表达的影响

蛋白质印迹法分析表明，hEGF 对照组比空白对照组 PI3K 蛋白条带明显增强，说明 hEGF 刺激了 PI3K 蛋白的表达。应用启膈散、沙参麦冬汤和通幽汤处理的 EC9706 细胞 PI3K 蛋白条带与 hEGF 对照组相比显著减弱，说明对 PI3K 蛋白表达具有明显抑制作用，其中通幽汤最好，沙参麦冬汤次之（图 2－17）。

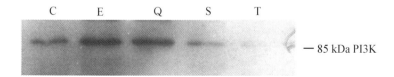

图 2－17　噎膈证方对 hEGF 刺激的 EC9706 细胞 PI3K 蛋白表达的影响

C：空白对照组；E：hEGF 对照组；Q：启膈散组；S：沙参麦冬汤组；T：通幽汤组。10 μg/孔样本，12％ SDS－PAGE，4 V/cm 电泳，20 V 转移过夜，PI3K 单克隆抗体（1∶1 000），反应 4 h，洗涤 30 min，加入二抗反应 2 h，洗涤 30 min，用增强化学发光试剂显影、定影、洗片

2. 启膈散、沙参麦冬汤和通幽汤对 hEGF 刺激的人食管癌 EC9706 细胞 Akt－1 蛋白表达的影响

蛋白质印迹法分析表明，hEGF 对照组比空白对照组 Akt－1 蛋白条带明显增强，应用启膈散、沙参麦冬汤和通幽汤处理的 EC9706 细胞 Akt－1 蛋白条带与 hEGF 对照组相比显著减弱，说明对 Akt－1 蛋白表达具有明显抑制作用，其中通幽汤最好，沙参麦冬汤次之（图 2－18）。

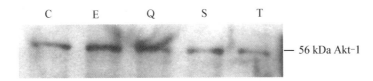

图 2 - 18　噎膈证方对 hEGF 刺激的 EC9706 细胞 Akt - 1 蛋白表达的影响

C：空白对照组；E：hEGF 对照组；Q：启膈散组；S：沙参麦冬汤组；T：通幽汤组。10 μg/孔样本，12% SDS－PAGE，4 V/cm 电泳，20 V 转移过夜，Akt 兔多克隆抗体(1∶300)，反应 4 h，洗涤 30 min，加入二抗反应 2 h，洗涤 30 min，用增强化学发光试剂显影、定影、洗片

3. 启膈散、沙参麦冬汤和通幽汤对 hEGF 刺激的人食管癌 EC9706 细胞 NF－κB p50 蛋白表达的影响

蛋白质印迹法分析表明，hEGF 对照组比空白无血清对照组 NF－κB p50 蛋白条带明显增强。应用启膈散、沙参麦冬汤和通幽汤处理的 EC9706 细胞 NF－κB p50 蛋白条带与 hEGF 对照组相比显著减弱，说明对 NF－κB p50 蛋白表达具有明显抑制作用，其中通幽汤最好，沙参麦冬汤次之(图 2－19)。

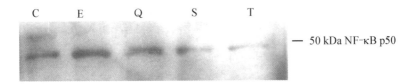

图 2 - 19　噎膈证方对 hEGF 刺激的 EC9706 细胞 NF - κB p50 蛋白表达的影响

C：空白对照组；E：hEGF 对照组；Q：启膈散组；S：沙参麦冬汤组；T：通幽汤组。10 μg/孔样本，12% SDS－PAGE，4 V/cm 电泳，20 V 转移过夜，NF－κB p50 兔多克隆抗体(1∶300)，反应 4 h，洗涤 30 min，加入二抗反应 2 h，洗涤 30 min，用增强化学发光试剂显影、定影、洗片

第六节　食管癌方证关系的分子机制探析

关于启膈散、沙参麦冬汤、通幽汤和补气运脾汤治疗作用的机制研究，我们已经进行了许多工作：包括启膈散及其拆方抑制食管癌细胞 PLC－γ1 信号通路相关蛋白表达、通幽汤及其拆方抑制 EGFR/PLC－γ1 信号通路、四个辨证方剂通过增强食管癌细胞胱天蛋白酶 3 介导的细胞凋亡信号转导诱导细胞凋亡，从而抑制肿瘤发展。那么启膈散等方剂是否在微观分子角度引起了肿瘤生长的变化，是否干预了肿瘤细胞生长信号通路中蛋白的表达？这些研究仍然较少。

近年来有关致癌机制的分子生物学研究有了迅速发展，其突出进展就是证明了细胞中存在复杂的信号转导系统,并揭示了信号转导过程的一些主要环节和调节机制。细胞信号转导是指细胞外因子通过与受体(膜受体或核受体)结合,所引发细胞内的一系列生物化学反应,直至细胞生理反应所需基因表达开始的过程。信号转导系统的异常包括两个方面,一是某些信号过强或信号通路过度激活;二是某些信号过弱或信号通路因某个信号蛋白的突变激活而中断,结果导致该信号通路支配的功能障碍。

肿瘤细胞信号转导,尤其是信号分子之间相互关系的研究已成为近年来该领域的前沿,而生长因子及其所介导的信号转导已成为其研究的热点。越来越多的证据表明,生长因子信号传递的异常是正常细胞转变为恶性肿瘤细胞的一种原因。研究表明,多种癌基因的编码产物是生长因子和生长因子信号传递途径中的蛋白质,这些基因的结构和表达的异常使正常的细胞发生恶变。生长因子本身、受体、胞内信号传递蛋白及核转录因子等的结构异常可使细胞发生恶变。多种生长因子及其受体(如 EGF 和 EGFR)在食管癌细胞中超量表达,这些表达产物通过所在的细胞信号转导网络影响细胞的增殖、凋亡、分化、运动等,与食管癌的发生、浸润和转移密切相关。

EGF 是体外最强的促表皮细胞生长因子之一。实验证明,当有酪氨酸激酶受体持续存在时,细胞呈多层性生长,其密度可达对照组的 4~6 倍。EGF 能诱导蛋白质中酪氨酸残基磷酸化水平增高,提高细胞内代谢水平。在肿瘤的发生、发展过程中,EGF 作为一种重要的丝裂原,与其受体结合后可激活多种信号转导通路来调节细胞的生长、增殖及分化。近年的研究表明,EGF 与肿瘤的发生、发展密不可分,其通过细胞表面的 EGFR 发挥生物学效应。

EGFR 是一种具有酪氨酸蛋白激酶活性的跨膜受体,它是 ErbB 家族中的一员,EGF 与其结合及受体二聚化导致细胞内酪氨酸蛋白激酶活化;随后,二聚体发生自身磷酸化,从而使羧基末端特异位点的酪氨酸残基磷酸化,为含有 SH2(Src homology 2)、磷酸酪氨酸结合(phospho tyrosine binding,PTB)结构域的细胞内信号转导因子及接头蛋白提供结合位点,进而激活 PLC - γ1 和 PI3K 等信号转导通路,产生多种生物学效应,其中促进细胞生长是重要的一个方面。目前研究表明,在非小细胞肺癌、乳腺癌、头颈部肿瘤、胃癌、食管癌、前列腺癌等许多恶性实体肿瘤中存在 EGFR 过度表达或异常表达的现象。EGFR 病理性表达与肿瘤细胞的恶性增殖、血管生成、肿瘤侵袭、转移及细胞凋亡的抑制有关,EGFR 参与肿瘤的形成与演进。

PLC - γ1 是多种细胞生长因子信号转导的细胞内效应分子,直接被生长因子受体酪氨酸残基磷酸化而活化,在细胞信号转导中起关键作用。PLC - γ1 水解磷脂酰肌醇 - 4,5 - 二磷酸(phosphatidylinositol - 4,5 - biphosphate,PIP2),产生第二信使：三磷酸肌醇(inositol triphosphate,IP$_3$)和甘油二酯(diglyceride,DAG),IP$_3$能引起细胞内钙库的释放,DAG 能激活蛋白激酶 C(PKC),通过这两条通路和其他未知通路从而激活多种细胞反应,其超量表达或活性增强可导致肿瘤的发生。我们已研究发现,PLC - γ1 在食管癌细胞中超量表达,启膈散、通幽汤可不同程度地抑制其表达,但有关中医药抑制 hEGF 刺激的食管癌细胞 PLC - γ1 生长信号转导和调节尚未见报道。

PI3K/Akt 信号通路的发现已有十几年的历史,其在细胞代谢、细胞周期调控、血管生成等方面发挥重要作用。研究表明,PI3K/Akt 通路与肿瘤的发生发展、转移、治疗耐药性密切相关,在很多肿瘤细胞系中均可检测到通路抑制基因的变异或缺失,PI3K 的突变或扩增、受体激活、PI3K/Akt 通路下游分子的激活,使该信号通路在近年来的研究中备受关注。PI3K/Akt 通路的完全激活是一个多步骤的过程。受体酪氨酸激酶,如 EGFR,在其相应配体 EGF 的刺激下发生自身磷酸化,为包括 PI3K 调控亚基在内的很多含有 SH2 结构域的分子提供锚定位点。各个亚基锚定在膜上后,活化的受体酪氨酸激酶激活 PI3K。PI3K 活化后 PIP2 生成磷脂酰肌醇三磷酸(phosphatidylinositol3, PIP3),PIP3 和 Akt N 端的 PH 结构域结合,使 Akt 从细胞质转移到细胞膜上磷酸化后,又使一系列底物磷酸化,从而调节细胞增殖、生长、新陈代谢等。查阅相关文献,中医药抑制食管癌细胞生长信号转导的 PI3K/Akt 通路研究尚未见报道。

我们以高分化的食管癌 EC9706 细胞系为研究对象,从生长信号转导角度,观察了启膈散、沙参麦冬汤、通幽汤和补气运脾汤对 hEGF 刺激的食管癌细胞的作用,通过对 PLC - γ1 和 PI3K 介导的两条生长信号通路的研究,探讨了启膈散等方可能存在的影响肿瘤细胞生长信号转导的机制,并以方测证,分析了食管癌中医病机与肿瘤生长信号转导的关系。

一、hEGF 刺激人食管癌 EC9706 细胞增殖的条件建立

1. hEGF 对人食管癌 EC9706 细胞增殖刺激的量效关系

国内外文献对 EGF 作用于食管癌上皮细胞的报道不一。有文献报道,较高浓度的 hEGF 能抑制诱导食管癌细胞株的凋亡效应;有文献报道,低浓度能促进食管癌细胞的生长,然而较高浓度却能抑制系列细胞株的生长;另有报道,较高浓度 EGF 能抑制食管癌细胞株的生长,可以刺激食管癌细胞 CE48T/VGH 增殖,增殖率可达 3 倍,该研究表明外源型 EGF 具有促有丝分裂作用,可以刺激食管癌细胞通过自分泌调节受体磷酸化,使细胞增殖;有学者将 EGF 干预食管鳞癌细胞 HKESC - 1,观察了 EGF 与 β肾上腺素能受体的协同促肿瘤细胞增殖作用,其促增殖率达 50%。我们首先观察了 hEGF 对 EC9706 细胞是否有增殖刺激作用及相

应浓度。

以 24 孔板种植 5×10^4 细胞/孔,含血清培养细胞 24 h 贴壁后,以不含血清培养基饥饿细胞 24 h,分别加入 hEGF 400 ng/mL、200 ng/mL、100 ng/mL、50 ng/mL、25 ng/mL、12.5 ng/mL 6 个工作液梯度,每组 3 个复孔,同时对应 2 个复孔加入不含血清培养基做空白平行对照,24 h 后以噻唑蓝法检测细胞增殖情况。在 12.5 ng/mL、25 ng/mL、50 ng/mL 三个浓度中,细胞增殖率分别为 −25.1%、−22.6%、−0.8%,提示细胞生长受到抑制,当浓度达到 200 ng/mL 时,细胞增殖率达到 51.8%,提示此浓度的 hEGF 能较明显地刺激细胞增殖,启动或增强了细胞的生长信号通路。

2. hEGF 对人食管癌 EC9706 细胞增殖刺激的时效关系

我们在确定了 hEGF 刺激细胞增殖的最高浓度后,需要观察其对此细胞株的刺激增殖效果的时间问题,其对细胞的增殖效应是否也如药物浓度一样,有趋于饱和的状态? 我们以同一 hEGF 浓度 200 ng/mL 作用的 EC9706 细胞在 12 h 与空白对照组相比即有小幅度的增殖,增殖率为 18.9%;在此后一直到 24 h,可以看出细胞增殖呈大幅度上升,在 24 h 达到峰值 56.3%,在 48 h 细胞增殖呈现显著下降趋势,并且在镜下观察到细胞形态多数变圆,并且周缘透明,贴壁能力显著减弱。EGF 作为有丝分裂源性生长因子,对肿瘤细胞的形态影响非常明显,可以看到细胞长梭形改变,并伸出触角状细胞突起,呈现迁移能力的增强,我们的观察显示,在 24 h 时 hEGF 对细胞刺激增殖能力最强,此时细胞迁移能力随之增强,细胞以减弱细胞贴壁状态来完成增殖细胞的转移。

3. hEGF 对人食管癌 EC9706 细胞增殖和形态的影响

与空白对照组细胞相比,12 h hEGF 组镜下观察可见 hEGF(200 ng/mL)组细胞密度高于空白对照组,细胞呈长梭形改变,有较长突起,互相连接成网状,细胞之间连接不甚紧密。24 h hEGF 组细胞连接紧密,数目明显多于 12 h hEGF 组,细胞均贴壁生长,继续呈长梭形改变,细胞由扁平的多角形上皮型细胞转变成长梭形,有较长突起的成纤维型细胞,这种细胞形态的转变,即上皮间充质改变(epithelial-mesenchymal transition, EMT),可以视为细胞侵袭的一种标志,有利于肿瘤细胞的浸润和转移。36 h hEGF 组可见贴壁有少量细胞呈圆形改变,细胞周缘有透亮区,逐渐有细胞脱壁,48 h 可见细胞有较多漂浮,镜下单个细胞呈透亮状态。

4. hEGF 对人食管癌 EC9706 细胞周期的影响

细胞周期是指亲代细胞分裂结束到子细胞分裂结束之间的间隔时期。一个典型的细胞周期有 4 个期即 G_1 期、S 期、G_2 期、M 期构成,并受到胞内外信号转导途径及反馈环路的调控。细胞周期调控异常是癌变的重要机制。恶性肿瘤细胞的周期调控失控,使细胞分化受阻,处于过度增殖状态。细胞周期中 $S+G_2/M$ 期的比例反映了肿瘤细胞群体中处于增殖阶段的数量,从一定程度上代表了细胞增殖状态。我们以 200 ng/mL 浓度观察了 hEGF 刺激的 EC9706 细胞周期的变化。以流式细胞术分析了空白对照、hEGF(12 h)、hEGF(24 h)、hEGF(36 h)的细胞周期变化:hEGF 刺激细胞 12 h 后,$S+G_2/M$ 期细胞比例比空白对照高出 6.9%;24 h 时,$S+G_2/M$ 期增高 47%,其中 S 期达到 30%,提示 hEGF 刺激细胞由 G_1 期过渡到 S 期;36 h 时,S 期、G_2/M 期及 $S+G_2/M$ 期均比 24 h 明显下降,提示 hEGF 刺激细胞增殖在 24 h 达峰值。我们的实验结果表明,hEGF 能够刺激 EC9706 细胞由生长抑制的 G_1 期过渡到 S 期,从而达到促增殖作用。

二、启膈散、沙参麦冬汤、通幽汤和补气运脾汤对 hEGF 刺激的人食管癌 EC9706 细胞生长的影响

1. 启膈散、沙参麦冬汤、通幽汤和补气运脾汤对 hEGF 刺激的人食管癌 EC9706 细胞增殖影响的量效关系

以 1×10^4 个细胞/孔的密度接种于 96 孔平面培养板培养 24 h,以不含血清培养基饥饿细胞 24 h,分别加入含 hEGF 的启膈散、沙参麦冬汤、通幽汤、补气运脾汤的不含小牛血清培养基 200 μL/孔,浓度为:50 μg/mL、100 μg/mL、200 μg/mL、400 μg/mL、800 μg/mL、1 600 μg/mL、3 200 μg/mL、6 400 μg/mL;hEGF 浓度为 200 ng/mL;空白对照组加不含血清的培养基 200 μL/孔,hEGF 对照组加入不含血清培养基配制的 hEGF 200 ng/mL,200 μL/孔;继续培养 24 h。运用噻唑蓝法测定 OD 值,计算肿瘤细胞生长抑制率,观察不同浓度药物组对 hEGF 刺激的 EC9706 细胞的抑制作用。不同浓度的启膈散、沙参麦冬汤和通幽汤可不同程度地抑制 EC9706 细胞的增殖,其抑制率随药物浓度增加而上升,呈浓度依赖性。启膈散组在 3 200 μg/mL 时抑制率达峰值 51%,沙参麦冬汤和通幽汤在药物浓度为 6 400 μg/mL 时,抑制率分别为 55.61%、54.91%。补气运脾汤对 EC9706 细胞增殖抑制作用很弱,在药物浓度为 6 400 μg/mL 时,其抑制率仅为 14.74%,说明该方对 hEGF 刺激的 EC9706 无明显效果。三方均按照原方用量煎制,在浓度为 1 600 μg/mL 时,三组抑制率均达 50% 左右。将启膈散、沙参麦冬汤和通幽汤作剂量-效应关系曲线图,用 SPSS 11.5 软件作曲线拟合,分别求出启膈散、沙参麦冬汤和通幽汤对 EC9706 细胞具有 50% 抑制率的药物浓度(IC_{50}),启膈散组 IC_{50} 为 849 μg/mL,沙参麦冬汤组 IC_{50} 为 1 004 μg/mL,通幽汤组 IC_{50} 为 1 615 μg/mL。

2. 启膈散、沙参麦冬汤、通幽汤和补气运脾汤对 hEGF 刺激的人食管癌 EC9706 细胞增殖和形态的影响

以 1×10^6 个细胞/皿密度接种 EC9706 细胞于 Φ100 mm 培养皿中,含血清培

养基培养细胞 24 h 后,另不含血清培养基饥饿细胞 24 h,空白对照组重新加入不含血清培养基,hEGF 对照组加入含 hEGF(浓度 200 ng/mL)培养基,其余皿分别加入不含血清培养基配制的启膈散、沙参麦冬汤和通幽汤 IC$_{50}$ 值浓度,补气运脾汤组加入 6 400 μg/mL 浓度,45 min 后,加入 hEGF(浓度 200 ng/mL)。药物作用 24 h 后,镜下观察各组方对细胞形态和增殖的影响。空白对照组细胞透明,形态变圆,漂浮状,贴壁能力减弱;hEGF 对照组细胞形态呈长梭形改变,贴壁状态良好,折光度较好,镜下视野范围内细胞明显多于空白对照组,提示 hEGF 刺激了细胞增殖。补气运脾汤组细胞形态和增殖同 hEGF 对照组无明显差异,细胞数目明显多于其他三个药物组,提示补气运脾汤对 hEGF 无拮抗作用,对细胞增殖无明显抑制效应。另三个药物组细胞形态呈不同改变,镜下视野内可见细胞数目明显少于 hEGF 组,说明启膈散、沙参麦冬汤和通幽对细胞生长有拮抗作用,细胞生长受到抑制;同时,三组细胞数目明显多于空白对照组,提示由于各药物组内 hEGF 的增殖,细胞有不同程度的增殖。

3. 启膈散、沙参麦冬汤、通幽汤和补气运脾汤对 hEGF 刺激的人食管癌 EC9706 细胞周期的影响

细胞周期中的 G$_1$ 期代表了细胞生长处于抑制状态,其所占整个细胞百分比就成为衡量细胞生长受抑制情况的重要指标。我们在使用启膈散等四个方剂作用于 hEGF 刺激的 EC9706 细胞后,在 24 h 统一收集各组细胞,用 hEGF 对照组作为对照,以流式细胞仪分析了细胞周期的异同。在四组中,通幽汤组 G$_1$ 期占到了 68.71%,对细胞抑制最强,其后依次是启膈散组、沙参麦冬汤组和补气运脾汤组。补气运脾汤组 G$_1$ 期占 48.78%,比 hEGF 对照组的 G$_1$ 期百分比还要低,提示该方剂对 hEGF 刺激的 EC9706 细胞抑制作用很低。

通过启膈散等方剂对 EC9706 细胞的量效关系、细胞形态和细胞周期的影响可以看出,补气运脾汤对 hEGF 刺激的 EC9706 细胞增殖没有明显抑制作用,因此,在关于启膈散等辨证方药对 EC9706 细胞生长信号转导的研究中,将此组方药剔除,不再进行观察和讨论。

三、启膈散、沙参麦冬汤和通幽汤对 hEGF 刺激的人食管癌 EC9706 细胞 PLC - γ1 介导的生长信号转导的影响

笔者实验室的研究工作表明,PLC - γ1 信号转导通路与食管癌的病变密切相关,启膈散、沙参麦冬汤、通幽汤是临床上常用的治疗食管癌的有效方剂,据此我们推测,其治疗食管癌的作用机制是否与 PLC - γ1 介导的生长信号转导通路有关?因此,以 PLC - γ1 信号转导通路为靶点,从细胞生长信号转导途径研究三个方剂治疗食管癌的机制,进而以方测证探讨食管癌病机与生长信号转导的关系,揭示食

管癌乃至肿瘤病机的部分内涵,为中医药治疗肿瘤研究提供重要思路。

1. 启膈散、沙参麦冬汤和通幽汤对 hEGF 刺激的人食管癌 EC9706 细胞 EGFR 蛋白表达的影响

EGFR 是原癌基因 C-erbB-1(HER-1)的表达产物。其基因定位于人 7p13—7p12 上。所编码的蛋白质属 I 型跨膜酪氨酸激酶生长因子受体。分子量约为 170 kDa,由 1 186 个氨基酸组成,包括胞外区、跨膜区、胞内区三个部分。专一配体 EGF、转化生长因子 α(transforming growth factor-α,TGF-α)、双调蛋白 (amphiregulin,AR)等结合区定位于胞外区的 III 区域。当 EGF、AR 等刺激信号作用于受体后,启动其信号转导下游一系列的级联反应,引起细胞发生生物学变化。研究显示,EGFR 也参与正常食管组织生长与发育的调节,生理状态下不会引起食管细胞癌变。但在病理状态下,EGFR 基因表达增强,细胞内酪氨酸激酶的蛋白活化加剧,酪氨酸激酶自身磷酸化,激活基因,同时 EGFR 的异二聚体化大大减少了其在细胞内吞过程中的降解,由此促进 EGFR 循环回到细胞膜,并在细胞膜过度表达,加速了细胞的增生,进而导致肿瘤的形成和生长加快。食管癌的发生与 EGFR 等癌基因激活,从而导致其过度表达高度相关,并且 EGFR 基因的表达与 EGF 的诱导程度、食管癌的恶性程度、淋巴结转移呈正相关,EGFR 表达阳性者预后较阴性者差。

我们研究发现,经 hEGF 刺激的 EC9706 细胞 hEGF 对照组比空白对照组 EGFR 表达显著增强,用启膈散、沙参麦冬汤和通幽汤对细胞生长进行干预后,三方可不同程度地抑制 EGFR 的表达,其中,通幽汤最强,启膈散次之。在实验各组中,均以不含血清培养基培养细胞,除去药物作用外,只有 hEGF 刺激调节发挥影响,据此,我们推测,hEGF 增强了细胞膜表面的 EGFR 蛋白表达,从而激活了以其参与的生长信号通路,细胞增殖。而启膈散、沙参麦冬汤和通幽汤可能通过干预 EGFR 介导的信号通路发挥其抑制细胞生长的作用。

2. 启膈散、沙参麦冬汤和通幽汤对 hEGF 刺激的人食管癌 EC9706 细胞 PLC-γ1 蛋白表达的影响

PLC 隶属于磷脂酶 C 家族,是肌醇磷脂信号系统中的关键酶和重要信号中介,是细胞生长、分化、凋亡的重要调控分子,是多种细胞生长因子信号转导的细胞内效应分子,在细胞信号转导中起关键作用。从分子结构上分为 β、γ 和 δ 三种类型,每一型又分几种亚型,如 PLC-γ 又分为 PLC-γ1 和 PLC-γ2。PLC-γ1 由 SH2 结构域、SH3 结构域、PH 结构域等组成。PLC-γ1 在生长因子信号通路中起着重要作用。

在本次实验中,我们以 hEGF 刺激 EC9706 细胞,并分别以启膈散、沙参麦冬汤和通幽汤作用于细胞,用蛋白质印迹法检测各组 PLC-γ1 蛋白表达。其中

hEGF 组超量表达最强,明显高于空白对照组,提示 hEGF 促进了 PLC－γ1 的表达。应用启膈散、沙参麦冬汤和通幽汤处理的 EC9706 细胞 PLC－γ1 蛋白表达与 hEGF 对照组相比显著减弱,其中通幽汤抑制最强,启膈散次之。说明三个方剂可不同程度地抑制该蛋白表达,通过 PLC－γ1 途径抑制了肿瘤生长。

3. 启膈散、沙参麦冬汤和通幽汤对 hEGF 刺激的人食管癌 EC9706 细胞 P－Tyr 蛋白表达的影响

酪氨酸磷酸化是指细胞内蛋白质在外界信号的刺激下,分子中的酪氨酸磷酸化发生活性改变,参与细胞内信号转导的蛋白将依次激活下游各级信号分子,最终发生生物学效应。蛋白质的磷酸化与去磷酸化过程是生物体内普遍存在的信息转导调节方式,几乎涉及所有的生理及病理过程,其中酪氨酸残基的磷酸化作为较高级的进化形式和复杂的多细胞生命的特征表现得尤为突出和重要。

为了观察启膈散、沙参麦冬汤和通幽汤对 PLC－γ1 活性的影响,我们用抗蛋白酪氨酸磷酸化抗体对 PLC－γ1 磷酸化水平进行了检测,发现 hEGF 刺激的 EC9706 细胞磷酸化水平显著增强,启膈散、沙参麦冬汤和通幽汤有不同程度抑制蛋白酪氨酸磷酸化的作用,其中通幽汤最强,启膈散次之。尤其是在 146 kDa 更为明显,说明三个方剂可以通过抑制 PLC－γ1 的磷酸化而抑制它的活性。

4. 启膈散、沙参麦冬汤和通幽汤对 hEGF 刺激的人食管癌 EC9706 细胞 PKCα 蛋白表达的影响

我们运用蛋白质印迹法在 hEGF 刺激的 EC9706 细胞中检测到了 PKCα 高表达,提示 PKCα 参与食管癌病变,其蛋白表达上升,增强了它在细胞信号转导中的活性,进而促进食管癌细胞的恶性增殖。我们分别以启膈散、沙参麦冬汤和通幽汤作用于细胞,用蛋白质印迹法检测各组 PKCα 蛋白表达,其中 hEGF 组超量表达最强,明显高于空白对照组,应用启膈散、沙参麦冬汤和通幽汤处理的 EC9706 细胞 PKCα 蛋白表达与 hEGF 对照组相比均有不同程度的减弱,其中通幽汤抑制最强,启膈散次之。说明三个方剂可以通过抑制 PKCα 的表达抑制肿瘤细胞的生长。

5. 启膈散、沙参麦冬汤和通幽汤对 hEGF 刺激的人食管癌 EC9706 细胞 MARCKS 蛋白表达的影响

MARCKS 分布于各种细胞中,其分子量约为 87 kDa,参与细胞运动、有丝分裂、膜转换等多种细胞生物行为,它停留于细胞膜,并依赖于 PKC 对它的磷酸化往来于膜质之间,包含磷酸化位点的 MARCKS 合成肽是 PKC 的重要底物,其他磷酸激酶包括 cAMP 和 cGMP 依赖的磷酸激酶或 CaM 依赖的磷酸激酶Ⅰ、Ⅱ、Ⅲ都不能催化它。现在 MARCKS 已广泛应用于对细胞 PKC 活性的检测。为了观察启膈散、沙参麦冬汤和通幽汤对 PKCα 活性的影响,我们用抗蛋白酪氨酸磷酸化 MARCKS 抗体对 PKCα 磷酸化水平进行了检测。研究发现,启膈散、沙参麦冬汤

和通幽汤有不同程度抑制蛋白酪氨酸磷酸化的作用,其中通幽汤最强,启膈散次之。说明三个方剂可以通过抑制 PKCα 的磷酸化而抑制它的活性。

启膈散、沙参麦冬汤和通幽汤均对 PLC - γ1 介导的生长信号转导途径的蛋白表达具有不同程度的抑制作用。我们发现,三个方剂可以通过对 EGFR、PLC - γ1 及 P - Tyr、PKCα 和 MARCKS 蛋白表达的抑制,来抑制细胞的生长,其中,通幽汤抑制作用最强,其次是启膈散,再次是沙参麦冬汤。以方测证,同时也反证出三个方剂分别对应的痰气交阻、津亏热结和瘀血内结的证候病机与肿瘤细胞中 PLC - γ1 介导的生长信号转导增强密切相关。

四、启膈散、沙参麦冬汤和通幽汤对 hEGF 刺激的 EC9706 细胞 PI3K 介导的生长信号转导的影响

PI3K/Akt 信号通路参与很多重要生物学过程的调控,但其过度激活可导致肿瘤的发生。在正常组织中,PI3K/Akt 信号通路处于活化状态,但是该通路如果被过度激活则可通过下调肿瘤抑制蛋白、刺激蛋白质合成、抑制细胞凋亡等导致肿瘤细胞的无限增殖,成为肿瘤预后差的标志,因此,抑制该通路的激活有利于肿瘤治疗。

PI3K 与 Akt 组成的信号通路与细胞的生长、增殖,血管生成及凋亡逃避密切相关,尤其是在细胞的增殖和存活中起着重要的作用。PI3K 能够产生第二信使,包括了广泛的细胞功能,如细胞增殖、浸润和转移,Akt 是它的一个重要下游分子,是 PI3K 下游唯一促进细胞恶性转化的蛋白。PI3K/Akt 的活化通过磷酸化多个靶蛋白,导致肿瘤发生或细胞耐药,此通路通常被包括食管癌在内的多种肿瘤所激活。Akt 活化进一步作用于其下游分子如 NF - κB、胱天蛋白酶 9 等,从而促进细胞的异常分化与增殖。PI3K 通路调控与肿瘤生长相关的转录因子,其中 NF - κB 发挥重要作用,除了与免疫和炎症反应有关外,NF - κB 还具有调节细胞增殖、凋亡和转移的作用,在包括食管癌在内的许多肿瘤中都能被激活。已有的研究证据表明,PI3K/Akt/NF - κB 信号通路可能与食管癌的发生发展有关。

肿瘤细胞个体间要不断进行信息交流,在细胞生长环境内充斥着各种信号分子,各细胞主要通过感应和分泌这些信号分子调节自己的生物行为,包括生存、增殖和运动等。细胞信号转导即细胞外因子通过与受体结合,所引发细胞内一系列生化反应,直至细胞生理反应所需基因开始表达的过程。该过程是一系列信号分子参与完成的、有序的级联反应,生长因子 EGF、bFGF、VEGF、PDGF、TGF - β 等均参与相同的或各异的通路,这些通路之间进行交互,构成复杂的细胞内信号网络,这些信号网络也是肿瘤细胞缓解干扰、保持稳定的重要机制,当我们用药物抑制针对某一个靶点时,肿瘤细胞可以启动另外一个通路。例如,EGFR 不仅仅参与

了 PLC-γ1 通路，它同样也作为 PI3K/Akt 信号通路的上游分子而存在，据此我们推测，启膈散、沙参麦冬汤和通幽汤通过抑制 PLC-γ1 通路蛋白表达的同时，是否也抑制了 EGFR 参与的 PI3K/Akt 的相关蛋白表达？如果三个方剂能有效干预此通路的信号转导，那么多靶点干预可能成为中医药抑制肿瘤疾病的优势。

1. 启膈散、沙参麦冬汤和通幽汤对 hEGF 刺激的人食管癌 EC9706 细胞 PI3K 蛋白表达的影响

PI3K 分 I、II、III 型，是由催化亚单位 p110 和调节亚单位 p85 构成的异源二聚体。p110 包含 p110α、p110β、p110γ 和 p110δ 4 种催化亚基异构体。p85 有 5 种异构体，即 p85α、p85β、p55α、p55ε 及 p50α，其序列中 iSH2 区是 p85 和 p110 相互作用的区域，而 2 个 SH2 结构域是 p85/p110 异二聚体与受体酪氨酸激酶结合的区域。PI3K 通过两种方式激活，一种是与具有磷酸化酪氨酸残基的生长因子受体或连接蛋白相互作用，引起二聚体构象改变而被激活；另一种是通过 ras 和 p110 直接结合导致 PI3K 的活化。PI3K 激活的结果是在细胞膜膜上产生第二信使 PIP3，PIP3 与细胞内含有 PH 结构域的信号蛋白 Akt 和 PDK1 结合，Akt 转位于细胞膜并获得催化活性，催化自身的 Ser124 和 Thr450 磷酸化，PDK 能催化 Akt 蛋白的 Thr308 磷酸化，Akt 还可能通过 PDK2（如整合素连接激酶）对其 Ser473 的磷酸化导致 Akt 的完全活化。进而对肿瘤细胞的增殖、凋亡负反馈发生作用。

我们用启膈散、沙参麦冬汤和通幽汤作用于 hEGF 刺激的 EC9706 细胞，用蛋白质印迹法检测各组 PI3K 的蛋白表达，在 85 kDa 位置，hEGF 组表达最强，明显强于空白对照组，说明 hEGF 刺激细胞增殖，引起了 EGFR 高表达，进而促进了 PI3K 的活化。三个用药组中，该蛋白表达量显著减弱，其中，通幽汤作用最强，沙参麦冬汤次之，说明三个方剂可不同程度地抑制 PI3K 表达，通过 PI3K 途径抑制肿瘤细胞的生长。

2. 启膈散、沙参麦冬汤和通幽汤对 hEGF 刺激的人食管癌 EC9706 细胞 Akt-1 蛋白表达的影响

1987 年，Staal 等发现小鼠的白血病病毒 Akt-8 可以引起水貂上皮细胞系 CCL-64 出现恶性转化灶，随后在这个反转录病毒中找到了一个癌基因，即为 Akt。1991 年，3 个独立的研究小组分别宣布找到了 Akt 基因，因其与蛋白激酶 A（PKA）及蛋白激酶 C（PKC）在结构上相似，因此又被命名为蛋白激酶 B（PKB）。1995 年，Akt 作为 PI3K 经多种生长因子活化后的下游靶点被发现，揭示了 PI3K/Akt 通路在调控细胞新陈代谢中的重要作用。Akt 有三种亚型，Akt-1（PKBα）、Akt-2（PKBβ）、Akt-3（PKBγ）。分子量约为 56 kDa，包括氨基端的调节区，中间的激酶区及羧基端的尾部三部分。调节区又称为 PH 结构域，PH 区的配体是 PI-

$(3,4)-P_2$ 与 $PI-(3,4,5)-P_3$。Akt 的激酶区内有 ATP 的结合部位。PI3K 激活的 Akt 可以通过磷酸化作用激活或抑制其下游靶蛋白 Bad、胱天蛋白酶 9、NF-κB、forkhead、mTOR、Par-4、P21 等，而介导胰岛素、多种生长因子等诱发的细胞生长，经多种途径促进细胞存活，是重要的抗凋亡调节因子。

我们选用 Akt-1 多克隆抗体检测了启膈散、沙参麦冬汤和通幽汤对 EC9706 细胞生长信号相关蛋白的抑制情况。蛋白质印迹分析显示，在 56 kDa 位置，hEGF 对照组比空白对照组 Akt-1 蛋白条带明显增强，应用启膈散、沙参麦冬汤和通幽汤处理的 EC9706 细胞 Akt-1 蛋白条带与 hEGF 对照组相比显著减弱，说明对其表达具有明显抑制作用，其中通幽汤最好，沙参麦冬汤次之。启膈散、沙参麦冬汤和通幽汤可以通过对 Akt-1 表达的抑制作用，调节 PI3K 信号转导途径，从而抑制肿瘤的生长。

3. 启膈散、沙参麦冬汤和通幽汤对 hEGF 刺激的人食管癌 EC9706 细胞 NF-κB p50 蛋白表达的影响

蛋白质印迹法分析表明，hEGF 对照组比空白对照组 NF-κB p50 蛋白条带明显增强，提示 hEGF 对此蛋白表达具有增强作用。应用启膈散、沙参麦冬汤和通幽汤处理的 EC9706 细胞 NF-κB p50 蛋白条带与 hEGF 对照组相比显著减弱，说明对其表达具有明显抑制作用，其中通幽汤最好，沙参麦冬汤次之。

本研究发现，在 hEGF 刺激的细胞中加入启膈散、沙参麦冬汤和通幽汤后，肿瘤细胞生长受到显著抑制。这种强效抑制作用不仅直观地反映出上述信号通路对食管癌细胞的生长增殖起着重要作用，而且提示相关信号转导通路的关键组分有望成为食管癌生物治疗领域很有价值的候选靶点，而中医药抗肿瘤的部分机制在于抑制了肿瘤细胞相关信号通路的关键蛋白，我们通过对两条通路的研究，可以看出启膈散、沙参麦冬汤和通幽汤可不同程度地抑制了 EC9706 细胞生长信号转导，因此，至少从噎膈而言，中医药具有多靶点抑制肿瘤生长的效应。

五、食管癌细胞生长信号转导与食管癌中医病机的关系

1. EGF、EGFR 与肿瘤细胞生长的关系

近年来，通过对癌基因、生长因子及其受体相互关系的逐步认识和三者引起细胞转化或恶变中的作用研究，证明肿瘤的发生、发展及转移在这一领域至少涉及几个环节的异常：① 生长因子类物质产生的异常；② 生长因子受体质或量的异常；③ 受体激活后信号转导系统的紊乱；④ 生长抑制因子减少或细胞对抑制因子的敏感性下降。这些在一些研究中已得到进一步证实。

多数肿瘤的发生、发展与 EGF 存在或多或少的联系，尤其是某些癌性病变与 EGF 的关系更为密切，表现为以下三点：① 某些肿瘤细胞可以自分泌 EGF，直接

作用于细胞膜上的EGFR,加速其无抑制增殖;② EGFR 的氨基酸排列和组成与某些癌基因的产物具有高度的同源性,因此 EGFR 不依赖 EGF 也能被激活,这种受体的持续激活可导致细胞不断生长,这可能是导致细胞恶变的原因之一;③ 研究表明,多种肿瘤细胞EGFR 有过度表达的现象,如鳞癌、多形性脑胶质细胞瘤、喉乳头状瘤等。此外,EGFR 的表达与黑色素瘤、乳腺癌、胃癌的恶性程度有关。

随着EGFR 的发现及对细胞信号转导网络深入的研究,人们已认识到作为受体酪氨酸激酶超家族成员之一,在 EGF 等相应配体的刺激下,通过受体自身磷酸化参与细胞生长信号传递,对上皮源性细胞的增殖、存活和分化起着重要的调节作用。

在我们的研究中发现,hEGF 对 EC9706 细胞具有较强的刺激增殖作用,细胞表面 EGFR 表达明显增强。通过对 EGFR 参与的 PLC - γ1 和 PI3K 两条信号通路的研究,我们发现 hEGF 组与空白对照组的各通路蛋白表达相比,均有明显的增高,这些蛋白涉及 EGFR、PLC - γ1、P - Tyr、PKCα、MARCKS、PI3K、Akt - 1 和 NF - κB 等。因此,可以得出结论,hEGF 对 EC9706 细胞的生长具有促进作用。

2. 食管癌中医病机探讨

食管癌的病机,不外痰、气、瘀交阻食道,胃脘津血干枯。

痰属阴性,其性黏滞缠绵,易留伏遏阻于食管,是该病病情缠绵难解的原因。痰留着不去,阻碍气机,痰气交阻,故患者早期就可见到吞咽不适、胸膈痞满等症。痰停留食管恒久不化,积为陈痰或顽痰,则病情反复,逐渐恶化,吞咽困难,梗阻呕恶日益明显。《丹溪心法》指出:"痰之为物,随气升降,无处不到""凡人身上中下有块者多是痰",这在食管癌中表现尤为明显。

年老肾虚,纵欲太甚,真阴亏损,阴虚液竭,食管干涩;甚至阴损及阳,命门火衰,脾胃失于温煦,脾胃阳虚,运化无力,痰瘀互结,阻于食管而成食管癌。通常患病日久,实体肿瘤从周围正常组织汲取营养,炼灼津液,可见津血亏虚。

血瘀与恶性肿瘤有着密切的关系,痰浊也可影响脏腑、经络而使瘀血形成,如食管癌的咽下困难、疼痛等都是瘀血的表现。瘀血形成后,停留于食道,结聚于局部而形成肿块导致咽下困难。对此古今医家有比较一致的认识,如《素问·举痛论》云:"血泣不得注于大经,血气稽留不得行,故宿昔而成积矣。"若瘀血停滞于食道,妨碍饮食,可致噎膈。《古今医统大全》说:"凡食下有碍,觉屈曲而下微作痛,此必有死血。"清代医家王清任、曹仁伯等也有类似论述。现代研究表明,在血液循环方面,恶性肿瘤常伴有高黏血症,即血液处于浓、黏、聚状态,以及血液凝固性增高,食管癌患者常在舌苔、舌质的变化中反映出体内痰凝、血瘀的病理改变,如青紫舌,舌面斑点,舌下静脉迂曲、怒张,舌苔厚腻等。对 30 例食管癌患者的舌尖微循环进行观察,发现食管癌患者菌状乳头微血管中血色暗红,血流缓慢,襻顶瘀血,表明有瘀血现象。舌质紫暗的癌症患者,其血凝指标如抗凝血酶Ⅲ、纤溶总活力、血浆纤维结合蛋白等指标与非舌质紫暗者有显著差异,呈现高凝状态。

3. 生长信号转导与食管癌中医病机的关系

恶性肿瘤细胞个体间要不断进行信息交流,才能维持其浸润生长和转移的特性,在细胞生长环境内充满着各种生长信号分子,各细胞通过感应和分泌这些信号分子调节自己的生物行为,包括生存、增殖和运动等。各种生长因子相互作用,构成复杂的细胞内信号网络,这可以视为肿瘤细胞生长的内环境。从中医病机角度来看,痰、气、瘀、津亏同样可以看作肿瘤细胞所处的不同生长环境。因而食管癌病机与生长信号组成的网络系统具有某种必然联系。启膈散用于痰气交阻证,本证气滞与痰凝交互影响,启膈散可以起到降气化痰的功效;沙参麦冬汤用于津亏热结证,津液亏虚,机体主要表现燥、热之象,本方用于滋养津液,泄热散结;通幽汤对应瘀血内结之证,本证患者一派血瘀症候,从吞咽困难等主症,到舌象、脉象,均突出表现"瘀",通幽汤正可以破结散瘀。

通过对 EC9706 细胞的生长信号转导的研究,我们发现,启膈散、沙参麦冬汤和通幽汤均可通过抑制 PLC - γ1 和 PI3K 介导的生长信号通路中的关键蛋白表达,而起到抑制肿瘤细胞生长、增殖的作用。在 EGFR/PLC - γ1/PKCα 和 EGFR/PI3K/Akt 通路中,我们发现通幽汤作用最强,对各蛋白表达均表现出很强的抑制作用,以方测证,据此我们推测瘀血可能与 PLC - γ1 和 PI3K 介导的生长信号转导增强有密切关系。在 PLC - γ1 信号通路中,启膈散作用次之,沙参麦冬汤再次;在 PI3K 信号通路中,沙参麦冬汤作用次之,启膈散再次,可以看出,启膈散和沙参麦冬汤在两条信号通路中的抑制作用强弱有异,这提示痰、气、燥病机与我们研究的这两条信号通路增强有关的同时,还有其他未明的抑制机制,是否还可以通过其他途径干预食管癌细胞的生长,这需要进一步的研究。两条通路中启膈散、沙参麦冬汤、通幽汤作用强弱的差异,说明痰、气、燥、瘀病机与不同生长信号转导通路的关系各异。

六、结论

我们的实验研究首次表明,hEGF 能够刺激 EC9706 细胞增殖;启膈散、沙参麦冬汤和通幽汤可以不同程度地抑制 hEGF 刺激的食管癌 EC9706 细胞增殖,补气运脾汤对体外培养的 EC9706 细胞无明显抑制作用;首次表明启膈散、沙参麦冬汤和通幽汤可以通过抑制 PLC - γ1 和 PI3K 介导的生长信号转导从而抑制肿瘤细胞的生长。在 PLC - γ1 介导的通路中,作用强弱依次为:通幽汤>启膈散>沙参麦冬汤;在 PI3K 介导的通路中,作用强弱依次为:通幽汤>沙参麦冬汤>启膈散。以方测证,痰、气、燥、瘀与 PLC - γ1 和 PI3K 介导的细胞生长信号转导增强有关。

参 考 文 献

程平,李冠武,温博贵,等. EGF 对体外培养食管癌细胞增殖及迁徙能力的影响[J].中华肿瘤防治杂志,2006,13(5):331－334.

段富津.方剂学[M].上海:上海科学技术出版社,1997.

宫立众,张书模.流式细胞仪用于人白血病骨髓细胞增殖特性的分析[J].第三军医大学学报,1994,16(4):296－297.

郭昌莹.食管癌外科治疗中抗反流术的运用现状及进展[J].实用癌症杂志,2008,23(2):215－217.

雷载权.中药学[M].上海:上海科学技术出版社,1995.

李天海,李瑞英,李瑞阳,等.舌诊在食管贲门癌防治中的应用[J].河北中医,1997;19(1):31－34.

林东昕.中国食管癌分子流行病学研究[J].中华流行病学杂志,2003,10(24):939.

林振和,刘明,任建林.食管癌内镜治疗进展[J].世界华人消化杂志,2007,15(30):3219－3225.

刘晓.核转录因子 NF－κB 与肿瘤[J].实用肿瘤学杂志,2007,21(2):191－193.

刘中宏,郑长青,喻卫红.Survivin 短发夹状 RNA 对结肠癌 SW480 细胞增殖和细胞周期的影响[J].肿瘤学杂志,2008,11(3):186－189.

马常慧,陈海滨.肿瘤坏死因子受体 I 的信号传导与肿瘤的关系[J].汕头大学医学院学报,2008,21(1):58－60.

司富春,PLC－γ1 在肿瘤发生中的作用[J].河南中医,2003,7:14.

司富春,陈玉龙.启膈散及其拆方对食管癌细胞 Eca109 PLC－γ1 介导的细胞信号转导的影响[J].世界华人消化杂志,2007,15(24):2583－2588.

司富春.启膈散及其拆方抑制原代培养食管癌细胞 PDGFR－PLC－γ1 酪氨酸的磷酸化[J].世界华人消化杂志,2007,15(26):2821－2824.

孙苏平,杨鸿鹏.中国非手术治疗食管癌研究进展[J].癌症进展杂志,2008,6(1):30－35.

王永炎.中医内科学[M].上海:上海科学技术出版社,1997.

谢华.黄帝内经(白话释译珍藏本)[M].北京:中医古籍出版社,2000.

徐春甫.古今医统大全[M].合肥:安徽科学技术出版社,1995.

薛银萍,高彤.放疗加益气养阴汤治疗老年晚期食管癌 28 例[J].辽宁中医杂志2006,33(3):325－326.

姚婷婷. PI3K/AKT 信号传导通路在妇科肿瘤中的研究进展[J]. 实用肿瘤杂志,2008,23(2):182-184.

殷蔚伯. 食管癌的放射治疗进展[J]. 实用肿瘤杂志,2006,20(2):99-103.

曾慧敏. PI3K/AKT 通路与肿瘤治疗[J]. 中国肿瘤生物治疗杂志,2008,15(1):82-85.

郑玉玲,付利然. 中医药综合治疗食管癌近况[J]. 河南中医,2006,26(7):78-81.

周阿高. 胃肿瘤患者 4 项观察指标相关性探讨[J]. 浙江中西医结合杂志,2000,10(6):327-329.

Aggarwal B B. Nuclear factor-kappaB: the enemy within[J]. Cancer Cell, 2004, 6(3):203-208.

al-Sarraf M, Martz K, Herskovic A, et al. Progress report of combined chemoradiotherapy versus radiotherapy alone in patients with esophageal cancer: an Intergroup Study[J]. J Clin oncol, 1997, 15(1):277-284.

Anderson S E, Minsky B D, Bains M, et al. Combined modality therapy in esophageal cancer: the memorial experience[J]. Semin Surg Oncol, 2003, 21(4):228-232.

Anto R J, Venkatraman M, Karunagaran D. Inhibition of NF-kappa B Sensitizes A431 cells to epidermal growth factor-induced apoptosis, whereas its activation by ectopic expression of RelA confers resistance[J]. J Biol Chem, 2003, 278(28):25490-25498.

Bader A G, Kang S, Zhao L, et al. Oncogenic PI3K deregulates transcription and translation[J]. Nat Rev Cancer, 2005, 5(12):921-929.

Bazley L A, Gullick W J. The epidermal growth factor receptor family[J]. Endocr Relat Cancer, 2005, 12(suppl1):S17-27.

Bellacosa A, Testa J R, Staal S P, et al. A retroviral oncogene, akt, encoding a serine-threonine kinase containing an SH2-like region[J]. Science, 1991, 254(5029):274-277.

Brader S, Eccles S A. Phosphoinositide 3-kinase signalling pathways in tumor progression, invasion and angiogenesis[J]. Tumori, 2004, 90(1):2-8.

Bradford M M. A rapid and sensitive method for the quantitation of microgram quantities of protein utilizing the principle of pro tein2dye binding[J]. Anal Biochem, 1976, 72:248.

Calo V, Migliavacca M, Bazan V. STAT proteins: from normal control of cellular events to tumorigenesis[J]. J Cell physiol, 2003, 197(2):157-168.

Chen S C，Chou C K，Wong F H，et al．Overexpression of epidermal growth factor and insulin-like growth factor-I receptors and autocrine stimulation in human esophageal carcinoma cells[J]．Cancer Res，1991，51(7)：1898 - 1903．

Coffer P J，Woodgett J R．Molecular cloning and characterization of a novel putative protein-serine kinase related to the cAMP-dependent and protein kinase C families[J]．Eur J Biochem，1992，205(3)：1217．

Danielsen A J，Maihle N J．The EGF/ErbB receptor family and apoptosis[J]．Growth Factors，2002，20(1)：1 - 15．

Darnell J E Jr．STATs and gene regulation[J]．Science，1997，277(5332)：1630 - 1635．

Franke T F，Yang S I，Chan T O，et al．The protein kinase encoded by the Akt proto-oncogene is a target of the PDGF-activated phosphatidylinositol 3 - kinase [J]．Cell，1995，81(5)：727 - 736．

Fraser M，Leung B，Jahani-Asl A，et al．Chemoresistance in human ovarian cancer：the role of apoptotic regulators[J]．Reprod Biol Endocrinol，2003，1：66 - 79．

Grille S J，Bellacosa A，Upson J，et al．The protein kinase Akt induces epithelial mesenchymal transition and promotes enhanced motility and invasiveness of squamous cell carcinoma lines[J]．Cancer Res，2003，63(9)：2172 - 2178．

Hanauske A R，Sundell K，Lahn M．The Role of Protein Kinase C-alpha (PKC-alpha) in Cancer and its Modulation by the Novel PKC-alpha-specific Inhibitor Aprinocarsen[J]．Curr Pharm Des，2004，10(16)：1923 - 1936．

Hanawa M，Suzuki S，Dobashi Y，et al．EGFR protein overexpression and gene amplification in squamous cell carcinomas of the esophagus[J]．Int J Cancer，2006，118(5)：1173 - 1180．

Hofmann J．Modulation of protein kinase C in antitumor treatment[J]．Rev Physiol Biochem Pharmacol，2001，142：1 - 96．

Ilson D H．Oesophageal cancer：new developments in systemic therapy[J]．Cancer Treat Rev，2003，29(6)：525 - 532．

Janmaat M L，Gallegos-Ruiz M I，Rodriguez J A，et al．Predictive factors for outcome in a phase II study of gefitinib in second-line treatment of advanced esophageal cancer patients[J]．J Clin Oncol，2006，24(10)：1612 - 1619．

Johnson B E，Janne P A．Selecting patients for epidermal growth factor receptor inhibitor treatment：A FISH story or a tale of mutations？[J]．J Clin Oncol，

2005，23(28)：6813－6816.

Johnstone E D，sibley C P，Lowen B，et al. Epidermal growth factor stimulation of trophoblast differentiation requires MAPK11/14（P38 MAP kinase）Activation[J]. Biol Reprod，2005，73(6)：1282－1288.

Jones P F，Jakubowicz T，Pitossi F J，et al. Molecular cloning and identification of a serine/threonine protein kinase of the second messenger subfamily[J]. Proc Natl Acad Sci USA，1991，88(10)：4171－4175.

Kanasaki H，Fukunaga K，Takahashi K，et al. Involvement of p38 mitogen-activated protein kinase activation in bromocriptine-induced apoptosis in rat pituitary GH3 cells[J]. Biol Reprod，2000，62(6)：1486－1494.

Kane L P，Shapiro V S，Stokoe D，et al. Induction of NF-kappa B by the Akt/PKB kinase[J]. Curr Biol，1999，9(11)：601－604.

Kari C，Chan T O，Rocha de Quadros M，et al. Targeting the epidermal growth factor receptor in cancer：apoptosis takes center stage[J]. Cancer Res，2003，63(1)：1－5.

Kassis J，Moellinger J，Lo H，et al. A role for phospholipase C-gamma-mediated signaling in tumor cell invasion[J]. Clin cancer research，1999，5(8)：2251－2260.

Kauffmann-Zeh A，Thomas G M，Ball A，et al. Requirement for phosphatidylinositol transfer protein in epidermal growth factor signaling[J]. Science，1995，268(5214)：1188－1190.

Koshy M，Esiashvili N，Landry J C，et al. Multiple management modalities in esophageal cancer：combined modality management approaches ［J］. Oncologist，2004，9(2)：147－159.

Lahn M，Paterson B M，Sundell K，et al. The role of protein kinase C-alpha（PKC-alpha）in malignancies of the gastrointestinal tract[J]. Eur J Cancer，2004，40(1)：10－20.

Li B，Cheung P Y，Wang X，et al. Id－1 activation of PI3K/Akt/NFkappaB signaling pathway and its significance in promoting survival of esophageal cancer cells[J]. Carcinogenesis，2007，28(11)：2313－2320.

Liu X，Wu W K，Yu L，et al. Epidermal growth factor-induced oesophageal cancer cell proliferation requires transactivation of {beta}-adrenoceptors[J]. J Pharmacol Exp Ther，2008，27(3)：1－31.

Nakashima S. Protein kinase C alpha（PKC alpha）：regulation and biological function[J]. J Biochem, 2002, 132(5): 669 – 675.

Nemoto T, Ohashi K, Akashi T, et al. Overexpression of protein tyrosine kinases in human esophageal cancer[J]. Pathobiology, 1997, 65(4): 195 – 203.

Ogunwobi O, Mutungi G, Beales I L. Leptin stimulates proliferation and inhibits apoptosis in Barrett's esophageal adenocarcinoma cells by cyclooxygenase – 2 – dependent, prostaglandin – E2 – mediated transactivation of the epidermal growth factor receptor and c-Jun NH2 – terminal kinase activation [J]. Endocrinology, 2006, 147(9): 4505 – 4516.

Ono M, Kuwano M. Molecular mechanisms of epidermal growth factor receptor (EGFR) activation and response to gefitinib and other EGFR-targeting drugs [J]. Clin Cancer Res, 2006, 12(24): 7242 – 7251.

Osaki M, Oshimura M, Ito H. PI3K – Akt pathway: its functions and alterations in human cancer[J]. Apoptosis, 2004, 9(6): 667 – 676.

Ozawa S, Kitagawa Y, Kitajima M. Molecular alterations in esophageal cancer [J]. Nippon Geka Gakkai Zasshi, 2002, 103(6): 457 – 462.

Pore N, Jiang Z, Gupta A, et al. EGFR tyrosine kinase inhibitors decrease VEGF expression by both hypoxia-inducible factor (HIF)– 1 – independent and HIF – 1 – dependent mechanisms[J]. Cancer Res, 2006, 66(6): 3197 – 3204.

Prevostel C, Alvaro V, Vallentin A, et al. Selective loss of substrate recognition induced by the tumour-associated D294G point mutation in protein kinase Calpha[J]. Biochem J, 1998, 334(Pt2): 393 – 397.

Roberts P J, Der C J. Targeting the Raf-MEK-ERK mitogen-activated protein kinase cascade for the treatment of cancer[J]. Oncogene, 2007, 26(22): 3291 – 3310.

Romashkova J A, Makarov S S. NF-kappa B is a target of AKT in anti-apoptotic PDGF signalling[J]. Nature, 1999, 401(6748): 86 – 90.

Scheithauer W. Esophageal cancer: chemotherapy as palliative therapy[J]. Ann Oncol, 2004;15(suppl4): iv97 – 100.

Sen R, Baltimore D. Mufiple nuclear factors interact with the immunoglobulin enhancer sequencees[J]. Cell, 1986, 46: 705 – 716.

Sordella R, Bell D W, Haber D A, et al. Gefitinib-sensitizing EGFR mutations in lung cancer activate anti-apoptotic pathways[J]. Science, 2004, 305(5687): 1163 – 1167.

Staal S P. Molecular cloning of the akt oncogene and its human homologues AKT1 and AKT2: amplification of AKT1 in a primary human gastric adenocarcinoma[J]. Proc Natl Acad Sci USA, 1987, 84(14): 5034 - 5037.

Tabernero J, Macarulla T, Ramos F J, et al. Novel targeted therapies in the treatment of gastric and esophageal cancer[J]. Ann Oncol, 2005, 16(11): 1740 - 1748.

Taira N, Doihara H, Oota T, et al. Gefitinib, an epidermal growth factor receptor blockade agent, shows additional or synergistic effects on the radiosensitivity of esophageal cancer cells in vitro[J]. Acta Med Okayama, 2006, 60(1): 25 - 34.

Takaoka M, Harada H, Andl C D, et al. Epidermal growth factor receptor regulates aberrant expression of insulin-like growth factor-binding protein 3 [J]. Cancer Res, 2004, 64(21): 7711 - 7723.

Tanaka S, Sugimachi K, Kawaguchi H, et al. Grb7 signal transduction protein mediates metastatic progression of esophageal carcinoma[J]. J Cell Physiol, 2000, 183(3): 411 - 415.

Thomas S M, Coppelli F M, Wells A, et al. Epidermal growth factor receptor-stimulated activation of phospholipase C - γ1 promotes invasion of head and neck squamous cell carcinoma[J]. Cancer Res, 2003, 63(17): 5629 - 5635.

Tian F, Zang W D, Hou W H, et al. Nuclear factor-kB signaling pathway constitutively activated in esophageal squamous cell carcinoma cell lines and inhibition of growth of cells by small interfering RNA[J]. Acta Biochim Biophys Sin(Shanghai), 2006, 38: 318 - 326.

Vandemoere F, El Yazidi-Belkoura I, Adriaenssen E, et al. The antiapoptotic effect of fibroblast growth factor - 2 is mediated through nuclear factor - κB activation induced via interaction between Akt and IκB kinase - βin breast cancer cells[J]. Oncogene, 2005, 24(35): 5482 - 5491.

Wang S J, Saadi W, Lin F, et al. Differential effects of EGF gradient profiles on MDA - MB - 231 breast cancer cell chemotaxis[J]. Exp Cell Res, 2004, 300 (1): 180 - 189.

Wells A. EGFR receptor[J]. Int J Biochem Cell Biol, 1999, 31(6): 637 - 643.

Wells A. Tumor invasion: role of growth factor-induced cell motility[J]. Adv Cancer Res, 2000, 78: 31 - 101.

Westerterp M, Koppert L B, Buskens C J, et al. Outcome of surgical treatment for early adenocarcinoma of the esophagus or gastro-esophageal junction[J]. Virchows Arch, 2005, 446(5): 497 - 504.

Wong R K, Malthaner R A, Zuraw L, et al. Combined modality radiotherapy and chemotherapy in nonsurgical management of localized carcinoma of the esophagus: a practice guideline[J]. Int J Radiat Oncol Biol Phys, 2003, 55(4): 930 - 942.

Yamada S, Taketomi T, Yoshimura A. Model analysis of difference between EGF pathway and FGF pathway[J]. Biochem Biophys Res Commun, 2004, 314(4): 1113 - 1120.

Yang G Z, Li L, Ding H Y, et al. Cyclooxygenase - 2 is over-expressed in Chinese esophageal squamous cell carcinoma, and correlated with NF-kappaB: an immuno- histochemical study[J]. Exp Mol Pathol, 2005, 79(3): 214 - 218.

Yao T T, Dai Y Z, Li S Z. Expression and clinical significance of phosphatidylinositol 3 - kinase and protein kinase B in cervical carcinoma[J]. Ai Zheng, 2008, 27(5): 525 - 530.

Yen C C, Chen Y J, Lu K H, et al. Genotypic analysis of esophageal squamous cell carcinoma by molecular cytogenetics and real-time quantitative polymerase chain reaction[J]. Int J Oncol, 2003, 23(4): 871 - 881.

Zhang G, Zhou X, Xue L, et al. Accumulation of cytoplasmic beta-catenin correlates with reduced expression of E-cadherin, but not with phosphorylated Akt in esophageal squamous cell carcinoma: immunohistochemical study[J]. Pathol Int, 2005, 55(6): 310 - 317.

Zhuang S, Kinsey G R, Rasbach K, et al. Heparin-binding epidermal growth factor and Src family kinases in proliferation of renal epithelial cells[J]. Am J Physiol Renal Physiol, 2008, 294(3): F459 - 468.

第三章 加味通幽汤和通莲Ⅰ号方的临床研究

食管癌属中医学"噎膈"范畴，系由饮食不节、情态失调、正气内虚所致，由此产生气滞痰凝、热毒蕴结、血瘀不化。为了提高老年食管癌放疗的疗效，我们在放疗同时及放疗后配合使用加味通幽汤或通莲Ⅰ号方。加味通幽汤由桃仁、红花、白花蛇舌草、升麻、槟榔和半枝莲组成，全方侧重活血行气，用于食管癌初期气滞血瘀之证。通莲Ⅰ号方由白花蛇舌草、熟地黄、当归、莪术、麦冬、升麻、槟榔和半枝莲组成，方中莪术活血祛瘀；半枝莲、白花蛇舌草清热解毒，解除体内之瘀毒；当归、熟地黄、麦冬滋阴养血润燥；槟榔下行而破气滞，升麻升清而降浊阴，一升一降，胃气乃通。纵观全方，祛邪扶正，攻守兼备，既侧重活血解毒行气，又不忘滋养阴血，用于食管癌中后期血瘀、津亏热结之证。笔者根据食管癌不同分期及临床主要症状表现，分别使用两方配合放疗、化疗和热疗，取得良效。

笔者团队成员开展了为期5年的两复方协同放疗、热疗治疗食管癌的临床观察及其疗效评估，累计观察230余例患者，研究内容涉及近期疗效、生活质量评分、疼痛评分、血清疗效指标等，研究结果表明，两复方可提升患者生活质量，减轻疼痛，改善血液学指标，从而延长患者生存期。

第一节 适形放疗联合热疗治疗中晚期食管癌近期疗效观察

放疗是目前治疗食管癌的主要手段之一，但常规中晚期食管癌患者单纯放疗的5年生存率仅为10%～30%。热疗可以直接促使肿瘤细胞凋亡，增加病变周围及内部的血流量，使肿瘤局部氧分压增高，改善肿瘤缺氧状态，增加放射敏感性。本研究应用三维适形放疗联合微波热疗治疗中晚期食管癌，旨在观察近期疗效、不良反应，以期改善患者生存质量。

一、资料与方法

1. 临床资料

选择唐山二十二冶医院和唐山市中医医院 2009 年 3 月～2012 年 3 月收治的中晚期食管癌患者 63 例,男 43 例,女 20 例,平均年龄 67±12.1 岁;均经食管钡餐造影及病理学检查确诊,病理类型均为鳞状细胞癌;瘤体长径平均为 5.5±3.8 cm,位于食管上段 11 例、中段 36 例、下段 16 例;X 线分型髓质型 32 例,覃伞型 13 例,溃疡型 12 例,缩窄型 6 例;患者卡氏评分(Karnofsky performance status)60～70 分 41 例,70～80 分 22 例。将患者随机分为对照组 30 例和治疗组 33 例。

2. 方法

(1) 治疗方法 两组均采用三维适形放疗。患者均采取仰卧位,采用真空垫固定;螺旋 CT 强化扫描,模拟定位,层厚 5 cm;采用放射治疗计划系统勾画肿瘤靶区,四周外放 1 cm,下段外放 3 cm,上段外放 3 cm,形成计划靶区。并与物理师一起,根据剂量体积直方图设计出优化的治疗方案。一般设 3～5 个照射野,实施等中心共面照射,以 95%等剂量曲线包绕计划靶区;1.8～2.0 Gy/次,5 次/周。靶区剂量至 56～66 Gy,全肺 V_{20}<30%,脊髓受照剂量<45 Gy,5～6 周完成。治疗组适形放疗方案同对照组,从治疗第 1 周开始同步进行微波热疗。热疗中心置于病变部位体表投影处,放疗后 30 min 内实施;温度 41±2℃,30～50 min/次,2 次/周,自放疗开始至间隔时间≥72 h 结束。

(2) 疗效及不良反应观察 ① 近期疗效:治疗结束后 2 个月复查食管钡餐造影、胸部 CT,观察局部病灶退缩情况。完全缓解(complete response,CR):X 线钡餐示黏膜光滑、蠕动好,胃镜或 CT 示肿块消失;部分缓解(partial response,PR):可测量肿瘤缩小 50%以上(长径),无明显扭曲或溃疡形成;病变稳定(stable disease,SD):可测量肿瘤缩小 25%以上而不足 50%,管腔增宽,溃疡缩小;病变进展(progressive disease,PD):病变缩小不足 25%或增长。以 CR、PR 计算有效率(RR)。② 不良反应:急性放射性食管炎临床表现为吞咽困难加重和胸痛,急性放射性肺炎表现为刺激性咳嗽、咳痰,参考美国肿瘤放射治疗协作组织(Radiation Therapy Oncology Group,RTOG)放射损伤分级标准。

(3) 统计学方法 采用 SPSS 18.0 统计软件,两组近期疗效、不良反应发生率比较采用 χ^2 检验。P<0.05 为差异具有统计学意义。

二、结果

(1) 近期疗效比较 治疗组 CR 5 例,PR 23 例,SD 4 例,PD 1 例,RR 为 84.8%;对照组 CR 3 例,PR 13 例,SD 7 例,PD 7 例,RR 为 53.3%。两组 RR 比较,P<0.05。

（2）不良反应比较　治疗组发生急性放射性食管炎（≥Ⅲ级）23 例,急性放射性肺炎（≥Ⅱ级）8 例,白细胞减少（<$4.0×10^9$/L）3 例;对照组发生急性放射性食管炎≥Ⅲ级为 19 例,急性放射性肺炎（≥Ⅱ级）8 例,白细胞减少（<$4.0×10^9$/L）10 例。两组比较,治疗组白细胞减少发生率高于对照组（$P<0.05$）。

三、讨论

放疗是治疗食管癌的重要手段之一。三维适形放疗是近年发展起来的新技术,在三维方向上采用多野、适形精确照射,使得高剂量区剂量分布在三维方向上与病变（靶区）形状一致,克服了常规放疗的剂量重叠或漏照,有效提高了放疗增益比,提高了患者生存率,在很大程度上改善了患者的生存质量。但是大量临床实践证明,食管癌的单一治疗效果不佳,而热疗被美国食品药品监督管理局（Food and Drug Administration，FDA）认为是继手术、放疗、化疗和生物治疗之后的又一种肿瘤治疗手段。

研究证明,加温在 41～45℃时,时间>30 min 可抑制肿瘤细胞 DNA 及 RNA 合成,细胞膜的流动性和通透性变化,导致肿瘤细胞死亡;由于肿瘤组织内缺氧,细胞糖酵解增强,乳酸堆积,pH 偏低,生长于酸性环境的肿瘤细胞对热疗更加敏感。热疗可提高免疫功能,高温可增强免疫细胞包括自然杀伤细胞、T 细胞和巨噬细胞的活性,促进细胞因子的合成并增强免疫。研究也显示,加用热疗,患者白细胞减少明显少于单纯放疗,表明热疗有益于机体免疫功能恢复。在该临床试验中,相同放疗条件下加入微波热疗的患者有效率明显高于单纯放疗,两者差异具有统计学意义。分析两者协同作用的机制有以下几点：① 肿瘤细胞对温热的敏感性较正常细胞高;② 热对低氧细胞与足氧细胞的杀灭相同,即加热可减小放射线的氧增强比;③ 加热能选择性作用于细胞周期中对放射线抗拒的 S 期细胞,并使 S 期细胞对放射线敏感;④ 加热可抑制放射线损伤的修复,增强放射线的杀灭作用。

综上所述,合理、有效地利用热疗,可以明显提高对常规放疗不敏感肿瘤的控制率,改善治愈率和生存率;在减毒增效方面,能有效缓解症状,改善全身状况,增加机体免疫功能。

第二节　通莲Ⅰ号方配合适形放疗治疗中晚期食管癌疗效分析

在我国,食管癌属于多发、常见的消化道恶性肿瘤,大部分患者就诊时已属中晚期,不适合手术治疗,目前同步放、化疗被美国国家综合癌症网络（National

Comprehensive Cancer Network，NCCN)推荐为标准治疗方法,但其毒副反应明显增加。因此,近年来许多学者不断研究、探讨更有效的治疗方法,以期改善老年食管癌患者生存质量,延长生存期。笔者研究组以通幽汤为基础方,自拟化裁通莲 I 号方,进行了系统实验研究。本观察应用三维适形放疗联合通莲 I 号方综合治疗老年中晚期食管癌,旨在观察近期疗效和毒副反应,以期提高生存率,改善患者生活质量。

一、资料与方法

1. 一般资料

选择笔者所在两家医院 2010 年 8 月～2012 年 8 月老年中晚期食管癌患者 38 例(60～85 岁),均经食管钡餐造影及病理学诊断确诊为中晚期食管癌,病理类型均为鳞状细胞癌,随机分为对照组(17 例)和治疗组(21 例)。两组在基线资料各方面具有可比性($P > 0.05$),无放疗禁忌证。基线资料如下：对照组年龄 69±11 岁;男性 10 例,女性 7 例;瘤体尺寸 6.2±2.1 cm;KPS 评分：60～70 分 14 例,70～80 分 3 例;病变部位：上段 4 例,中段 7 例,下段 6 例;X 线分型：髓质型 9 例,覃伞型 4 例,溃疡型 2 例,缩窄型 2 例。治疗组年龄 71±9 岁;男性 14 例,女性 7 例;瘤体尺寸 6.3±2.4 cm;KPS 评分：60～70 分 15 例,70～80 分 6 例;病变部位：上段 6 例,中段 10 例,下段 5 例;X 线分型：髓质型 13 例,覃伞型 4 例,溃疡型 1 例,缩窄型 3 例。

2. 方法

(1) 治疗方法　两组放疗方案均采用三维适形放疗：患者均采取仰卧位,采用真空垫固定,螺旋 CT 强化扫描,模拟定位,层厚 5 cm,采用放射治疗计划系统勾画肿瘤靶区,四周外放 1 cm,上段外放 3 cm,下段外放 3 cm 形成计划靶区。并与物理师一起,根据剂量体积直方图设计出优化的治疗方案。一般设 3～5 个照射野,行等中心共面照射,以 95％等剂量曲线包绕计划靶区,1.8～2.0 Gy/次,5 次/周。靶区剂量至 56～66 Gy,全肺 $V_{20} < 30\%$,脊髓受照剂量<45 Gy。

治疗组在适形放疗同时,加服通莲 I 号方,包括白花蛇舌草 15 g,熟地黄 8 g,当归 15 g,莪术 10 g,麦冬 15 g,升麻 15 g,槟榔 8 g,半枝莲 15 g。水煎服,每日 1 剂,每日 2 次,自放疗开始至结束后 1 个月。

(2) 观察指标　① 急性放射反应：急性放射性食管炎临床表现为吞咽困难加重和胸痛,急性放射性肺炎表现为刺激性咳嗽、咳痰,参考美国 RTOG 放射损伤分级标准。② 近期客观疗效：生活质量改善情况(KPS 评分)。

(3) 疗效标准　治疗结束后 2 个月复查食管钡餐造影、胸部 CT,观察局部病灶退缩情况。完全缓解(CR)：X 线钡餐示黏膜光滑、蠕动好,胃镜或 CT 示肿块消失;部分缓解(PR):可测量肿瘤缩小 50% 以上(长径),无明显扭曲或溃疡形成;稳定(SD):可测量肿瘤缩小 25% 以上而不足 50%,管腔增宽,溃疡缩小;进展(PD):病变缩小不足 25% 或增长。以 CR+PR 计算有效率(RR)。毒性作用按 WHO 标准进行评价。

(4)统计学方法 采用行×列的 χ^2 检验评价疗效和放射性毒副反应,用配对 t 检验分析两组生活质量的差别(KPS 评分)。

二、结果

(1)近期疗效比较 对照组和治疗组 RR 相比无显著性差异($P > 0.05$),但治疗组 CR 较之对照组明显增高($P < 0.05$)(表 3-1)。

表 3-1 近期疗效比较   单位:例

组 别	例 数	CR	PR	SD	PD	RR(CR+PR)
对照组	17	5	3	5	4	8
治疗组	21	13#	5*	2*	1*	18#

\# 与对照组比较,$P < 0.05$;* 与对照组比较,$P > 0.05$。

(2)放疗毒性反应比较 两组患者主要毒副反应为血液学毒性和放射性食管炎,其中白细胞下降至 $4.0 \times 10^9/L$ 以下者,对照组 3 例(17.6%),治疗组 2 例(9.5%),治疗组低于对照组,但无显著性差异($P > 0.05$),经对症、支持治疗,均未影响治疗进程。两组均有少数病例出现不同程度的食管黏膜反应,表现为放疗期间下咽疼痛、梗阻加重等,症状较轻能自行缓解。治疗组患者在服用中药汤剂过程中,有 3 例患者自诉胃部不适,经对症处理后症状消失,未发现其他明显不良反应(表 3-2)。

表 3-2 急性毒副反应比较   单位:例

组 别	例数	急性放射性食管炎	急性放射性肺炎	白细胞减少($<4.0 \times 10^9/L$)
对照组	17	9	5	3
治疗组	21	10*	8*	2*

* 与对照组比较,$P > 0.05$。

(3)生活质量的改善 两组治疗前后 KPS 评分比较有显著差异($P < 0.01$),但治疗组在治疗后生活质量的改善优于对照组,两组间 KPS 评分比较有显著差异($P < 0.05$)(表 3-3)。

表 3 - 3　两组治疗前后 KPS 评分比较

组　别	治疗前	治疗后
对照组	58.7±3.6	71.4±8.7*
治疗组	59.5±3.9	82.2±8.0*#

* 同组治疗前后比较，P＜0.01；# 组间比较，P＜0.05。

三、讨论

本研究显示，对于失去手术机会的老年食管癌患者来说，适形放疗配合中药的治疗效果优于单纯放疗，此为临床治疗老年晚期食管癌提供了一个良好的思路。

第三节　通莲Ⅰ号方联合微波热疗治疗中晚期食管癌疗效分析

热疗是继手术、放疗、化疗、生物治疗后的第五种治疗肿瘤的方法，因其疗效确切，不良反应轻微，对人体无损害，又被称为肿瘤的"绿色疗法"。本观察应用微波热疗联合自拟通莲Ⅰ号方治疗老年中晚期食管癌，旨在观察近期疗效，以期提高生存率，改善患者生活质量。

一、资料与方法

1. 一般资料

选择唐山市中医医院、唐山市人民医院 2010 年 8 月～2012 年 8 月老年食管癌患者 51 例(70～85 岁)，均为放、化疗失败复发转移者和年龄大、体质弱不能耐受放、化疗的晚期食管癌患者。随机分为对照组(17 例)和治疗组(21 例)。对照组平均年龄为 76±6.72 岁；男性 9 例，女性 8 例；瘤体直径 5.2±1.9 cm；KPS 评分：60～70 分 10 例，70～80 分 7 例；NRS 评分：1～3 级 5 例，4～6 级 5 例，7～10 级 7 例；病变部位：上段 4 例，中段 9 例，下段 4 例；X 线分型：髓质型 11 例，覃伞型 3 例，溃疡型 2 例，缩窄型 1 例。治疗组年龄平均年龄为 74±5.55 岁；男性 13 例，女性 8 例；瘤体尺寸 5.3±2.1 cm；KPS 评分：60～70 分 15 例，70～80 分 6 例；NRS 评分：1～3 级 6 例，4～6 级 7 例，7～10 级 8 例；病变部位：上段 4 例，中段 6 例，下段 11 例；X 线分型：髓质型 15 例，覃伞型 2 例，溃疡型 2 例，缩窄型 2 例。

2. 方法

(1)治疗方法　两组热疗方案相同，均从治疗第一周开始进行微波热疗。采用国产 MTC‐3D 微波热疗机,每次热疗时间为 90 min,每次间隔＞72 h,4 次为一个疗程。

治疗前每位患者需补液 500～1 000 mL,患者取平卧位,以患者病灶部位为中心,选定 25 cm×20 cm 面积作为微波照射部位。测温方法:将 2～3 根测温探头置于特制测温管内,然后置入患者肛门内 5～7 cm,胶布固定。电脑控制功率及进行温度监测,参数:最大输出功率 400～900 W,在 30～50 min 内逐渐升高微波输出功率,使直肠内温度升至 39.5～40.5℃,维持 40～60 min。输出功率≥600 W 时,直肠内温度升至 39.0℃时,给予患者头部冰帽保护。

治疗组在热疗同时,加服通连 I 号方,包括白花蛇舌草 15 g,熟地黄 8 g,当归 15 g,莪术 10 g,麦冬 15 g,升麻 15 g,槟榔 8 g,半枝莲 15 g。水煎服,每日 1 剂,每日 2 次,自热疗开始至结束后 1 个月。

(2) 观察指标　近期客观疗效:生活质量改善情况(KPS 评分)。疼痛分级:采用 NRS 法。

(3) 疗效标准　治疗结束后 2 个月复查食管钡餐造影、胸部 CT,观察局部病灶退缩情况。近期疗效分为完全缓解(CR):X 线钡餐示黏膜光滑、蠕动好,胃镜或 CT 示肿块消失;部分缓解(PR):可测量肿瘤缩小 50％以上(长径),无明显扭曲或溃疡形成;稳定(SD):可测量肿瘤缩小 25％以上而不足 50％,管腔增宽,溃疡缩小;进展(PD):病变缩小不足 25％或增长。以 CR+PR 计算有效率(RR)。

NRS 法疼痛评估:0 级为无痛,1～3 级为轻度疼痛,4～6 级为中度疼痛,7～10 级为重度疼痛。治疗后完全无痛为完全缓解(CR);治疗后疼痛明显减轻,睡眠基本不受干扰,能正常生活为部分缓解(PR);治疗后疼痛减轻,但仍感明显疼痛,睡眠仍受干扰为稳定(MR);治疗后疼痛无减轻为无效(NR)。以 CR+PR 计算有效率(RR)。

(4) 统计学方法　采用行×列的 χ^2 检验评价近期疗效和 NRS 评分,用配对 t 检验分析两组生活质量的差别(KPS 评分)。

二、结果

(1) 近期疗效比较　见表 3‐4。

表 3‐4　两组近期疗效比较　　　　　　　　　　单位:例

组　别	例数	CR	PR	SD	PD	RR(CR+PR)
对照组	17	3	5	5	4	8
治疗组	21	5	13#	2	1#	18#

与对照组比较,P＜0.05。

（2）治疗前后生活质量改善比较　见表3-5。

表3-5　两组治疗前后KPS评分比较（$\bar{x} \pm s$）

组　别	例　数	治疗前	治疗后
对照组	17	58.7±3.6	71.4±8.7#
治疗组	21	59.5±3.9	82.2±8.0*▲

＃ 与本组治疗前比较，$P<0.05$；＊ 与本组治疗前比较，$P<0.01$；▲与对照组治疗后比较，$P<0.05$。

（3）治疗前后疼痛NRS评分　见表3-6。

表3-6　两组治疗前后NRS评分比较　　　　　　　　　　单位：例

组　别	例数	CR	PR	MR	NR	RR(CR+PR)
对照组	17	3	3	4	7	6
治疗组	21	5	10	1	5	15#

＃与对照组比较，$P<0.05$。

三、讨论

肿瘤微波热疗是新近迅速发展的一门新兴的、集生物物理及临床医学为一体的交叉学科，它是加热灭活肿瘤细胞的有效治疗方法，被加热的肿瘤细胞还具有免疫原性，可提高机体抗肿瘤的能力，从而达到降低患者肿瘤负荷，改善临床症状，提高生活质量的效果。

本组资料均为经放疗和化疗后无法控制其进展的晚期食管癌患者，生存质量明显下降。研究结果显示，通莲Ⅰ号方联合微波热疗组总有效率与单纯热疗组差异有统计学意义，经影像学诊断的瘤体大小缩小50％以上者，治疗组优于对照组。在KPS评分方面，两组患者接受治疗后较之治疗前均有显著提高，自身前后对照具有统计学意义；组间比较治疗组优于对照组。食管癌患者疼痛缓解比较，联合治疗组疼痛NRS评分与单纯热疗组评分比较显著改善（$P<0.05$）。

本研究显示，对于失去手术机会的老年食管癌患者来说，微波热疗联合中药的治疗效果较优，可为临床治疗老年晚期食管癌提供了一个良好思路。

第四节 加味通幽汤联合适形放疗对中晚期
食管癌患者血清 TNF‐α、IL‐2R
和 CP 的影响

本研究组依据中药药理学研究成果,自拟加味通幽汤,开展了系统研究,获得国家发明专利。本研究应用三维适形放疗联合加味通幽汤治疗中晚期食管癌,观察了该治疗方案对中晚期患者血清肿瘤坏死因子 α(TNF‐α)、白细胞介素受体 2(IL‐2R)和铜蓝蛋白(ceruloplasmin,CP)的影响。

一、资料与方法

1. 一般资料

选择笔者团队所在的三家医院 2011 年 8 月～2013 年 7 月中晚期食管癌患者 38 例(45～65 岁),均经食管钡餐造影及病理学检查确诊,病理类型均为鳞状细胞癌。另选取体检合格的健康人(无心、肝、肺、肾等重要脏器疾患,肝、肾功能试验正常)35 例作为对照组。

2. 方法

(1) 治疗方法 三维适形放疗方案:患者均采取仰卧位,采用真空垫固定,螺旋 CT 强化扫描,模拟定位,层厚 5 cm,采用放射治疗计划系统勾画肿瘤靶区,四周外放 1 cm,上段外放 3 cm,下段外放 3 cm 形成计划靶区。并与物理师一起根据剂量体积直方图设计出优化的治疗方案。一般设 3～5 个照射野,行等中心共面照射,以 95% 等剂量曲线包绕计划靶区,1.8～2.0 Gy/次,5 次/周。靶区剂量至 56～66 Gy,全肺 V_{20}<30%,脊髓受照剂量<45 Gy,5～6 周完成。

治疗组在放疗同时,加服加味通幽汤,包括桃仁 15 g,红花 8 g,槟榔 8 g,半枝莲 15 g,白花蛇舌草 20 g,升麻 15 g。水煎服,每日 1 剂,每日 2 次,自放疗开始至结束后 1 个月。

(2) 观察指标 血清 TNF‐α:放射免疫分析法测定,试剂盒由北京北方生物技术研究所提供,批号 111001,按说明书操作。血清 IL‐2R:采用双抗体酶联夹心法,试剂盒由武汉博士德生物工程有限公司提供,批号 BM1126。血清 CP:酶联免疫吸附测定(enzyme-linked immunosorbent assay,ELISA),ELISA 试剂盒由武汉辛启迪生物科技有限公司提供,批号 EAI05466 h。

二、结果

1. 正常人和食管癌患者血清 TNF - α、IL - 2R 和 CP 含量变化

在治疗前,病例组 38 例患者的 3 个指标在血清中的含量均显著升高,和正常人比较,有显著性差异($P<0.01$),具有统计学意义。接受联合方案治疗后,7 例患者脱落,3 个指标均显著降低,和正常人比较,无显著性差异($P>0.05$)(表 3 - 7)。

表 3 - 7　正常人和食管癌患者血清 TNF - α、IL - 2R 和 CP 含量变化($\bar{x}\pm s$)

组　别	例数(例)	TNF - α(ng/mL)	IL - 2R(μg/mL)	CP(μg/mL)
正常人	35	0.84±0.19	129.4±104.3	411.3±96.1
病例组治疗前	38	1.99±0.61#	897.0±317.5#	768.3±139.0#
病例组治疗后	31	1.02±0.23*	141.9±95.6*	482.5±100.8*

与正常人比较,$P<0.01$; * 与正常人比较,$P\geqslant0.05$。

2. 治疗后 6 个月复发组和未复发组患者血清 TNF - α、IL - 2R 和 CP 含量变化

复发 13 例,未复发 18 例。复发患者 IL - 2R 显著升高,与未复发组比较,有极显著性差异($P<0.01$);TNF - α 和 CP 也显著升高,与未复发组比较,有显著性差异($P<0.05$)(表 3 - 8)。

表 3 - 8　治疗后 6 个月复发组和未复发组患者血清 TNF - α、IL - 2R 和 CP 含量变化

组　别	例数(例)	TNF - α(ng/mL)	IL - 2R(μg/mL)	CP(μg/mL)
复发组	13	1.78±0.54*	701.5±286.4#	789.3±147.4*
未复发组	18	0.93±0.30	152.3±97.1	457.1±105.9

与未复发组比较,$P<0.01$; * 与未复发组比较,$P<0.05$。

三、讨论

三维适形放疗是近年发展起来的新技术,在三维方向上采用多野、适形精确照射,使得高剂量区剂量分布在三维方向上与病变(靶区)形状一致,克服了常规放疗的剂量重叠或漏照,有效提高了放疗增益比,提高了患者生存率,在很大程度上改善了患者的生存质量。但是放疗虽然可以杀伤癌细胞,但也会损伤机体正气,导致患者免疫功能降低,故不宜单独使用放疗。

TNF-α是一种多功能的细胞因子,具有强大的杀伤肿瘤细胞的作用。血中TNF-α含量可以反映机体的肿瘤免疫状态,TNF水平的升高可能有益于调节自身的抗癌能力。本试验检测食管癌患者接受治疗前血清中TNF-α水平明显高于正常人($P<0.01$),治疗后与正常人没有显著性差异($P>0.05$),复发组水平又明显高于未复发组($P<0.05$)。TNF-α升高的机制可以认为:一方面由受肿瘤抗原刺激的单核细胞和巨噬细胞产生,另一方面是肿瘤浸润淋巴细胞或肿瘤细胞本身也产生TNF。

IL-2R是由IL-2诱导产生,董春雷研究表明,食管癌患者血清中的IL-2R表达显著升高,其通过活化的T细胞周围的IL-2和抑制已活化的T细胞克隆性扩增,从而抑制免疫反应。因此,检测血清IL-2R水平可间接反映机体的免疫功能状态。本试验检测食管癌患者在治疗后血清IL-2R水平与正常人无显著性差异($P>0.05$),说明该联合治疗方案对于提高食管癌患者免疫功能有效。术后6个月复发组又明显高于未复发组($P<0.01$),其原因是由于患者本身就存在细胞免疫功能的紊乱,故T细胞调节功能的障碍可能是造成患者血中IL-2R水平升高的原因之一。

CP是一种糖蛋白,由于携带有铜而呈蓝色,它是一种多功能的氧化酶,与人体病理生理有关。陶成玺等研究表明,CP在食管癌患者血清中有不同程度的升高。本试验对CP水平进行了观察,发现联合方案治疗后,CP水平比治疗前显著降低($P<0.01$),复发组又明显高于未复发组($P<0.05$)。CP升高的机制是肿瘤细胞增殖加快,对CP的分解代谢酶活力影响也会增强,因而患者血清CP活力增强。综上,适形放疗联合加味通幽汤方可以有效抑制食管癌患者血清TNF-α、IL-2R和CP含量升高;但治疗后有复发患者相关指标重新升高,其疗程长短、长期疗效等有待进一步观察。

第五节　加味通幽汤联合微波热疗对食管癌患者 p53、survivin 蛋白的影响

研究表明,肿瘤组织p53和survivin的过度表达可抑制食管癌细胞凋亡,促进癌细胞生长。在前期研究基础上,笔者进一步观察了患者血清p53和活体癌组织survivin在联合治疗前后的表达变化。

一、资料与方法

1. 一般资料

选取笔者所在医院2010年8月～2012年8月确诊为食管癌的38例患者,其纳

入标准为：符合食管癌临床诊断标准或病理学诊断依据；临床病历资料完整；放、化疗失败复发转移者或年龄大、体质弱不能耐受放、化疗者；无热疗禁忌证。随机分为对照组(17例)和治疗组(21例)。两组基线资料无显著性差异($P>0.05$)(表3-9)。

表3-9 病例基线资料

例数	性 别		TNM 分期		分化程度		
	男	女	Ⅰ和Ⅱ	Ⅲ和Ⅳ	高	中	低
对照组 17	10	7	5	12	3	3	11
治疗组 21	14	7	6	15	3	4	14

2. 方法

(1) 治疗方法　两组热疗方案相同,均从治疗第1周开始进行微波热疗。每次热疗时间为90 min,每次间隔>72 h,4次为1个疗程。

治疗组在微波热疗的同时,加服加味通幽汤,包括白花蛇舌草15 g,桃仁15 g,红花8 g,升麻15 g,槟榔8 g,半枝莲15 g。水煎服,每日1剂,每日2次,自微波热疗开始至结束后1个月。

(2) 标本采集　血清标本:38例食管癌患者抽取空腹静脉血5 mL,以3 000 r/min离心5 min,分离血清后置-20℃保存。活体癌组织标本:采用拉网细胞学法,使外置网套的橡胶气囊通过食管,网套刮下病变组织,涂片。

(3) 主要试剂及设备　MTC-3D微波热疗机(南京启亚医疗设备有限公司),酶标仪(NOVAPATH-450,Bio-Tek公司),抗突变型p53 ELISA试剂盒(CST公司),survivin兔抗人多克隆抗体(CST公司)。

(4) 观察指标　应用ELISA检测血清p53抗体。使用抗p53试剂盒,操作按说明书进行,用酶标仪(波长为450 nm)测定吸光值。根据标准曲线和公式计算血清p53抗体的半定量值(kU/L),参考值为血清p53抗体(<0.85 kU/L为阴性,$0.85\sim1.15$ kU/L为可疑阳性,>1.15 kU/L为阳性)。

采用EnVision两步法进行免疫组化染色分析患者癌组织survivin蛋白表达。步骤按说明书进行,所有切片均在同一光强度、同一放大倍数下进行图像分析,染色阳性物质呈棕黄色颗粒状。随机计数10个视野,记录每个视野的阳性表达率(阳性细胞数/全视野细胞数),取其均数作为每例样本阳性表达率的评定依据。所占比例0~5%为阴性(-),5%~25%为弱阳性(+),25%~50%为中度阳性(++),50%以上为强阳性(+++)。

(5) 统计学处理　使用SPSS 18.0软件进行统计学分析,计数资料采用χ^2检验，$P<0.05$ 为有统计学意义。

二、结果

1. 治疗前后血清 p53 抗体的检测

治疗前两组 p53 抗体阳性率无显著性差异（$P>0.05$）；治疗后，治疗组较之对照组 p53 抗体阳性病例数显著减少，与对照组比较有统计学意义（$P<0.05$）（表 3-10）。

表 3-10　血清 p53 抗体表达情况（$v=1$）

	例数	治疗前		治疗后	
		阳性	阴性	阳性	阴性
对照组	17	11	6	9	8
治疗组	21	13	8	4	17

2. 治疗后活体癌组织 survivin 表达

治疗后对照组和治疗组的 survivin 阳性表达率分别为 94.1% 和 66.7%；两组相比有统计学意义，$P<0.05$（图 3-1 和表 3-11）。

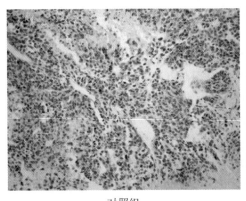
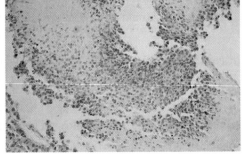

对照组　　　　　　　　　　　治疗组

图 3-1　survivin 蛋白在活体癌组织中的表达

表 3-11　各组活体癌组织 survivin 蛋白阳性细胞表达率（$v=1$）

	例数（n）	阴性（—）	弱阳性（+）	中度阳性（++）	强阳性（+++）	阳性率（%）
对照组	17	1	4	4	8	94.1
治疗组	21	7	5	4	5	66.7

三、讨论

笔者将微波治疗和内服加味通幽汤结合用于治疗食管癌患者,观察了该治疗方案对患者血清 p53 和活体癌组织 survivin 的影响作用。

研究发现,大多数恶性肿瘤患者的血清中均可检测到 p53 抗体,王晖等研究表明,食管癌患者血清抗 p53 抗体的阳性率明显高于正常人,因此他认为检测血清中的 p53 抗体可以作为食管癌的辅助诊断指标。*survivin* 基因是近年来发现的一种新的抗凋亡因子,是凋亡蛋白抑制因子的家族成员,可对抗 G_2/M 期诱导的凋亡,在癌组织中过表达可克服凋亡检测点,由于 *survivin* 基因对凋亡的抑制,细胞得以异常增殖及恶性转化,造成肿瘤发生发展。研究结果显示,食管癌组织中的 survivin 和 p53 具有相似表达趋势,该研究为 survivin 和 p53 作为联合靶点治疗食管癌提供了理论依据。

本研究观察到,食管癌患者经加味通幽汤联合微波热疗后 p53 阳性率较之单纯热疗组显著降低,两组比较有统计学意义($P<0.05$),表明检测食管癌患者血清 p53 抗体对食管癌的治疗效果评价有一定参考价值。本试验通过拉网细胞学法提取到活体癌组织,经免疫组化法检测出 *survivin* 基因在中药联合热疗治疗后,阳性率显著下降,较之单纯热疗组具有统计学意义($P<0.05$)。本研究表明,中药结合微波热疗可明显降低食管癌患者血清 p53 和癌组织 survivin 的表达,为该方案的抗癌疗效提供依据。

参 考 文 献

蔡郁,蔡敏,王文华,等.5-氟尿嘧啶联合热疗体外诱导 Hep-2 细胞凋亡及细胞周期阻滞[J].中国老年学杂志,2012,32(23):5113-5114.

陈树山,贾永森,秦丽娟,等.加味通幽汤联合微波热疗治疗老年中晚期食管癌[J].长春中医药大学学报,2013,29(4):585-587.

董春雷.食管癌患者手术前后 TNF,SIL-2R 和 SCP 活力的变化[J].放射免疫学杂志,2004,17(1):40-41.

冯海华,尤振宇,刘宝江.槐耳颗粒辅助腹腔热灌注化疗联合高频热疗对胃肠肿瘤术后患者免疫功能与生存的影响[J].肿瘤药学,2013,3(1):51-55.

龚时夏.微波热疗联合中药微调 3 号方治疗恶性胸腹腔积液疗效观察[J].长春中医药大学学报,2011,27(4):643-644.

贾永森,李继安,杜宁,等.加味通幽汤对食管癌 Eca109 细胞 NF-κB 信号通路影响的研究[J].时珍国医国药,2012,23(10):2534-2535.

贾永森,李继安,杜宁,等.通莲Ⅰ号方对食管癌 Eca109 细胞 NF－κB 信号通路影响的研究[J].时珍国医国药,2012,23(10)：2534－2535.

贾永森,李继安,韩炳生,等.通莲Ⅰ号方及其拆方对食管癌 Eca109 细胞增殖及细胞周期的影响[J].中国实验方剂学杂志,2012,18(12)：191－194.

贾永森,马会霞,王志文,等.治疗食管癌的活血行气中药制剂及其制备方法：CN201110308544.0[P].2013－4－10.

李丹.食管癌研究进展[J].吉林中医药,2012,32(9)：970－972.

陆娓娜,韩伍龙,袁春樱.体外高频热疗联合中药保留灌肠治疗中晚期结直肠癌的临床观察[J].中国中医药科技,2012,19(5)：452－453.

陶成玺,何浩明.食管癌患者手术前后血清 CP 水平的观察[J].放射免疫学杂志,1998,11(5)：307.

王晖,王胜.食管癌患者 p53 表达的临床意义[J].中国现代医生,2012,50(20)：136－139.

王润莲.三维适形放疗同步 XELOX 方案治疗食管癌术后局部复发的临床观察[J].重庆医科大学学报,2013,38(3)：326－329.

熊林,袁淑芬,任必勇,等.三维适形放疗治疗 32 例食管癌 γ 刀放疗后复发的近期疗效分析[J].现代生物医学进展,2012,12(33)：6543－6545.

殷蔚伯,余子豪,徐国镇,等.肿瘤放射治疗学[M].北京：中国协和医科大学出版社,2008：1350－1352.

张佳慧,秦丽娟.肿瘤热疗的研究进展[J].实用心脑肺血管病杂志,2012,20(9)：1424－1426.

张明,周涯.微波局部热疗治疗肿瘤研究进展及临床意义[J].中国医疗前沿,2012,7(11)：23,33.

张文征,张翠莲,陈信义.微波热疗治疗肿瘤的临床应用体会[J].中国医药指南,2012,10(21)：70－71.

赵文鹏,路平,苗战会,等.p53、survivin 在食管癌中的作用[J].现代生物医学进展,2010,10(6)：1140－1142.

赵晓叶,郝丽霞,付英秀,等.放疗结合热疗治疗晚期肿瘤的疗效观察[J].河北医药,2012,34(19)：2970－2971.

中药大辞典编写组.中药大辞典[M].上海：上海科学技术出版社,1993：470.

Chang E, Donahue J, Smith A, et al. Loss of p53, rather than beta-catenin overexpression, induces survivin-mediated resistance to apoptosis in an esophageal cancer cell line[J]. J Thorac Cardiovasc Surg, 2010, 140(1)：225－232.

Jemal A，Bray F，Center M M，et al. Global cancer statistics[J]. CA Cancer J Clin，2011，61(2)：69-90.

Kim T，Grobmyer S R，Smith R，et al. Esophageal cancer，the five year survivors[J]. J Surg Oncol，2011，103(2)：179-183.

第四章　加味通幽汤和通莲Ⅰ号方的
方证分子本质研究

食管癌作为中医肿瘤科的优势诊疗病种,相关论述颇丰,形成了丰富的经典方剂,其中,通幽汤占有重要地位。通幽汤出自"金元四大家"之一李东垣所著的《脾胃论》,是治疗瘀血内结、浊气不降之噎膈的代表方,临床用于治疗食管癌,证属瘀血内阻、津亏不润者。以此方为基础,笔者自拟加味通幽汤和通莲Ⅰ号方,多年来对其进行了深入系统的研究,以为临床运用两复方提供充分、客观的实验依据。

以血瘀型这一常见的食管癌证型为例,通过系列研究全面探讨方证关系的分子本质,寻找方证定性定量的客观指标,以现代医学指标阐述其机制,以期为医学研究者提供参考,现将研究成果整理后以飨同道。

第一节　通幽汤及拆方对食管癌 EC9706 细胞
PI3K/ Akt 信号通路影响的研究

食管癌属于中医"噎膈"范畴,根据辨证论治分为痰气交阻、瘀血内结、阴血亏虚和气虚阳微四型,分别应用启膈散、通幽汤、沙参麦冬汤和补气运脾汤进行治疗,在长期医疗实践中取得了良好疗效。通过前期系统研究,发现 4 个方剂通过抑制 PLC-γ1 介导的生长信号转导而抑制 EC9706 细胞生长,其中通幽汤抑制作用最强。根据中医"以方测证"理论,通幽汤治疗瘀血内结型食管癌,说明瘀血在体内瘀阻是食管癌细胞得以发生、发展的重要病机。我们进一步对通幽汤进行了拆方研究,根据药物组成分类对 PI3K/Akt 介导的信号通路进行了研究,以探求食管癌发生的证候分子机制。

一、材料与方法

1. 材料

通幽汤药物组成:桃仁 0.3 g,红花 0.3 g,生地黄 1.5 g,熟地黄 1.5 g,当归 3 g,炙甘草 3 g,升麻 3 g,槟榔 1.5 g。按照药物功能不同分为两大类:活血行气类和滋阴养血类。分组如下:

全方(Q)组:桃仁、红花、槟榔、升麻、炙甘草、当归、生地黄、熟地黄。

活血行气(H)组：桃仁、红花、槟榔、升麻、炙甘草。

滋阴养血(Z)组：当归、生地黄、熟地黄。

各单味中药均购自华北理工大学附属医院(原华北煤炭医学院附属医院)；食管癌 EC9706 细胞株(北京协和细胞资源中心)，RPMI 1640 培养基(Gibco 公司)，小牛血清(Hyclone 公司)，胰蛋白酶(华美生物工程有限公司)，噻唑蓝(Sigma 公司)，二甲基亚砜(Amresco 公司)，EGFR 多克隆抗体(SantaCruz 公司)，PI3K 单克隆抗体(CST 公司)，磷酸化 PI3K 单克隆抗体(CST 公司)，Akt-1 兔多克隆抗体(武汉博士德生物工程有限公司)，NF-κB p50 兔多克隆抗体(武汉博士德生物工程有限公司)，山羊抗小鼠 IgG-HRP(华美生物工程有限公司)，山羊抗兔 IgG-HRP(华美生物工程有限公司)。

2. 方法

(1) 细胞培养　以 10%小牛血清 RPMI 1640 培养基 10 mL，接种 EC9706 细胞于 Φ100 mm 培养皿中，置于 37℃、5%CO_2、饱和湿度的 CO_2 培养箱培养。每 2~3 天传代 1 次。

(2) 方药配制　Q、H、Z 组拆方均以原方用量，以纱布过滤掉中药杂质，并加入 30 倍体积去离子水，浸泡 30 min，武火煮沸，文火煎煮 40 min，收集药液，入烧杯中浓缩 3 组方药至 200 mL，5 000 r/min×30 min 高速离心，取上清液，计算各方药提取物浓度，以含 10%小牛血清 RPMI 1640 培养基配制浓度至 400 μg/μL，超净工作台过滤除菌，1.5 mL 离心管分装，-20℃保存备用。

(3) 噻唑蓝法测定通幽汤及拆方对 EC9706 细胞生长抑制作用的量效关系　以 1×10^4 个细胞/孔的密度接种于 96 孔平面培养板，含小牛血清培养基使细胞贴壁 24 h，加入含 10%小牛血清的 Q、H、Z 药液 200 μL，浓度分为 25 μg/mL、50 μg/mL、100 μg/mL、200 μg/mL、400 μg/mL、800 μg/mL、1 600 μg/mL、3 200 μg/mL 8 个梯度，每组 3 个复孔，对照(C)组加 10%小牛血清培养基。继续培养 48 h。去上清液，每孔加 100 μL 新鲜配制的含 0.2 mg/mL 噻唑蓝的无血清培养基，37℃继续培养 4 h。去上清液，加入 150 μL 二甲基亚砜溶解噻唑蓝，摇床上摇动 15 min 后，在酶标仪上以 570 nm/630 nm 测定 OD 值。重复 3 次实验。按照公式：肿瘤细胞生长抑制率(%)=(1-实验组 OD 值/对照组 OD 值)×100%。计算各药物组对肿瘤细胞生长的抑制率：SPSS 软件 F 检验，绘制量效关系曲线图，作拟合曲线，求出各方 IC_{50} 值。

(4) 测定通幽汤及其拆方对 EC9706 细胞抑制作用的时效关系　选用对数生长期的贴壁肿瘤细胞，用胰蛋白酶消化后，用含 10%小牛血清的 RPMI 1640 培养基调至 1×10^6 个/mL 的细胞悬液，接种在 96 孔培养板中，200 μL/孔，37℃、5%CO_2 培养 24 h，分别加入含 10%小牛血清的 Q、H、Z 药液，浓度为 IC_{50}，每组 6 个复孔，C 组加 10%小牛血清培养基。分别于 12 h、24 h、36 h、48 h、72 h 检测。按下式计算药物对肿瘤细胞生长的抑制率：肿瘤细胞生长抑制率(%)＝(1－实验组OD值/对照组 OD 值)×100%。配对 t 检验，两两比较组间差异，计算 P 值。

（5）蛋白提取　将各组细胞冰上收集，离心，裂解细胞；15 000 r/min 离心 20 min；取上清液。考马斯亮蓝法测蛋白浓度，－20℃保存备用。配制 8% SDS-PAGE(分离胶)和积层胶。

（6）蛋白质印迹法分析　灌胶、上样、电泳，转移过夜。转移结束后，加丽春红染料染色，标记标准蛋白分子量。加封闭液在摇床上振摇 1 h，阻断膜上的非特异性结合位点；抗原抗体反应；加入增强化学发光试剂，暗室中放上 X 射线胶片，曝光、显影、定影、洗片。

二、结果

1. 通幽汤及拆方对 EC9706 细胞形态的影响

使用倒置显微镜在 200 倍目镜下观察各组细胞形态，与 C 组相比，Q 组和 H 组细胞增长缓慢，形体偏小，皱缩，细胞间隙加大；培养基内细胞残片增多，细胞集落变小，汇合率低。H 组较 Q 组作用更强，并随剂量增加而呈现明显差异。Z 组细胞形态与 C 组相似，增殖较快，对细胞几乎无抑制作用(图 4-1)。

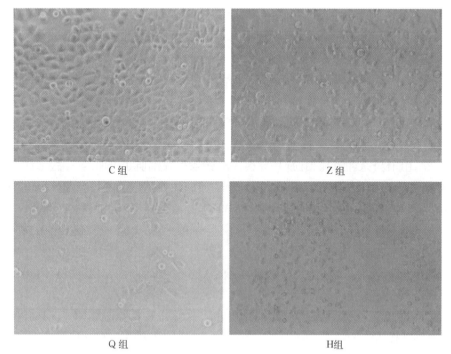

C 组　　　　　　　　　　　　Z 组

Q 组　　　　　　　　　　　　H 组

图 4-1　通幽汤及拆方对 EC9706 细胞形态影响的镜下观察(200×)

C：对照；Z：滋阴养血；Q：全方；H：活血行气

2. 通幽汤及拆方对 EC9706 细胞生长抑制作用的量效关系

结果提示,Q 组和 H 组随药物浓度增高而抑制率增高,具有明显的剂量依赖关系,其最大抑制率分别为 73.9% 和 83%,H 组抑制细胞生长强于 Q 组,应用 F 检验,拟合曲线方程得出 Q 组 IC_{50} 为 1 523 $\mu g/mL$,H 组 IC_{50} 为 1 001 $\mu g/mL$。Z 组对食管癌细胞的作用则很不稳定,各剂量结果偏移较大,几乎无抑制作用(表 4 - 1)。

表 4 - 1　通幽汤及拆方对 hEGF 刺激的 EC9706 细胞生长抑制作用的量效关系($\bar{x} \pm s$)

药物浓度 ($\mu g/mL$)	抑制率(%)		
	Z 组	Q 组	H 组
25	-2.3 ± 3.9	6.8 ± 1.1	5.7 ± 1.9
50	11.2 ± 4.4	9.3 ± 2.4	8.6 ± 4.3
100	10.1 ± 5.3	16.4 ± 1.4	11.4 ± 2.5
200	7.9 ± 2.9	19.1 ± 0.9	16.9 ± 3.5
400	6.5 ± 0.6	23.5 ± 2.7	25.1 ± 3.7
800	20.3 ± 4.9	32.9 ± 1.5	43.1 ± 2.4
1 600	$15.6 \pm 1.2^*$	$51.0 \pm 3.3^\triangle$	65.2 ± 4.1
3 200	$25.4 \pm 5.6^*$	$73.9 \pm 3.6^\triangle$	83.0 ± 5.6

* 同一浓度抑制率比较,与 H 组比较,$P < 0.01$;$\triangle$ 同一浓度抑制率比较,与 H 组比较,$P < 0.05$。

3. 通幽汤及拆方对 EC9706 细胞生长抑制作用的时效关系

应用浓度 1 000 $\mu g/mL$ 处理细胞,通幽汤及 H 组拆方对 EC9706 细胞(1×10^6 个/mL)具有一定抑制作用,并随时间增加而作用增强,具有时间依赖性。在 48 h 时间点 H 组作用最强,Q 组次之,Z 组几乎无抑制作用(表 4 - 2)。

表 4 - 2　通幽汤及拆方对 EC9706 细胞生长抑制作用的时效关系($\bar{x} \pm s$)

时间(h)	OD 值			
	C 组	Z 组	Q 组	H 组
12	0.653 ± 0.31	-22.3 ± 1.2	4.0 ± 1.6	7.4 ± 2.5
24	0.688 ± 0.39	-1.6 ± 0.2	7.3 ± 2.4	12.4 ± 2.7
36	0.823 ± 0.43	-1.9 ± 0.3	19.6 ± 3.9	28.0 ± 3.4

<table>
<tr><td rowspan="2">时间(h)</td><td colspan="4">OD 值</td></tr>
</table>

时间(h)	OD 值			
	C 组	Z 组	Q 组	H 组
48	0.962±0.25	2.7±1.9*	30.5±2.3△	42.2±3.5
72	1.227±0.34	−1.8±1.1*	28.3±4.1△	34.4±2.6

＊同时间点组间抑制率比较,与 H 组比较,$P<0.01$;△同时间点组间抑制率比较,与 H 组比较,$P<0.05$。

4. 通幽汤及拆方对 EC9706 细胞 PI3K/Akt 信号通路蛋白表达的影响

蛋白质印迹法检测显示,应用通幽汤及拆方处理的 EC9706 细胞,PI3K/Akt 通路各蛋白条带与 C 组相比减弱,说明对其表达具有一定的抑制作用,抑制作用强弱依次为:H 组>Q 组>Z 组>C 组(图 4-2)。

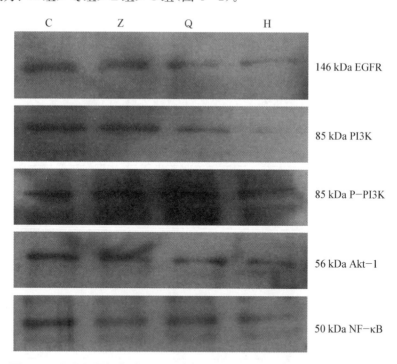

图 4-2 通幽汤及拆方对 EC9706 细胞 PI3K/Akt 信号通路蛋白表达的影响

C:对照;Z:滋阴养血;Q:全方;H:活血行气

三、讨论

对于恶性肿瘤患者体内血行不畅、瘀血内停的病理变化,古今医家有比较一致的认识,如《素问·举痛论》云:"血泣不得注于大经,血气稽留不得行,故宿昔而成积矣。"若瘀血停滞于食道,妨碍饮食,可致噎膈。《古今医统大全》说:"凡食下有碍,觉屈曲而下微作痛,此必有死血。"现代临床也证实恶性肿瘤患者的高凝状态与病情有关,随着病情加重,肿瘤细胞不断生长、浸润、转移,机体逐渐显示高凝趋势。血瘀是肿瘤形成发展的主要病理机制,而且出现在各个病理阶段,因而使用活血化瘀方药对肿瘤的防治有重要临床意义。通幽汤经过临床反复验证,可用于治疗瘀血内结型食管癌。近年来,有关通幽汤治疗食管癌的临床和实验研究主要围绕疗效测定、病理形态变化等,但其治疗作用的分子机制鲜有报道。

通过运用噻唑蓝法观察不同浓度、不同作用时间,通幽汤及滋阴养血、活血行气拆方对 EC9706 细胞的抑制作用。通幽汤和活血行气拆方可不同程度地抑制 EC9706 细胞的增殖,其抑制率随药物浓度增加而上升,呈浓度依赖性;同时具有时间依赖性,在 48 h 全方及活血行气拆方的抑制作用达到峰值。那么,通幽汤及拆方抑制食管癌细胞生长的分子机制究竟是什么? 食管癌与中医瘀血内结证的分子机制又是什么? 我们对 PI3K/Akt 介导的信号通路进行了探索。

PI3K/Akt 信号通路的发现已有十几年的历史,其在细胞代谢、细胞周期调控、血管生成等方面发挥重要作用。临床研究表明,PI3K/Akt 信号通路与肿瘤的发生发展、转移、治疗耐药性密切相关;PI3K/Akt 的活化通过磷酸化多个靶蛋白,导致肿瘤发生或细胞耐药,此通路通常被包括食管癌在内的多种肿瘤所激活。实验研究表明,该信号通路与细胞的生长、增殖、血管生成及凋亡逃避密切相关,尤其是在细胞的增殖和存活中起着重要的作用。PI3K 能够产生第二信使,包括了广泛的细胞功能,如细胞增殖、浸润和转移,Akt 是它的一个重要下游分子,是 PI3K 下游唯一一个促进细胞恶性转化的蛋白。Akt 活化进一步作用于其下游分子如 NF-κB、胱天蛋白酶 9 等,从而促进细胞的异常分化与增殖。PI3K 通路调控与肿瘤生长相关的转录因子,其中 NF-κB 发挥着重要作用,除了与免疫和炎症反应有关外,NF-κB 还调节细胞增殖、凋亡和转移,在包括食管癌在内的许多肿瘤中都能被激活。已有的研究证据表明,PI3K/Akt 通路的异常激活在食管癌的发生发展中起着重要作用。

在本次实验中,我们用蛋白质印迹法检测对照组、通幽汤组及拆方组中 EGFR、PI3K、P-PI3K、Akt 及 NF-κB 蛋白表达。结果显示,应用通幽汤全方和活血行气拆方处理 EC9706 细胞后,与对照组相比各蛋白表达有不同程度的减弱,活血行气拆方作用强于全方;实验也显示滋阴养血拆方对此表达通路各蛋白无抑制作用。实验结果说明,通幽汤治疗食管癌的有效组分在活血行气类药,全方作用稍弱,推测方中滋阴养血类药与活血行气类药有相互拮抗组分,部分抵消了通幽汤全方抑制食管癌发生发展的作用。

研究证明,通幽汤中的各味中药正是紧扣食管癌气滞血瘀、津枯血燥的病机,以活血行气、滋养阴血为主要功效治疗食管癌,通过以方测证,中医肿瘤病因中的气滞、血瘀与肿瘤细胞中 PI3K/Akt 信号转导通路各个信号分子表达增强有密切关系。

第二节 通幽汤及拆方对食管鳞癌细胞胱天蛋白酶 3 凋亡信号通路影响的研究

通过对相关噎膈证方的疗效机制实验研究,发现通幽汤在抑制食管癌细胞增殖方面作用最强,本节我们从细胞凋亡信号通路角度对通幽汤进行了拆方研究。

一、材料与方法

1. 材料

通幽汤药物组成:桃仁 0.3 g,红花 0.3 g,生地黄 1.5 g,熟地黄 1.5 g,当归 3 g,炙甘草 3 g,升麻 3 g,槟榔 1.5 g。按照药物功能不同分为两大类:活血行气类和滋阴养血类。分组如下:

全方(Q)组:桃仁、红花、槟榔、升麻、炙甘草、当归、生地黄、熟地黄。

活血行气(H)组:桃仁、红花、槟榔、升麻、炙甘草。

滋阴养血(Z)组:当归、生地黄、熟地黄。

各单味中药均购自河北联合大学附属医院。食管癌 EC109 细胞株(上海细胞生物研究所),DMEM 培养基(Gibco 公司),小牛血清(Hyclone 公司),胰蛋白酶(华美生物工程有限公司),噻唑蓝(Sigma 公司),二甲基亚砜(Amresco 公司),PMSF 与 Leupeptin(Amresco 公司),丙烯酰胺(华美生物工程有限公司),辣根过氧化物酶标记山羊抗兔 IgG(华美生物工程有限公司),增强化学发光试剂盒(Santa Cruz 公司),p53 单克隆抗体(Sigma 公司),Cyto-C 多克隆抗体(Sigma 公司),胱天蛋白酶 3 单克隆抗体(Millipore 公司),bax 单克隆抗体(Santa Cruz 公司),SDS-聚丙烯酰胺凝胶电泳低分子量标准蛋白质(中科院上海生物化学研究所),考马斯亮蓝 G250(Amresco 公司)。

2. 方法

(1) 细胞培养 EC109 细胞在含 10% 小牛血清的 DMEM 完全培养基(含青霉素 100 U/mL,链霉素 100 U/mL)中,于 37℃ 含体积分数为 5% CO_2、95% 空气的培养箱中培养。取对数生长期细胞用 0.25% 胰蛋白酶 1～2 mL(50 mL 培养瓶)消化,用 4 g/L 台盼蓝染色后计算细胞存活率,细胞存活率达 99% 时进行细胞计数,调整细胞悬液浓度至 1×10^5 个/mL 备用。

（2）方药配制　Q组、H组和Z组均以原方用量,以纱布过滤掉中药杂质,并加入 30 倍体积去离子水,浸泡 20 min,武火煮沸,文火煎煮 40 min,收集药液,入烧杯中浓缩 3 组方药至 200 mL,5 000 r/min×30 min 高速离心,取上清液,计算各方药提取物浓度,以含 10% 小牛血清 DMEM 培养基配制浓度至 400 $\mu g/\mu L$,超净工作台过滤除菌,1.5 mL 离心管分装,−20℃ 保存备用。

（3）噻唑蓝法测定细胞存活率　将对数生长的 EC109 细胞制成单细胞悬液,每孔按 1×10^4 个细胞密度接种于 96 孔板中,每孔 100 μL,37℃、5%CO$_2$ 孵育继续培养 24 h 后弃上清液,分别加入含 10% 小牛血清的 Q、H、Z 药液 200 μL,浓度分为 25 $\mu g/mL$、50 $\mu g/mL$、100 $\mu g/mL$、200 $\mu g/mL$、400 $\mu g/mL$、800 $\mu g/mL$、1 600 $\mu g/mL$、3 200 $\mu g/mL$ 8 个梯度,每组 4 个复孔,以不含中药培养基的细胞作为阴性对照,以空白孔调零,继续培养 48 h 后加入 100 μL 新鲜配制的含 0.2 mg/mL 噻唑蓝的无血清培养基继续孵育 4 h,终止培养。吸去上清液,每孔加入二甲基亚砜溶液 150 μL,振荡 15 min 后用酶标仪 570 nm 吸光度(OD$_{570}$ 值),重复 3 次实验。按下列公式计算抑制率:肿瘤细胞生长抑制率(%)=(1−实验组 OD 值/对照组 OD 值)×100%,各组实验均重复 3 次。

（4）蛋白提取　将各组细胞冰上收集,离心,裂解细胞;15 000 r/min 离心 20 min;取上清液。考马斯亮蓝法测蛋白浓度,−20℃ 保存备用。配制 8% SDS−PAGE(分离胶)和积层胶。

（5）蛋白质印迹法分析　灌胶、上样、电泳、转移过夜,加丽春红染料染色,标记标准蛋白分子量。加封闭液在摇床上振摇 1 h,阻断膜上的非特异性结合位点;抗原抗体反应;加入增强化学发光试剂,暗室中放上 X 射线胶片,曝光、显影、定影、洗片。

二、结果

1. 通幽汤及拆方对 EC109 细胞形态的影响

在光学显微镜下观察,C组细胞呈梭形分布,增殖活跃,界限清楚,折光度良好;Q、Z、H 3组对 EC109 细胞增殖均有明显的抑制作用,镜下观察这三组贴壁细胞数量明显少于空白对照组,细胞汇合率低,增长缓慢,细胞间隙加大。各药物组之间比较,细胞形态学差异明显,Q组细胞形态变圆,疏松分散,胞内充满大量颗粒状或空泡样物质;H组细胞透光度降低,细胞间隙加大;Z组细胞表面粗糙,形态不规则(图 4−3)。

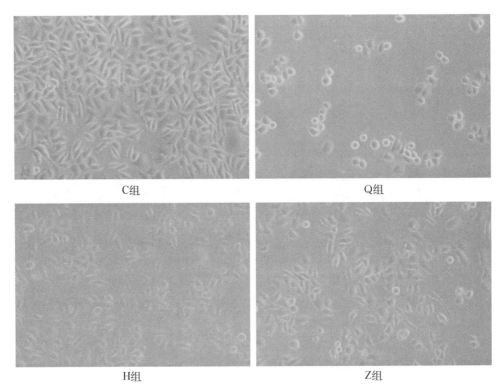

图 4-3 通幽汤及拆方对 EC109 细胞形态影响的镜下观察(200×)

C：对照；Q：全方；H：活血行气；Z：滋阴养血

2. 通幽汤及拆方对 EC109 细胞增殖的影响

通幽汤全方、活血行气拆方和滋阴养血拆方可不同程度地抑制 EC109 细胞增殖,抑制率随药物浓度增加而上升,呈现量效依赖性关系,在药物浓度为 3 200 $\mu g/mL$ 时,3 组抑制率分别为 71.6%、63.2%、56.3%,根据生长抑制作用量效关系拟合曲线方程求出各组 IC_{50} 值,Q 组 IC_{50} 为 798 $\mu g/mL$,H 组 IC_{50} 为 1 413 $\mu g/mL$,Z 组 IC_{50} 为 1 709 $\mu g/mL$(表 4-3)。

表 4-3 通幽汤及拆方对 EC109 细胞生长抑制作用的量效关系($\bar{x} \pm s$)

浓度 ($\mu g/mL$)	抑制率(%)		
	Q 组	H 组	Z 组
25	10.98±0.25	15.62±0.54	9.46±0.63
50	14.33±0.90	17.43±0.66	10.27±0.51
100	16.19±0.41	19.53±0.51	13.19±0.32

续　表

浓度 (µg/mL)	抑制率(%)		
	Q组	H组	Z组
200	20.57±0.28	25.41±0.93	17.52±0.50
400	30.41±0.52	27.87±0.48	19.61±0.60
800	51.25±0.71	39.51±0.10	29.84±0.73
1 600	63.79±0.57	55.99±0.34	48.70±0.85
3 200	71.62±0.72	63.24±0.48	56.31±0.44

3. 通幽汤及拆方对 EC109 细胞凋亡信号通路蛋白表达的影响

蛋白质印迹法检测显示,应用通幽汤及拆方作用 EC109 细胞后,由胱天蛋白酶 3 介导的凋亡通路 p53、Cyto-C、胱天蛋白酶 3 和 Bax 各促凋亡蛋白与对照组相比明显增强,说明在通幽汤有效成分作用下,诱导细胞发生了凋亡,其促凋亡作用强弱依次为：Q 组＞H 组＞Z 组(图 4-4)。

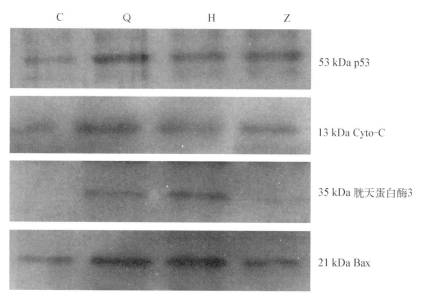

图 4-4　通幽汤及拆方对 EC109 细胞凋亡信号通路蛋白表达的影响

C：对照；Q：全方；H：活血行气；Z：滋阴养血

三、讨论

越来越多的文献资料表明,食管癌患者几乎都有血行不畅、瘀血内停的病理变化,表现为肿块、疼痛、舌质暗紫、瘀斑或舌下青筋显露等。现代临床也证实,恶性肿瘤患者的确处于明显的高凝状态。高凝状态一般又与病情轻重有关,随着病情不断加重,肿瘤细胞不断生长、浸润、转移,机体逐渐显示高凝趋势。通幽汤正是针对体内瘀血结聚、停留于癌肿而设,原方用生地黄、熟地黄、当归养血润燥,桃仁、红花活血润燥,炙甘草、升麻舒畅胃气而上升清气,下降浊气,使幽门得通,噎膈之症可除。

通过运用噻唑蓝法观察不同浓度的通幽汤及滋阴养血、活血行气拆方对EC109 细胞的抑制作用,通幽汤和活血行气、滋阴养血拆方可不同程度地抑制EC109 细胞的增殖,其抑制率呈浓度依赖性;从细胞形态变化推测通幽汤启动了死亡受体或者 Cyto-C 途径,其抑癌作用可能与促凋亡有关。

在食管癌防治机制研究中,肿瘤细胞凋亡是一个重要环节。尽管各种凋亡信号可刺激细胞内多种信号转导途径,但最终将汇集为胱天蛋白酶级联放大反应这一共同通路,不同凋亡信号的刺激可激活多种胱天蛋白酶,而活化的胱天蛋白酶的作用又可随酶底物的性质和酶切位点的不同而产生多种生物学效应。因此,胱天蛋白酶家族被认为是细胞凋亡过程中的中枢效应器,是多条凋亡通路的汇聚点,是执行凋亡的最终途径。现已知胱天蛋白酶的上游激活途径主要有死亡受体途径和线粒体/细胞色素 C 途径,它们均可激活胱天蛋白酶 3。胱天蛋白酶 3 活性抑制是肿瘤发生和发展中的主要分子机制。采用免疫组化技术检测 53 例食管鳞癌患者在鳞癌和癌旁组织中的胱天蛋白酶 3 蛋白阳性表达率的差异有统计学意义($\chi^2 = 16.690, P < 0.001$),并且胱天蛋白酶 3 蛋白表达与食管癌的分化程度和有无淋巴结转移有关。我们据此推测,通幽汤对食管癌细胞增殖的抑制作用与胱天蛋白酶 3 介导的细胞凋亡信号通路有重要关系。

在本实验中,通过蛋白质印迹法检测对照组和通幽汤及拆方组中 p53、Cyto-C、胱天蛋白酶 3、Bax 蛋白表达,结果显示应用通幽汤和拆方处理 EC109 细胞后,与对照组相比各蛋白表达有不同程度的增强,其中全方作用最强,活血行气和滋阴养血拆方稍弱。实验结果说明,通幽汤抑制食管癌细胞增殖的机制与促凋亡有关,其药效部位在活血行气、滋阴养血类药物协同作用下产生,有关全方促细胞凋亡的有效组分药理学研究正在进行中。

第三节 通莲 I 号方调节食管癌 EC109 细胞增殖及周期的实验研究

笔者所在研究组进行了通幽汤治疗瘀血内结型食管癌的系统研究,在此基础上结合现代中药药理研究理论,筛选组方通莲 I 号方,开展了该方对体外食管癌细胞增殖及周期影响的研究。

一、材料与方法

1. 材料

通莲Ⅰ号方(T)：白花蛇舌草 3 g,熟地黄 1.5 g,当归 3 g,莪术 2 g,麦冬 3 g,升麻 3 g,槟榔 1.5 g,半枝莲 3 g。按照药物功能进行拆方,三组拆方各药量与全方相同。

清热解毒(Q)组(白花蛇舌草、半枝莲)。

活血行气(H)组(槟榔、升麻、莪术)。

滋阴养血(Z)组(熟地黄、当归、麦冬)。

各单味药物均购自北京同仁堂唐山连锁药店有限责任公司;人食管癌 EC109 细胞株购自中国科学院上海生物所;DMEM 培养基(Gibco 公司);小牛血清(Gibco 公司);胰蛋白酶(华美生物工程有限公司);噻唑蓝(Amresco 公司);二甲基亚砜 (Amresco 公司);核糖核酸酶 A(Sigma 公司);碘化丙啶(Sigma 公司)。

2. 方法

(1) 细胞培养　以 10% 小牛血清 DMEM 培养基 10 mL,接种 EC109 细胞于 Φ100 mm 培养皿中,置于 37℃、5% CO_2、饱和湿度的 CO_2 培养箱培养。

(2) 方药配制　通莲Ⅰ号方及拆方均以纱布过滤掉药物杂质,并加入 30 倍体积去离子水,浸泡 30 min,武火煮沸,文火煎煮 40 min,收集药液,入烧杯中浓缩 4 组方药至 200 mL,5 000 r/min×30 min 高速离心,取上清液,计算各方药提取物浓度,以 DMEM 培养基配制浓度至 400 μg/μL,超净工作台过滤除菌,1.5 mL 离心管分装,−20℃保存备用。

(3) 噻唑蓝实验　以 1×10⁴ 个细胞/孔的密度接种于 96 孔平面培养板,含小牛血清培养基使细胞贴壁 24 h,分别加入含 T 组、Q 组、H 组和 Z 组提取物的培养基,设置 8 个梯度药物浓度为：25 μg/mL、50 μg/mL、100 μg/mL、200 μg/mL、400 μg/mL、800 μg/mL、1 600 μg/mL、3 200 μg/mL;对照(C)组加 10% 小牛血清培养基。每组 3 个复孔,继续培养 48 h。噻唑蓝染色 4 h 后加入二甲基亚砜,在酶标仪上以 570 nm/630 nm 测定 OD 值。实验重复 3 次。按照公式：肿瘤细胞生长抑制率(%)=(1−实验组 OD 值/对照组 OD 值)×100%。计算各药物组对肿瘤细胞增殖的抑制率,SPSS 18.0 软件 F 检验,绘制量效关系曲线图,作拟合曲线,求出各方的 IC_{50} 值。

(4) 光镜下细胞形态观察　EC109 细胞于 Φ100 mm 培养皿中正常培养 24 h,将噻唑蓝法测定的加味通幽汤及拆方相应 IC_{50} 值浓度提取液加入,对照组加 10% 小牛血清培养基,48 h 后以荧光显微镜 200 倍目镜下观察细胞形态变化。

（5）流式细胞仪检测细胞周期　以 1×10^6 细胞密度接种 EC109 细胞于 $\Phi 100$ mm 培养皿中,贴壁 24 h,加入含有 4 组 IC_{50} 浓度值的药物提取液,继续培养 24 h,收集入 15 mL 离心管中,磷酸盐缓冲液 2 mL 重悬细胞,加入 70% 乙醇固定细胞,4℃ 过夜。弃掉乙醇,并在 3 mL 预冷的磷酸盐缓冲液中重悬细胞,再离心,弃掉磷酸盐缓冲液,依次加入磷酸盐缓冲液 850 μL,10 mg/mL 核糖核酸酶 A 10 μL,1% Triton X - 100 100 μL,1 mg/mL 碘化丙啶 40 μL,37℃ 下避光孵育 5 min。400 目筛网过滤细胞,上流式细胞仪分析细胞周期,并用 ModiFit LT 软件分析结果,得出不同组别细胞在各细胞周期的百分比。

二、结果

1. 通莲Ⅰ号方及拆方对 EC109 细胞生长抑制半数抑制率

噻唑蓝法测定结果显示,除 Z 组外,各组细胞抑制率随药物浓度增加呈正比,具有明显剂量依赖关系,T 组抑制作用强于其他各组。应用 F 检验,拟合曲线方程得出 T 组 IC_{50} 为 386 $\mu g/mL$,Q 组 IC_{50} 为 771 $\mu g/mL$,H 组 IC_{50} 为 729 $\mu g/mL$。Z 组细胞在方药作用下,细胞生长受抑制较弱,较高药物浓度时,抑制率为负值,与其他三组有极显著性差异($P < 0.01$)(表 4 - 4)。

表 4 - 4　通莲Ⅰ号方及拆方对 EC109 细胞抑制作用的量效关系($\bar{x} \pm s$)

药物浓度 ($\mu g/mL$)	抑制率(%)			
	T 组	Q 组	H 组	Z 组
25	25.60±3.41	14.36±1.98	17.22±3.67	10.34±1.14△
50	31.75±2.22	20.85±3.41	24.30±4.06	12.37±3.43△
100	45.58±4.82	29.87±2.79	32.80±3.55	13.67±1.85△
200	48.99±3.57	37.63±4.93	39.08±3.46	10.29±1.15△
400	51.10±5.73#	45.20±2.89	47.21±5.63	15.07±3.20△
800	52.14±2.96#	51.57±6.51#	53.91±1.25#	−9.19±4.54△
1 600	47.72±4.59	50.24±1.49#	52.24±3.16#	−6.55±2.84△
3 200	36.61±5.14	48.71±3.36	37.91±2.87	−10.94±2.78△

药物有效率>50%;△ 在同一药物浓度下,与 T、Q、H 组比,$P < 0.01$。

2. 通莲Ⅰ号方及拆方对 EC109 细胞形态的影响

使用倒置显微镜观察各组细胞形态,C 组和 Z 组细胞增殖活跃,呈典型上皮细胞特征;与 C 组和 Z 组相比,T、Q、H 组细胞增长缓慢,细胞形体偏小、皱缩,间隙加大;

细胞集落变小,汇合率低,表现在细胞形态和数目有较大差异;T组细胞生长受抑制最为明显,细胞形态变圆,疏松分散,胞内充满大量颗粒状或空泡样物质(图4-5)。

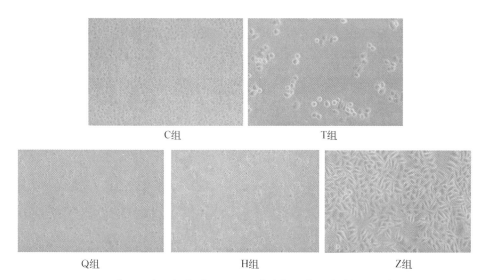

C组　　　　　　　　　　　　　　T组

Q组　　　　　　　　　　H组　　　　　　　　　　Z组

图4-5　通莲Ⅰ号方及拆方对 EC109 细胞生长形态影响的镜下观察(200×)

C:对照;T:通莲Ⅰ号;Q:清热解毒;H:活血行气;Z:滋阴养血

3. 通莲Ⅰ号方及拆方对 EC109 细胞生长周期的影响

从图4-6可以看出,T、Q、H三方对 EC109 细胞周期有明显抑制作用,这三组细胞的 G_1 期(抑制期)所占百分比分别为 69.43%、60.84%、61.90%,而 Z 方对细胞的抑制作用较弱。同时,这三组细胞的 S 期(增殖期)与 C 组比较,有显著性差异($P<0.05$);Z组与C组比较,无显著性差异($P>0.05$)。流式细胞仪结果显示,三个拆方具有协同作用,共同组成通莲Ⅰ号方的抑制肿瘤生长作用最强。

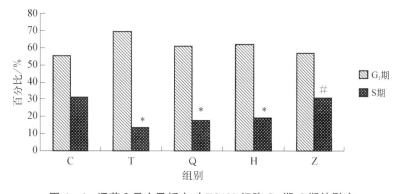

图4-6　通莲Ⅰ号方及拆方对 EC109 细胞 G_1 期、S 期的影响

* 与C组相比,$P<0.05$;# 与C组相比,$P>0.05$

三、讨论

近年来,有关中医药治疗食管癌的研究和临床应用越来越为医学工作者所重视,本研究依据中医理论结合现代中药抗癌药理研究成果,在治疗瘀血内结型食管癌方剂——通幽汤的基础上筛选组方"通莲Ⅰ号方",纵观全方,祛邪扶正,攻守兼备,既侧重活血行气、解毒,又不忘滋阴养血。

通过运用噻唑蓝法观察不同浓度通莲Ⅰ号方及清热解毒、活血行气和滋阴养血三个拆方对 EC109 细胞的抑制作用,该方及清热解毒、活血行气两拆方可不同程度地抑制 EC109 细胞的增殖,其抑制率随药物浓度增加而上升,呈浓度依赖性,以全方作用最优,对细胞的半数抑制率药量仅为 386 $\mu g/mL$,显示出良好药效。清热解毒和活血行气拆方对细胞的半数抑制率药量均明显高于全方;实验结果说明,单个拆方对细胞的抑制力量较弱,组成全方后各药相互协同作用加强,显示了中药组方、方剂理论的精髓。

细胞周期中的 G_1 期又称合成前期,此期主要合成 RNA 和核糖体。该期特点是物质代谢活跃,迅速合成 RNA 和蛋白质,细胞体积显著增大。这一期的主要意义在于为下阶段 S 期的 DNA 复制作好物质和能量的准备,代表了细胞生长尚处于抑制状态,其所占整个细胞百分比就成为衡量细胞生长受抑制情况的重要指标。使用通莲Ⅰ号方及拆方作用于 EC109 细胞后,全方组 G_1 期占到了 69.43%,对细胞抑制最强,其后依次是活血行气组、清热解毒组和滋阴养血组。

S 期即 DNA 合成期,在此期除了合成 DNA 外,同时还要合成组蛋白,DNA 复制所需要的酶都在这一时期合成,是细胞增殖的活跃期。通莲Ⅰ号方组、清热解毒组、活血行气组中 S 期细胞明显少于空白对照组和滋阴养血组。本研究结果表明,通莲Ⅰ号方通过抑制 EC109 细胞从 G_1 期进入 S、G_2/M 增殖期,从而抑制细胞增殖。

值得注意的是,在噻唑蓝法和流式细胞术中,滋阴养血拆方疗效均不及其他两拆方,滋阴养血拆方达到 800 $\mu g/mL$ 以上时,抑制率为负值,提示促进癌细胞的增殖,据此我们推测,EC109 细胞的生长、浸润环境与中医理论认为的血瘀病机(血液的高凝状态)有关,当滋阴养血作用单独存在时,为肿瘤细胞的生存提供了有利条件。

第四节　通莲Ⅰ号方对食管癌 EC109 细胞 NF－κB 信号通路影响的研究

笔者所在研究组对通幽汤治疗瘀血内结型食管癌进行了研究,在此基础上结合现代中药药理研究理论,筛选组方"通莲Ⅰ号方",根据药物功效分类对 NF－κB

介导的信号通路进行了拆方研究,以探求该方抑制食管癌的分子机制。

一、材料与方法

1. 材料

通莲Ⅰ号方(T):白花蛇舌草3 g,熟地黄1.5 g,当归3 g,莪术2 g,麦冬3 g,升麻3 g,槟榔1.5 g,半枝莲3 g。按照药物功效进行拆方,三组拆方各药量与全方相同。

清热解毒(Q)组(白花蛇舌草、半枝莲)。

活血行气(H)组(槟榔、升麻、莪术)。

滋阴养血(Z)组(熟地黄、当归、麦冬)。

各单味药物均购自北京同仁堂唐山连锁药店有限责任公司;人食管癌EC109细胞株购自北京协和细胞资源中心;DMEM培养基(Gibco公司);新生牛血清(HyClone公司);胰蛋白酶(华美生物工程有限公司);噻唑蓝(Sigma公司);二甲基亚砜(Amresco公司);IKKβ单克隆抗体、NF-κB p65单克隆抗体、TNF-α单克隆抗体和IL-1β单克隆抗体(BD公司);山羊抗小鼠IgG-HRP(武汉华美生物工程有限公司)。

2. 方法

(1) 细胞培养　以10%新生牛血清DMEM培养基10 mL,接种EC109细胞于Φ100 mm培养皿中,置于37℃、5%CO₂、饱和湿度的CO₂培养箱孵育。

(2) 方药配制　通莲Ⅰ号方及拆方均以纱布过滤掉杂质,并加入30倍体积去离子水,浸泡30 min,武火煮沸,文火煎煮40 min,收集药液,入烧杯中浓缩4组方药至200 mL,5 000 r/min×30 min高速离心,取上清液,计算各方药提取物浓度,以DMEM培养基配制浓度至400 g/L,超净工作台过滤除菌,1.5 mL离心管分装,-20℃保存备用。

(3) 噻唑蓝法测定通莲Ⅰ号方及拆方的半数有效量(IC_{50})　以1×10^4个细胞/孔的密度接种于96孔平面培养板,含小牛血清培养基使细胞贴壁24 h,分别加入含T组、Q组、H组和Z组方提取物的培养基200 μL,设置8个梯度药物浓度为25 mg/L、50 mg/L、100 mg/L、200 mg/L、400 mg/L、800 mg/L、1 600 mg/L、3 200 mg/L;每组3个复孔,对照(C)组加10%新生牛血清培养基。继续培养48 h。去上清液,每孔加100 μL新鲜配制的含0.2 mg/mL噻唑蓝的无血清培养基,37℃继续培养4 h。去上清,加入150 μL二甲基亚砜溶解噻唑蓝,摇床上摇动15 min后,在酶标仪上以570 nm/630 nm测定OD值。重复3次实验。按照公式:肿瘤细胞生长抑制率(%)=(1-实验组OD值/对照组OD值)×100%,计算各药物组对肿瘤细胞生长的抑制率;SPSS软件F检验,绘制量效关系曲线图,作拟合曲线,求出各方的IC_{50}值。

（4）蛋白质印迹法分析 NF-κB 介导的信号通路基因表达　将各组细胞以噻唑蓝法得出的 IC_{50} 值药物浓度加入细胞中，正常条件孵育，冰上收集，离心，裂解细胞；15 000 r/min 离心 20 min；取上清液。考马斯亮蓝法测蛋白浓度，－20℃ 保存备用。配制 8% SDS-PAGE（分离胶）和积层胶。

灌胶、上样、电泳，转移过夜，转移结束后，加丽春红染料染色，标记标准蛋白分子量。加封闭液在摇床上振摇 1 h，阻断膜上的非特异性结合位点；抗原抗体反应；加入增强化学发光试剂，暗室中放上 X 光胶片，曝光、显影、定影、洗片。

二、结果

1. 通莲 I 号及拆方的半数有效量（IC_{50}）

图 4-7 显示，T、Q 和 H 组随药物浓度增高而抑制率增高，具有明显的剂量依

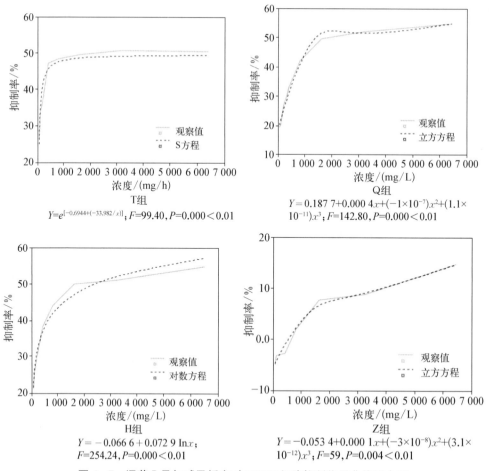

T组
$Y = e^{[-0.6944+(-33.982/x)]}$；$F = 99.40$，$P = 0.000 < 0.01$

Q组
$Y = 0.187\ 7 + 0.000\ 4x + (-1 \times 10^{-7})x^2 + (1.1 \times 10^{-11})x^3$；$F = 142.80$，$P = 0.000 < 0.01$

H组
$Y = -0.066\ 6 + 0.072\ 9\ \ln x$；$F = 254.24$，$P = 0.000 < 0.01$

Z组
$Y = -0.053\ 4 + 0.000\ 1x + (-3 \times 10^{-8})x^2 + (3.1 \times 10^{-12})x^3$；$F = 59$，$P = 0.004 < 0.01$

图 4-7　通莲 I 号加减及拆方对 EC109 细胞抑制作用曲线拟合图

赖关系,其最大抑制率分别为52%、51%和53%,Z组对食管癌细胞的作用则很不稳定,各剂量结果偏移较大,剂量达到3 200 mg/L时抑制率不足50%,几乎无抑制作用;T组抑制作用强于其他各组。应用F检验,拟合曲线方程得出T组IC_{50}为412 mg/L,Q组IC_{50}为718 mg/L,H组IC_{50}为693 mg/L。

2. 通莲I号及拆方对EC109细胞NF-κB信号通路基因表达的影响 蛋白质印迹法检测显示应用通莲I号及拆方处理的EC109细胞,NF-κB通路各蛋白条带与对照组相比减弱,说明对其表达具有一定的抑制作用,抑制作用强弱依次为:T组>Q组>H组>Z组(图4-8)。

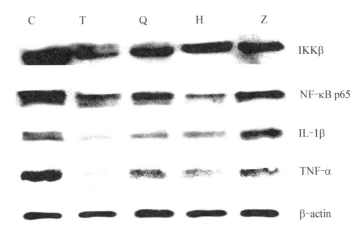

图4-8 通莲I号及拆方对EC109细胞NF-κB信号通路蛋白的影响

C组: 10%小牛血清DMEM培养基8 mL;药物浓度: T组412 mg/L,Q组718 mg/L,H组693 mg/L,Z组800 mg/L

三、讨论

近年来,在临床上运用中医药治疗食管癌的病例观察和报道越来越多,本研究依据中医方证理论结合现代中药药理研究成果,在治疗瘀血内结型食管癌方剂通幽汤的基础上加白花蛇舌草、半枝莲进行组方,并依据药物功效分类将该方进行拆方,分为活血行气拆方、清热解毒拆方和滋阴养血拆方。

通过运用噻唑蓝法观察不同浓度的通莲I号及3个拆方对EC109细胞的抑制作用各异,除滋阴养血拆方外,其他各方对细胞的抑制率随药物浓度增加而上升,呈浓度依赖性。通莲I号及拆方抑制食管癌细胞生长的分子机制是什么?研究组对NF-κB介导的信号通路在本方对食管癌细胞抑制中的作用进行了探索。

NF-κB是从成熟的B淋巴细胞中抽提出,并能与免疫球蛋白k链基因增强子结合的核因子。NF-κB的激活在细胞生存、黏附、分化和细胞生长中起关键作用。有研究表明,在许多人类癌症(包括食管癌)中,NF-κB信号通路的激活对肿瘤的发生发展中起着重要的作用。NF-κB最常见的形式是由p50和p65组成的异源二聚体。在绝大多数静止期的细胞中,NF-κB与其阻抑物IκBs蛋白相结合,以非活性形式存在于细胞质中,IκBα的磷酸化是激活NF-κB通路中关键的一步,这一步由IκBα激酶复合物IKK所催化。IKK是一个大分子量复合物,实验表明,IKK的活化是激活NF-κB信号通路的主要限速步骤。NF-κB的活性被激活后,可启动下游分子如TNF-α、IL-1β等,从而促进肿瘤细胞的增殖、浸润和转移。

在本次实验中,我们用蛋白质印迹法检测对照组和通莲Ⅰ号方及拆方组中IKKβ、NF-κB、TNF-α、IL-1β基因表达。结果显示,应用通莲Ⅰ号全方、活血行气拆方和清热解毒拆方处理EC109细胞后,与对照组相比各基因表达有不同程度的减弱,全方作用强于各拆方;实验也显示,滋阴养血拆方对此表达通路各蛋白无抑制作用。实验结果说明,通莲Ⅰ号治疗食管癌的有效组分在活血行气、清热解毒、滋阴养血类药物的协同作用,通过抑制核因子介导的信号通路相关基因表达,达到控制癌细胞生长的目的。

本研究证明,通莲Ⅰ号中的各味药物正是紧扣食管癌气滞、瘀毒、津枯的病机,以活血行气、清热解毒、滋阴养血为主要功效治疗食管癌。通过以方测证,气滞、瘀毒与肿瘤细胞中NF-κB信号转导通路各信号分子表达增强有密切关系。

第五节 血瘀型食管癌患者血清调节食管癌 EC9706 细胞周期及机制研究

近年来的许多研究表明,不同阶段的食管癌患者血液流变学指标增高,患者血液处于明显高凝状态,随着病情不断加重,癌细胞不断生长、浸润、转移,机体高凝逐渐加重,因而血瘀是食管癌形成发展的主要中医病机之一。

研究发现,肿瘤患者有与健康人不同的血液成分,不同证型的肿瘤患者血清也表现出成分差异,本研究以脾气虚证患者和健康志愿者血清为对照,观察了血瘀型食管癌患者血清对食管癌EC9706细胞增殖、细胞周期和细胞周期相关蛋白——增殖细胞核抗原(proliferating cell nuclear antigen, PCNA)的影响,从细胞增殖角度揭示血液内环境影响食管癌血瘀证形成的分子机制。

一、材料与方法

1. 材料

（1）人血清　从迁安燕山医院、遵化市人民医院肿瘤内科筛选病理确诊的初诊食管癌患者，3 名独立调查员按食管癌证型调查表（按照《中华人民共和国中医药行业标准·中医病症诊断疗效标准》制定）执行辨证，确定血瘀证和脾气虚证患者各 10 例；另选取健康志愿者 10 例，所有入选病例均签署患者知情同意书，并取得河北联合大学医学伦理审查委员会审查报告。抽取两组患者和健康人晨起空腹血 10 mL，室温静置 30 min，3 000 g 4℃ 离心 15 min，取上清液，水浴 50℃ 灭活 30 min，各样本于−80℃ 单独冻存。

（2）主要试剂　RPMI 1640 培养基（Gibco 公司），胎牛血清（Gibco 公司），胰蛋白酶（Gibco 公司），噻唑蓝（Amresco 公司），二甲基亚砜（Amresco 公司），核糖核酸酶 A（Sigma 公司），碘化丙啶（Sigma 公司），PCNA 多克隆抗体（Santa Cruz 公司），山羊抗兔 IgG - HRP（武汉华美生物工程有限公司）。

（3）细胞　人食管癌 EC9706 细胞株（购自中国医学科学院基础医学研究所细胞中心）。

（4）仪器　1100 型单人超净工作台（FORMA 公司），3336 CO_2 培养箱（FORMA 公司），TMD - 2 倒置式显微镜（Nikon 公司），3MK 型低温高速离心机（Sigma 公司），NOVAPATH450 酶标光度计（Bio - Tek 公司），FACSCDLIBUR 流式细胞仪（BD 公司），JY92 - ⅡD 超声波细胞破碎仪（宁波新芝生物科技股份有限公司），垂直电泳仪（ATTO 公司），凝胶扫描分析系统（Bio - Rad 公司）。

2. 方法

（1）细胞培养　以 10% 胎牛血清 RPMI 1640 培养基 10 mL，接种 EC9706 细胞于 Φ100 mm 培养皿中，置于 37℃、5% CO_2、饱和湿度的培养箱孵育。

（2）噻唑蓝法　以 1×10^4 个细胞/孔的密度接种于 96 孔平面培养板，含胎牛血清培养基使细胞贴壁 24 h，饥饿细胞 24 h，随机取 3 组人血清各一份，以 RPMI 1640 培养基配制如下梯度浓度：31. 25 μL/10 mL、62. 5 μL/10 mL、125 μL/10 mL、250 μL/10 mL、500 μL/10 mL、1 000 μL/10 mL 培养基浓度孵育细胞；空白对照组以自由培养基孵育细胞，作为平行对照。每组均设置 3 个复孔，继续培养 48 h。去上清液，每孔加 100 μL 含有 0. 2 mg/mL 噻唑蓝自由培养基，37℃ 继续培养 4 h，去上清液，加入 150 μL 二甲基亚砜溶解噻唑蓝，摇床上混匀 15 min，酶标仪上以 570 nm/630 nm 测定 OD 值。从各组人血清标本中再随机选取单独样本，重复本实验 4 次。按照公式：肿瘤细胞生长增殖率（%）=（实验组 OD 值/对照组 OD 值−1）×100%，计算各血清组对肿瘤细胞生长的增殖率，求出 3 组人血清刺激细胞增殖 50%浓度值(PI_{50})。

(3) 细胞周期测定 以 1×10^6/皿细胞密度接种 EC9706 细胞于 $\Phi100$ mm 培养皿中,贴壁 24 h,分别加入含有 PI_{50} 浓度的 3 组人血清 RPMI 1640 培养基,孵育 24 h,收集入 15 mL 离心管中,磷酸盐缓冲液 2 mL 重悬细胞,加入 70%乙醇固定细胞,4℃过夜。弃掉乙醇,并在 3 mL 预冷的磷酸盐缓冲液中重悬细胞,再离心,弃掉磷酸盐缓冲液,依次加入磷酸盐缓冲液 850 μL,10 g/L 核糖核酸酶 A 10 μL,1% Triton X - 100 100 μL,1 g/L 碘化丙啶 40 μL,37℃下避光孵育 5 min。400 目筛网过滤细胞,上流式细胞仪分析细胞周期,并用 ModiFit LT 软件分析结果,得出不同组别细胞在各细胞周期的百分比。

(4) 蛋白提取 将空白对照组、3 组人血清干预的细胞冰上收集,离心,裂解细胞;15 000 r/min 离心 20 min;取上清液。考马斯亮蓝法测蛋白浓度,-20℃保存备用。配 8% SDS - PAGE(分离胶)和积层胶。

(5) 蛋白质印迹分析方法 灌胶、上样、电泳,转移过夜。转移结束后,加丽春红染料染色,标记标准蛋白分子量。加封闭液在摇床上振摇 1 h,阻断膜上的非特异性结合位点;加入 PCNA 一抗,6 h 后加入二抗反应 4 h;加入增强化学发光试剂,X 光摄片。

(6) 统计学方法 3 组细胞 PI_{50} 求值使用 SPSS 18.0 软件,F 检验,绘制量效关系曲线图,曲线拟合方程。各组间细胞增殖率、周期分布率、PCNA 蛋白表达相对灰度值的比较采用单因素方差分析。

二、结果

1. 人血清对食管癌 EC9706 细胞增殖的影响

6 个不同梯度的人血清浓度加入 RPMI 1640 培养基中孵育细胞,3 组血清干预的食管癌 EC9706 细胞均呈增殖态势,但血瘀证组、脾气虚证组患者血清浓度与细胞增殖呈近似立方关系,而健康志愿者组血清浓度与细胞增殖呈近似线性关系。在 500 μL/10 mL、1 000 μL/10 mL 浓度,血瘀证组细胞增殖率与其他两组比较,有显著性差异($P<0.05$)。血瘀证组 PI_{50} 浓度为 711 μL/10 mL,脾气虚证组 PI_{50} 浓度为 1 180 μL/10 mL,健康志愿者组 PI_{50} 浓度为 1 243 μL/10 mL(图 4 - 9)。

2. 人血清对 EC9706 细胞生长周期的影响

细胞周期流式细胞仪检测结果显示,空白对照组、脾气虚证组患者血清和健康志愿者组细胞周期分布无显著性差异。血瘀证组患者细胞 G_1 期细胞明显减少;S期细胞比例明显增高,达到(38.85 ± 3.11)%,与其他三组比较有显著性差异($P<0.05$)(图 4 - 10,图 4 - 11)。

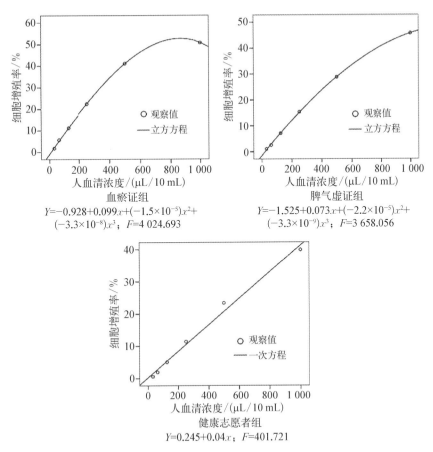

血瘀证组
$$Y=-0.928+0.099x+(-1.5\times10^{-5})x^2+(-3.3\times10^{-8})x^3;\ F=4\ 024.693$$

脾气虚证组
$$Y=-1.525+0.073x+(-2.2\times10^{-5})x^2+(-3.3\times10^{-9})x^3;\ F=3\ 658.056$$

健康志愿者组
$$Y=0.245+0.04x;\ F=401.721$$

图 4 - 9　人血清对 EC9706 细胞增殖作用的量效关系曲线拟合图

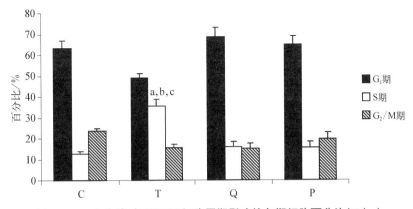

图 4 - 10　人血清对 EC9706 细胞周期影响的各期细胞百分比 ($\bar{x}\pm s$)

C：空白对照，无血清；T：血瘀证组患者血清浓度为 711 μL/10 mL；Q：脾气虚证组患者血清浓度为 1 180 μL/10 mL；P：健康志愿者组血清浓度为 1 243 μL/10 mL。a. 与空白对照组比较，$P<0.05$；b. 与脾气虚证组比较，$P<0.05$；c. 与健康志愿者组比较，$P<0.05$

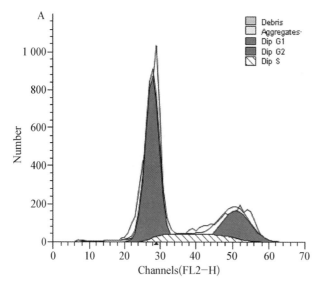

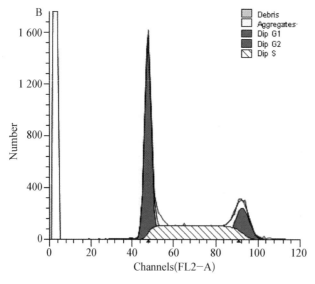

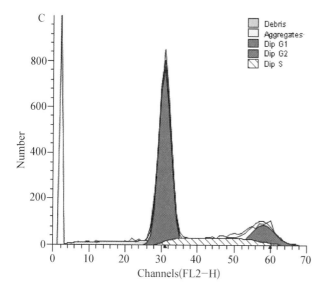

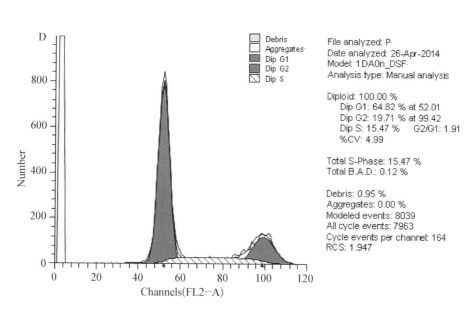

图 4 - 11　人血清对 EC9706 细胞周期影响的流式细胞图

A. 空白对照,无血清;B. 血瘀证组患者血清浓度为 711 μL/10 mL;C.脾气虚型证组患者血清浓度
为 1 180 μL/10 mL;D. 健康志愿者组血清浓度为 1 243 μL/10 mL

3. 人血清对 EC9706 细胞 PCNA 蛋白表达的影响

蛋白质印迹法分析显示,3 组人血清干预的食管癌 EC9706 细胞,PCNA 蛋白表达均不同程度地增强。血瘀证组与空白对照组比较,PCNA 蛋白相对灰度值有极显著性差异($P<0.01$);与脾气虚证组比较,有显著性差异($P<0.05$)。结果表明,血瘀证组患者血清对 EC9706 细胞 PCNA 蛋白表达具有较强促进作用(图 4-12 和表 4-5)。

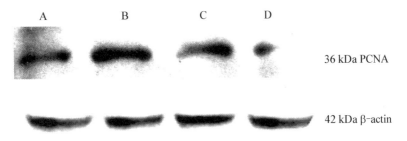

图 4-12 人血清对 EC9706 细胞 PI3K/Akt 信号通路蛋白表达的影响

A. 空白对照,无血清;B. 血瘀证组患者血清浓度为 711 μL/10 mL;C. 脾气虚证组患者血清浓度为 1 180 μL/10 mL;D. 健康志愿者组血清浓度为 1 243 μL/10 mL

表 4-5 人血清影响 EC9706 细胞 PCNA 蛋白表达相对灰度值($\bar{x} \pm s$)

组　　别	PCNA/β-actin
空白对照组	0.517±0.202
血瘀证组	1.459±0.495[ab]
脾气虚证组	0.687±0.196
健康志愿者组	0.196±0.054

a. 与空白对照组比较,$P<0.01$;b. 与脾气虚证组比较,$P<0.05$。

三、讨论

血液中多种物质直接影响食管癌证候的形成与演变,近年来有关研究多集中在单一血液成分如细胞因子等机制探讨,但从整体上研究血液对食管癌证候影响作用的报道甚少。

对于食管癌的血瘀病机,古代文献论述颇丰。明朝戴思恭在《推求师意·膈噎》中认为,"怒甚则死血菀于上,积在膈间,碍气升降,致津液聚而为痰为饮,与血相搏而成噎膈",点明了瘀血碍气升降而致噎膈。徐大椿说:"噎膈之证,必有瘀血,顽痰逆气,阻隔胃气。"点明了食管癌与瘀血关系之密切。王肯堂认为:"食物下咽,屈曲自膈而下,梗涩作微痛,多是瘀血。"堪称真知灼见,为后世食管癌从瘀论治提供了理论依据。上述论述表明,我国古代中医对血瘀型食管癌从理论到实践都积累了一定的经验。

在强调血瘀病机对食管癌发病重要作用的同时,中医认为,血行脉中,赖气以推动,故有"气以行血"之论。如果气虚不能推动血液运行,则势必造成血流涩滞,导致血瘀证的形成。食管癌患者存在脾胃气虚的病理变化,为血瘀的形成奠定了基础。因此脾气虚证与血瘀证在食管癌病变中存在密切关系。

本研究以食管鳞癌 EC9706 细胞为体外模型,血瘀证患者的血清作为干预因素,同时收集脾气虚证患者的血清和健康志愿者的血清作为对照,以此来准确、客观说明血瘀证患者血清对该证型食管癌形成的分子机制。

噻唑蓝法检测表明,血瘀证患者血清显著刺激细胞增殖,其 PI_{50} 值为 711 $\mu L/$ 10 mL 培养基体积;与之相对的,脾气虚证患者和健康志愿者血清的 PI_{50} 超出了 6 个实验浓度,达到了 1 180 $\mu L/$ 10 mL 较高浓度,表明该两组人血清对癌细胞的刺激作用很小。

细胞周期是指亲代细胞分裂结束到子细胞分裂结束之间的间隔时期。一个典型的细胞周期有 4 个期即 G_1、S、G_2 和 M 构成。细胞周期调控异常是癌变的重要机制,恶性肿瘤细胞的周期调控失控使细胞正常分化受阻,从而处于过度增殖状态。周期中 S 期的比例反映了肿瘤细胞群体中处于增殖阶段的数量,从一定程度上代表了细胞增殖状态。血瘀证患者血清刺激的细胞 S 期比例为 38% 左右,与其他各对照组相比较,有显著性差异($P<0.05$)。结果表明,血瘀证患者血液内环境刺激食管癌细胞增殖与调节细胞周期有关,它有力促进了细胞进入活跃 S 期。

无限制的恶性增殖是细胞癌变的重要生物学特性。PCNA 作为肿瘤标志物,是一种细胞增殖周期蛋白,在 DNA 合成中起重要作用。PCNA 在 G_1 期表达增加,S 期达到高峰,而到 G_2/M 期表达明显下降。肿瘤细胞增生活跃,特别是 S 期即 DNA 合成期的细胞,其 PCNA 表达明显增强,可作为一项评估细胞增殖状态的指标来判断肿瘤恶性程度及预后。PCNA 高表达者说明细胞处于增殖旺盛状态,故本研究选用 PCNA 作为评价细胞周期的分子指标。蛋白质印迹法结果显示,血瘀证组细胞内 PCNA 表达显著增强,蛋白条带相对灰度值与脾气虚证、空白对照组均有显著性差异($P<0.05$),提示食管癌血瘀证与细胞周期调控蛋白超量表达密切相关。值得注意的是,脾气虚证患者血清对肿瘤细胞 PCNA 的刺激作用较弱,与空白对照组无显著性差异,这也证明了脾气虚证形成与细胞周期的调控关系不大。

本研究从细胞增殖、细胞周期和周期调控蛋白等角度探究了特定证候患者血清对食管癌血瘀证形成的机制,探讨了血液微环境与食管癌血瘀证的关系。本研究对人血清刺激肿瘤细胞增殖作用的观察是在理想体外模型上进行的,其在体内所涉及的分子生物学机制值得深入研究。

第六节 不同证候食管癌患者血清调控食管癌 EC9706 细胞 PI3K/Akt/NF-κB 信号 通路差异分析

血瘀和气虚是食管癌中医病机非常重要的两个方面。近年来,中医药辨证抗癌越来越显示出独特优势,但辨证的宏观性、经验性亟待微观、客观证据的支持。

本研究以健康志愿者血清为对照,观察了食管癌血瘀证、脾气虚证患者血清对食管癌 EC9706 细胞增殖及 PI3K/Akt/NF-κB 信号通路关键分子 mRNA 和蛋白表达的影响,以期揭示血瘀和脾气虚血液微环境的证候分子机制。

一、材料与方法

1. 主要试剂与仪器

(1) 病例来源及标准临床病理　确诊的 95% 以上的食管癌患者为鳞癌,同时为保证各组间比较的同一性,本研究选择病理学确诊的食管鳞癌患者,来源于唐山市人民医院、迁安燕山医院肿瘤内科。按照《中华人民共和国中医药行业标准·中医病症诊断疗效标准》确定噎膈血瘀证或脾气虚证标准(由 3 名独立调查员执行辨证),确定血瘀证、脾气虚证患者各 10 人;另选取健康志愿者 10 人(来自两院体检人员)。纳入标准:① 符合食管鳞癌西医病理学诊断;② 符合噎膈血瘀证或脾气虚证中医证候诊断;③ 患者年龄范围为 55~85 岁;④ 志愿参加并签署知情同意书者。排除标准:① 不符合上述西医诊断标准及中医辨证标准者;② 已接受普通药物治疗、手术治疗或放、化疗者;③ 不愿接受研究措施或其他原因不能合作者。所有入选病例均签署患者知情同意书,并取得华北理工大学医学伦理审查委员会审查报告。

(2) 主要试剂　人食管癌 EC9706 细胞株(购自北京协和细胞资源中心);RPMI 1640 培养基(Gibco 公司);新生牛血清(Gibco 公司);胰蛋白酶(Gibco 公司);噻唑蓝(Amresco 公司);二甲基亚砜(Amresco 公司);Trizol 裂解液、互补脱氧核糖核酸(cDNA)合成和荧光定量 PCR 试剂盒(ABI Ambion 公司);引物(上海捷瑞生物工程有限公司);兔抗人 EGFR 多克隆抗体、鼠抗人 PI3K 单克隆抗体、兔抗人 Akt 多克隆抗体、兔抗人磷酸化 Akt(p-Akt)多克隆抗体、兔抗人 NF-κB 多克隆抗体(以上 5 抗体均产自 CST 公司);山羊抗小鼠辣根过氧化物酶标记的免疫球蛋白 G(IgG‐HRP,武汉华美生物工程有限公司);山羊抗兔 IgG‐HRP(武汉华美生物工程有限公司)。

（3）主要仪器　1100 型单人超净工作台(FORMA 公司),NOVAPATH450 型酶标光度计(Bio‐Tek 公司),JY92‐ⅡD 型超声波细胞破碎仪(宁波新芝生物科技股份有限公司),3336 型 CO_2 培养箱(FORMA 公司),TMD‐2 型倒置式显微镜(Nikon 公司),3MK 型低温高速离心机(Sigma 公司),Lightcycler480 型实时定量 PCR 仪(Roche 公司),AE‐6531 型垂直电泳仪(ATTO 公司),GEL‐DOC‐2000 型凝胶扫描分析系统(Bio‐Rad 公司)。

2. **方法**

（1）细胞培养　以 10% 新生牛血清 RPMI 1640 培养基 10 mL,接种 EC9706 细胞于 Φ100 mm 培养皿中,置于 37℃、5%CO_2、饱和湿度的培养箱孵育。

（2）人血清采集及处理　晨起 6:00 时,抽取患者和健康人空腹血 10 mL,室温静置 30 min,3 000 r/min 4℃离心 15 min,56℃水浴灭活,按单个患者 1.5 mL 离心管分装。血清的处理采用甲醇沉淀蛋白法:1 mL 人血清,加 3 mL 甲醇,充分混匀后 4℃静置过夜,3 000 r/min 4℃离心 15 min,取上清液,氮吹仪 37℃水浴挥干,加 1 mL 含 2% 新生牛血清的 RPMI 1640 培养基复溶,一次性无菌滤器(0.22 μm)过滤除菌,各病例血清单独保存备用。

（3）噻唑蓝法　以 $1×10^4$ 个细胞/孔的密度接种于 96 孔平面培养板,含 10% 新生牛血清培养基使细胞贴壁 24 h 后,去除新生牛血清,饥饿细胞 24 h,随机选取血瘀证、脾气虚证患者和健康人血清各 1 例,以 RPMI 1640 培养基配制如下梯度浓度:3.125 μL/mL、6.25 μL/mL、12.5 μL/mL、25 μL/mL、50 μL/mL、100 μL/mL 孵育细胞;空白对照组以不含血清培养基孵育细胞作为平行对照。每组均设置 3 个复孔,继续培养 48 h。去上清液,每孔加 100 μL 含有 0.2 mg/mL 噻唑蓝的磷酸盐缓冲液缓冲液,37℃继续培养 4 h,去上清液,加入 150 μL 二甲基亚砜溶解噻唑蓝,摇床上混匀 15 min,酶标仪上以 570 nm/630 nm 测定 OD 值。按照公式:肿瘤细胞生长增殖率(%)=(实验组 OD 值/对照组 OD 值-1)×100%,计算各血清对肿瘤细胞生长的增殖率,求出 3 组人血清的 PC_{50} 值。使用各组内其他 9 例血清样本重复进行噻唑蓝实验,分别求得 PC_{50} 后取均值即为各组的 PC_{50} 值。

分别以三组内各样品 PC_{50} 血清浓度干预各组细胞,分别提取总 RNA 和总蛋白,进行实时荧光定量聚合酶链式反应(Realtime PCR)和蛋白质印迹法检测。

（4）Realtime PCR　按照 Trizol 试剂说明提取各组细胞总 RNA,紫外分光光度计测定其浓度和纯度,将 RNA 进行逆转录。Realtime PCR 反应体系:协同结合试剂荧光染料 12 μL,cDNA 2 μL,无核糖核酸酶超纯水 8 μL。反应条件:96℃ 3 min,94℃ 30 s,95℃ 5 s,60℃ 35 s,循环 40 次。引物序列如下:PI3K,上游 5′‐

GCACCTGAATAGGCAAGTC - 3′,下游 5′- TCGCACCACCTCAATAAGT - 3′;Akt,上游 5′- TTTGAAGAGCGGCCC - TGTC - 3′,下游 5′- CGGTATAGCA ATTGTACAT - 3′;NF - κB,上游 5′- GAGAGCCCTT - GCCTCCTTT - 3′,下游 5′- CTTCCTTTGGTCTTTCTG - 3′。β - actin,上游 5′- CACTGT - GTTG GCGTACAGG - 3′,下游 5′- TCATCACCATTGGCAATGA - 3′。将各组内 10 例血清标本进行实验,结果进行组间比较,并做统计学分析。

(5) 蛋白提取　与蛋白质印迹分析将各组细胞冰上收集,离心,裂解细胞;3 000 r/min 离心 20 min;取上清液。考马斯亮蓝法测蛋白浓度,-20℃保存备用。配 8% SDS - PAGE(分离胶)和积层胶。灌胶、上样、电泳、转移过夜。转移结束后,加丽春红染料染色,标记标准蛋白分子量。加封闭液在摇床上振摇 1 h,阻断膜上的非特异性结合位点;抗原抗体反应;加入增强化学发光试剂,X 线摄片。将各组内 10 例血清标本进行实验,结果进行组间比较,并做统计学分析。

(6) 统计学方法　SPSS 18.0 软件,绘制量效关系曲线图,曲线拟合方程求出人血清干预的 3 组细胞 PC_{50} 值。各组间细胞 PI3K/Akt 信号通路 mRNA、蛋白表达灰度值测定采用 ImageJ 图像分析软件,取各条带与内参相对值,组间比较使用单因素方差分析,满足正态性和方差齐时,两两比较采用 LSD 法检验;方差不齐时,选用 Dunnett's T3 法检验。采用 $P<0.05$ 为差异有统计学意义。

二、结果

1. 人血清对食管癌 EC9706 细胞增殖的影响

6 个不同梯度的人血清浓度加入 RPMI 1640 培养基中孵育细胞,3 组血清干预的食管癌 EC9706 细胞均呈增殖趋势。曲线拟合方程为,血瘀证组 $Y = -0.928 + 0.099x + (-1.5 \times 10^{-5})x^2 + (-3.3 \times 10^{-8})x^3$,$PC_{50}=71.1 \, \mu L/mL$,脾气虚证组 $Y = -1.525 + 0.073x + (-2.2 \times 10^{-5})x^2 + (-3.3 \times 10^{-9})x^3$,$PC_{50} = 118.0 \, \mu L/mL$,健康人组 $Y = 0.245 + 0.04x$,$PC_{50} = 124.3 \, \mu L/mL$。方程式中,$Y$ 为细胞增殖率,x 为血清浓度。在血清浓度为 25~100 $\mu L/mL$ 时,血瘀证组的细胞增殖率明显高于其他两组,差异有统计学意义($P<0.05$)(图 4 - 13 和表 4 - 6)。

2. 人血清对 EC9706 细胞 PI3K、Akt 和 NF - κB mRNA 表达的影响

Realtime PCR 法测定显示,血瘀证组血清干预的 EC9706 细胞,PI3K、Akt 和 NF - κB mRNA 表达显著增强,3 个指标相对含量与其他三组比较,有显著性差异($P<0.05$)。脾气虚证组与空白对照组和健康人组比较,无显著性差异。结果表明,血瘀证患者血清上调了 EC9706 细胞 PI3K、Akt 和 NF - κB mRNA 表达水平,而脾气虚证患者血清无上调此 3 个分子 mRNAs 表达作用(图 4 - 14 和表 4 - 7)。

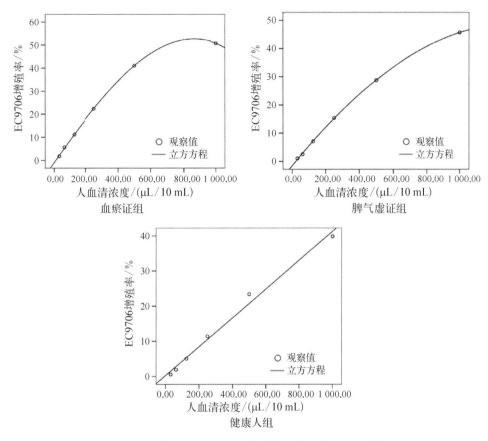

图 4 - 13　人血清对 EC9706 细胞增殖作用的量效关系曲线拟合图

表 4 - 6　倍比梯度人血清浓度与 EC9706 细胞增殖率的量效关系

	例数 (n)	人血清浓度/(μL/mL)					
		3.125	6.25	12.5	25	50	100
血瘀证	10	1.79± 0.84	5.45± 1.96	12.03± 2.31	23.14± 3.97[ab]	42.75± 4.88[ab]	51.16± 4.52[ab]
脾气虚证	10	1.15± 0.53	2.81± 0.99	7.86± 2.71	16.23± 4.64	27.80± 4.07	43.95± 5.71
健康人	10	0.67± 0.30	1.87± 0.63	3.99± 1.45	6.35± 2.19	21.74± 5.11	38.08± 4.90
F 值		14.732	38.693	83.708	1 245.669	539.475	541.791
P 值		0.162	0.074	0.058	0.027	0.043	0.041

a. 与脾气虚证比较，$P < 0.05$；b. 与健康人比较，$P < 0.05$。

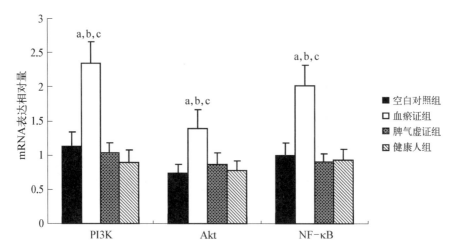

图 4 - 14　人血清对 EC9706 细胞 PI3K、Akt 和 NF - κB mRNA 表达的影响柱形图

a. 与空白对照比较，$P<0.05$；b. 与脾气虚证比较，$P<0.05$；c. 与健康人比较，$P<0.05$

表 4 - 7　人血清对 EC9706 细胞 PI3K、Akt 和 NF - κB mRNA 表达的影响

	例数(n)	PI3K	Akt	NF - κB
空白对照		1.13 ± 0.23	0.73 ± 0.16	1.03 ± 0.24
血瘀证	10	2.42 ± 0.41^{abc}	1.45 ± 0.39^{abc}	2.10 ± 0.35^{abc}
脾气虚证	10	1.05 ± 0.14	0.92 ± 0.22	0.92 ± 0.13
健康人	10	0.89 ± 0.21	0.76 ± 0.19	0.94 ± 0.21
F 值		493.349	118.779	621.306
P 值		0.028	0.039	0.045

注：空白对照，无血清；血瘀证患者血清浓度＝71.1 μL/mL；脾气虚证患者血清浓度＝118.0 μL/mL；健康人血清浓度＝124.3 μL/mL。与空白对照比较，a. $P<0.05$；b. 与脾气虚证比较，$P<0.05$；c. 与健康人比较，$P<0.05$。

3. 人血清对 EC9706 细胞 PI3K/Akt/NF - κB 信号通路蛋白表达的影响

蛋白质印迹法分析显示，食管癌患者血清干预的食管癌 EC9706 细胞 PI3K/Akt 信号通路蛋白表达均有不同程度的增强。血瘀证组与空白对照组、脾气虚证组比较，EGFR、PI3K、Akt、p-Akt 和 NF - κB 蛋白相对灰度值均显著增强，有显著性差异（$P<0.05$）；而脾气虚证组与空白对照组和健康人组之间比较，无显著性差异。结果表明，血瘀型患者血清对 EC9706 细胞 PI3K/Akt/NF - κB 通路蛋白表达具有较强促进作用（图 4 - 15 和表 4 - 8）。

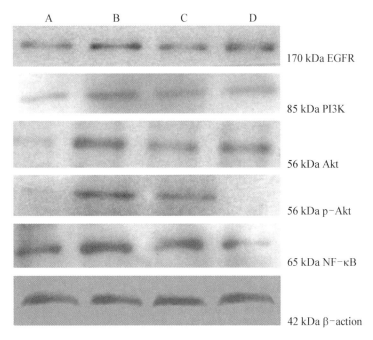

图 4-15　人血清对 EC9706 细胞 PI3K/Akt 信号通路蛋白表达的影响

A. 空白对照,无血清;B. 血瘀型患者血清浓度=71.1 μL/mL;C. 脾气虚型患者血清浓度=118.0 μL/mL;D. 健康人血清浓度=124.3 μL/mL

表 4-8　人血清影响 EC9706 细胞 PI3K/Akt 信号通路各蛋白表达相对灰度值($\bar{x}\pm s$)

	例数 (n)	EGFR/β-actin	PI3K/β-actin	Akt/β-actin	p-Akt/β-actin	NF-κB/β-actin
空白对照		0.249± 0.071	0.088± 0.017	0.108± 0.031	0.112± 0.042	0.608± 0.249
血瘀证	10	0.712± 0.259[abc]	0.654± 0.179[abc]	1.024± 0.253[abc]	0.704± 0.286[abc]	1.194± 0.295[abc]
脾气虚证	10	0.409± 0.118	0.391± 0.104	0.371± 0.097	0.387± 0.149	0.709± 0.278
健康人	10	0.412± 0.124	0.145± 0.038	0.402± 0.151	0.074± 0.021	0.210± 0.059
F 值		87.363	79.324	218.745	111.209	98.797
P 值		0.040	0.022	0.019	0.035	0.038

a. 与空白对照比较,$P<0.05$;b. 与脾气虚证比较,$P<0.05$;c. 与健康人比较,$P<0.05$。

三、讨论

中医理论认为，气血关系密切，血行脉中赖气以推动，故有"气以行血"之论。气虚则不能行血导致血瘀证，这种机制为血瘀的形成奠定了基础。临床资料表明，食管癌初期大多表现为血瘀证，到中后期时，演变为脾气虚证，两证型占食管癌证型的半数以上。因此，探讨两证型的分子机制对于认识食管癌证候演变规律具有重要意义。

近年来，有关恶性肿瘤中医证候分子机制的研究成为热点，但有关不同证型肿瘤患者血液微环境差异及相关分子机制的报道甚少。许多因素会引起血液环境的改变，而血液又反作用于肿瘤细胞。同其他恶性肿瘤一样，不同证型的发生与患者血液微环境的改变关系密切。本研究着眼于食管癌不同证型的血液微环境差异，观察血瘀证、脾气虚证微环境对鳞癌细胞的干预作用，以探讨食管癌血瘀证、脾气虚证的分子机制。

噻唑蓝法检测表明，血瘀证患者血清显著刺激 EC9706 细胞增殖，其 PC_{50} 值为 71.1 $\mu L/mL$；而脾气虚证患者 PC_{50} 为 118.0 $\mu L/mL$。在血清浓度为 25～100 $\mu L/mL$ 时，血瘀证组的细胞增殖率明显高于脾气虚组，差异有统计学意义（$P < 0.05$），表明血瘀证患者血清显著刺激细胞增殖，而脾气虚证患者血清对肿瘤细胞的促增殖作用较小。

本实验采用 PC_{50} 浓度值作为衡量不同证型患者的血清刺激细胞增殖差异的指标，主要基于药物浓度-细胞增殖抑制细胞实验。众所周知，IC_{50} 被业界广泛应用于抗癌药物抑制肿瘤细胞的研究，已经成为相关研究的"金指标"之一。本实验观察了不同证型患者的血清影响食管癌 EC9706 细胞的分子机制，为了更科学、准确地反映不同证型的血清差异，不同组别细胞增殖程度须保持一致，这是比较证候间分子机制差异的重要前提。因此，选择 PC_{50} 浓度的证候血清保证了组间比较时干预因素的同一性和可比性。

PI3K/Akt/NF-κB 信号通路与恶性肿瘤的发生发展、转移关系密切；包括食管癌在内的多种肿瘤都可以激活此通路。以 EGFR 为代表的生长因子受体激活 PI3K 产生第二信使。Akt 是 PI3K 下游仅有的可促进细胞进行恶性转化的蛋白，Akt 的磷酸化（p-Akt）进一步激活 NF-κB。NF-κB 是多种生理和病理过程的关键转录因子，它的一个特定功能是通过诱导靶基因来促进细胞存活，其产物可抑制正常细胞和肿瘤细胞的细胞凋亡。NF-κB 的活性被激活后，可启动下游分子如 TNF-α、IL-1β 等，从而促进肿瘤细胞的增殖、浸润和转移。

本实验运用 Realtime PCR 和蛋白质印迹法检测了空白对照组、血瘀证组、脾气虚证组和健康人组中 PI3K/Akt/NF-κB 信号通路相关因子表达。

　　Realtime PCR 检测显示,血瘀证组血清干预的 EC9706 细胞,PI3K、Akt 和 NF‑κB mRNA 表达显著增强,与其他三组比较差异有统计学意义($P < 0.05$)。而脾气虚证组血清干预的细胞 3 个指标无增高,与空白对照组和健康人血清干预作用比较无统计学意义。结果表明,血瘀证微环境在 RNA 水平上调了相关因子的转录水平。蛋白质印迹结果显示,血瘀证患者血清干预的细胞 PI3K/Akt/NF‑κB 信号通路 EGFR、PI3K、Akt、p‑Akt 和 NF‑κB 蛋白表达均显著增强,与空白对照组、脾气虚证组干预细胞的蛋白表达比较,差异有统计学意义($P < 0.05$),显示出了不同证型血清的多靶点刺激效应。而脾气虚证组的 5 种蛋白表达无增高,与空白对照组和健康人组比较无统计学意义。结果表明,血瘀证患者的血清对 PI3K/Akt/NF‑κB 信号通路各蛋白具有特征性促表达作用,而脾气虚证患者的血清对食管癌细胞的 PI3K/Akt/NF‑κB 信号通路刺激作用较弱。因此,本研究组提出血瘀证食管癌"PI3K/NF‑κB 证候分子标志物"的概念,即食管癌患者体内 PI3K/Akt/NF‑κB 信号通路的过表达与血瘀证密切相关。

　　本实验从细胞增殖、PI3K/Akt/NF‑κB 信号通路 mRNA 和蛋白表达等角度研究了不同证型的食管癌患者血清对食管癌 EC9706 细胞的干预作用和分子机制。需要指出的是,食管癌不同证型的形成是很复杂的,其他相关和更深层次的机制值得深入研究。

第七节　加味通幽汤对食管癌 EC9706 细胞 PI3K/Akt/mTOR 信号通路的影响

　　研究组前期实验表明,加味通幽汤通过调节细胞周期和 NF‑κB 信号通路相关蛋白表达,抑制食管鳞癌细胞增殖。众所周知,中药复方抗癌分子机制复杂,具有多靶点效应,笔者进一步关注了该方对 PI3K/Akt/mTOR 信号通路的效应。

一、材料和方法

　　1. 材料

　　(1) 药物　加味通幽汤药物组成:桃仁、红花、升麻、槟榔、半枝莲、白花蛇舌草;质量分数为 2∶1∶1∶1∶3∶3。各单味药物均购于唐山市中医医院中药房,经华北理工大学药学院韩淑英教授鉴定为正品。

　　(2) 细胞株　食管鳞癌 EC9706 细胞,购于北京协和细胞资源中心。

　　(3) 主要试剂　RPMI 1640 培养基(Gibco 公司),新生牛血清(Gibco 公司),胰蛋白酶(Amresco 公司),青霉素、链霉素(华北制药集团有限责任公司),噻唑蓝

（Amresco 公司），二甲基亚砜（Amresco 公司），Trizol 裂解液（Invitrogen 公司），cDNA 合成和荧光定量 RT‐PCR（RT‐qPCR）试剂盒（ABI Ambion 公司），引物（上海捷瑞生物工程有限公司），鼠抗人 PI3K 单克隆抗体（CST 公司），兔抗人 Akt 多克隆抗体（CST 公司），兔抗人磷酸化 Akt 多克隆抗体（CST 公司），兔抗人 mTOR 多克隆抗体（CST 公司），预染次高分子量标准蛋白（Sigma 公司），山羊抗小鼠 IgG‐HRP（武汉华美生物工程有限公司），山羊抗兔 IgG‐HRP（武汉华美生物工程有限公司）。

（4）仪器　单人超净工作台（Thermo 公司），NOVAPATH450 型酶标光度计（Bio‐Tek 公司），JY92‐ⅡD 型超声波细胞破碎仪（宁波新芝生物科技股份有限公司），CO_2 培养箱（Thermo 公司），荧光倒置显微镜（Olympus 公司），低温高速离心机（Sigma 公司），实时定量 PCR 仪（Roche 公司），垂直电泳仪（ATTO 公司），凝胶扫描分析系统（Bio‐Rad 公司）。

2. 方法

（1）药物提取　应用蒸馏水煎煮，武火煮沸，文火 20 min，煎煮 2 次，合并 2 次煎煮的药汁，按 1∶1 的比例加入 95% 乙醇，4℃ 冰箱静置 24 h，收集上清液，过滤、回收乙醇，干燥，冷藏备用。用不含血清培养基稀释，过滤除菌，根据需要调整药物浓度。

（2）细胞培养　以含有 10% 新生牛血清的 RPMI 1640 培养基 10 mL，接种 EC9706 细胞于 6 孔板培养皿中，置于 37℃、5%CO_2、饱和湿度的 CO_2 培养箱孵育。

（3）药物对细胞生长抑制作用观察　细胞接种于 96 孔培养板，以含 10% 新生牛血清培养基孵育细胞 24 h，加入药物，RPMI 1640 培养基配制如下 6 个质量浓度：8 g/L、4 g/L、2 g/L、1 g/L、0.5 g/L、0.25 g/L；设阴性对照组，以完全培养基孵育细胞。每组均设置 3 个复孔，继续培养 24 h、48 h、72 h。去上清液，每孔加 100 μL 含有 0.2 mg/mL 噻唑蓝的磷酸盐缓冲液，37℃ 继续培养 4 h，去上清液，加入二甲基亚砜溶解噻唑蓝，摇床上混匀 15 min，酶标仪上以 570 nm 测定 OD 值。按照公式：肿瘤细胞生长抑制率（%）＝（1－实验组 OD 值/对照组 OD 值）×100%，计算药物对 EC9706 细胞生长的抑制率。求得 6 个质量浓度所对应的抑制率后，以 SPSS 18.0 软件 probit 回归分析求出 24 h、48 h 和 72 h 的 IC_{50} 值。以 3 个 IC_{50} 浓度干预细胞，进行实时荧光定量 PCR 测定，以 72 h 的 IC_{50} 值进行蛋白质印迹检测。

（4）RT‐qPCR　在药物作用 24 h、48 h 和 72 h 后分别收集细胞，按照 Trizol 试剂说明提取各组细胞总 RNA，紫外分光光度计测定其浓度和纯度，将 RNA 进行逆转录。Realtime PCR 反应体系：协同结合试剂荧光染料 12 μL，cDNA 2 μL，无核糖核酸酶超纯水 8 μL。反应条件：96℃ 3 min，94℃ 30 s，95℃ 5 s，60℃ 35 s，循环 40 次。引物序列如下：PI3K，上游 5′‐GCACCTGAATAGGCAAGTC‐3′，下游 5′- TCGCACCACCTCAATAAGT - 3′;Akt,上游,5′- TTTGAAGAGCGG CCCTGTC - 3′,下游 5′- CGGTATAGCAATTGTACAT - 3′;mTOR,上游 5′- CCGCTGAGTACGTGGAATTTGAG - 3′,下游 5′- GAAGAAGGTAGGG ACGCTGA - TGG - 3′,β - actin,上游 5′- CACTGTGTTGGCGTACAGG - 3′,下游 5′- TCATCACCATTGGCA - ATGA - 3′。

（5）蛋白提取　于药物作用 72 h 收集细胞,将各组细胞冰上收集,离心,裂解细胞;3 000 r/min 离心 20 min;取上清液。考马斯亮蓝法测蛋白浓度,－20℃保存备用。配 8％ SDS - PAGE(分离胶)和积层胶。

（6）蛋白质印迹法分析　灌胶、上样、电泳,转移过夜。转移结束后,加丽春红染料染色,标记标准蛋白分子量。加封闭液在摇床上振摇 1 h,阻断膜上的非特异性结合位点;抗原抗体反应;加入增强化学发光试剂,X 线摄片。

（7）统计学方法　SPSS 18.0 软件,Probit 回归分析不同时间点加味通幽汤对细胞的 IC_{50} 值。各组间细胞 PI3K/Akt/mTOR 信号通路蛋白表达灰度值测定采用 ImageJ 图像分析软件,取各条带与内参相对值。同时间点两两组间比较采用配对 t 检验,以 $P < 0.05$ 为差异有统计学意义。

二、结果

1. 药物对肿瘤细胞的生长抑制率

Probit 回归分析法(95％置信区间)测得加味通幽汤 24 h 的 IC_{50} 为 8.89 g/L;48 h 的 IC_{50} 为 3.48 g/L;72 h 的 IC_{50} 为 3.06 g/L。可见该方对细胞抑制作用呈显著量效、时效关系(图 4 - 16)。

2. 药物对细胞 PI3K/Akt/mTOR 信号通路 mRNA 表达的影响

运用实时荧光定量 PCR 法,在 24 h、48 h 和 72 h 三个时间点分析了加味通幽汤对细胞 PI3K、Akt 和 mTOR 的 mRNA 表达的影响。在 24 h 时,加味通幽汤组与阴性对照组相比,3 个指标差异均无统计学意义;在 48 h 时,加味通幽汤组与对照组比较,3 个指标差异有统计学意义($P < 0.05$);在 72 h 时,此种差异更为显著($P < 0.01$)(图 4 - 17)。

3. 药物对细胞 PI3K/Akt/mTOR 信号通路蛋白表达的影响

如前所见,加味通幽汤对细胞抑制作用明显,呈量效、时效关系;实时荧光定量 PCR 显示加味通幽汤干预细胞 72 h 时,对 PI3K/Akt/mTOR 信号通路关键分子的 mRNA 作用最为显著。因此,进一步观察了在 72 h 时 PI3K/Akt/mTOR 信号通路蛋白表达的变化。加味通幽汤对 PI3K、Akt、p-Akt 和 mTOR 蛋白表达有明显抑制作用,与阴性对照组比较,3 个指标差异有统计学意义($P < 0.05$)(图 4 - 18 和表 4 - 9)。

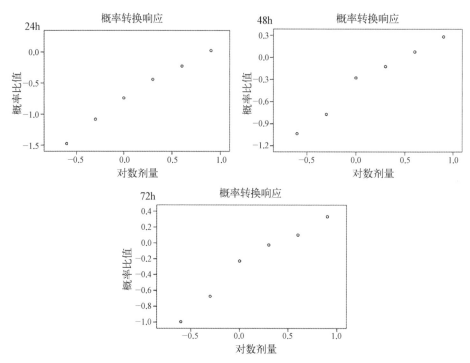

图 4-16 Probit 回归分析加味通幽汤对 EC9706 细胞的量效、时效关系图

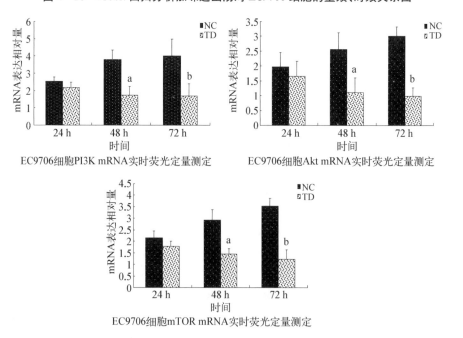

图 4-17 加味通幽汤对细胞 PI3K、Akt 和 mTOR 的 mRNA 表达影响的柱形图

NC：阴性对照组；TD：加味通幽汤组。a：同时间点与 NC 比较，$P < 0.05$，b：同时间点与 NC 比较，$P < 0.01$

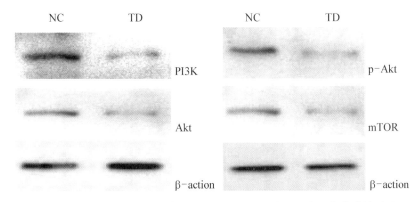

图 4 - 18　加味通幽汤对细胞 PI3K/Akt/mTOR 信号通路蛋白表达的影响

NC：阴性对照组；TD：加味通幽汤组

表 4 - 9　加味通幽汤影响 EC9706 细胞 PI3K/Akt/mTOR 信号通路蛋白表达相对灰度值($\bar{x} \pm s$)

	PI3K/β - actin	Akt/β - actin	p-Akt/β - actin	mTOR/β - actin
阴性对照组	1.8±0.2	0.9±0.3	0.9±0.2	0.8±0.3
加味通幽汤组	0.4±0.1[a]	0.3±0.1[a]	0.4±0.1[a]	0.2±0.1[a]

a. 与阴性对照组比较，$P < 0.05$。

三、讨论

加味通幽汤依据"金元四大家"之一李东垣所创"通幽汤"加味化裁而来，专为食管癌阴虚血亏、热毒内结而设。

PI3K/Akt/mTOR 信号通路是目前肿瘤研究中备受关注的通路之一，其在癌细胞增殖和凋亡、细胞周期调控、血管生成、侵袭转移等方面发挥重要作用。PI3K/Akt/mTOR 信号通路的活化是一个多步骤的过程：在受体酪氨酸激酶作用下，受到 PI3K 相应配体的刺激，发生寡聚化和自身磷酸化，活化后磷酸化磷脂酰肌醇二磷酸生成 PIP3，PIP3 和 Akt 的 N 端 PH 结构域结合，使 Akt 从细胞质转移到细胞膜上，Akt 又使 mTOR 等一系列底物磷酸化，调节癌细胞增殖、生长、新陈代谢等。

研究表明，该通路在多种食管癌细胞系中均可检测到通路抑制基因的变异或缺失、PI3K 的突变或扩增、受体激活或 PI3K/Akt/mTOR 通路下游分子的激活。由于 PI3K 信号通路在食管癌中广泛激活，靶向该通路治疗食管癌具有很好的前景。用作抗肿瘤药物的小分子拮抗剂主要在 PI3K、Akt 和 mTOR 三个主要位点靶向抑制 PI3K 信号通路。

本实验采用噻唑蓝法对加味通幽汤作用 24 h、48 h 和 72 h 后的细胞进行细胞毒性实验,结果显示该方有较强抑制作用,并且呈剂量和时间依赖性。量效关系方面,IC_{50} 出现在 $3\sim9$ g/L 范围内,显示出良好的药效。时效关系方面,在 48 h 和 72 h 时间点,IC_{50} 值非常接近,维持在 $3\sim3.5$ g/L,提示该方对细胞的药效存在"时间饱和"现象,即在 48 h 时药物作用达到平台期。

笔者分别运用实时荧光定量 PCR 法、蛋白质印迹法检测了 PI3K/Akt/mTOR 信号通路关键分子在 mRNA 水平、蛋白水平的变化。实时荧光定量 PCR 法显示,加味通幽汤干预细胞 48 h 后,PI3K、Akt 和 mTOR 的 mRNAs 表达均呈现显著下降,干预 72 h 后,mRNA 表达下调更加显著,与阴性对照组比较呈极显著性差异($P<0.01$)。因此,进一步运用蛋白质印迹法观察了 72 h 后 PI3K、Akt 和 mTOR 的蛋白表达水平,结果显示与阴性对照组比较呈显著性差异($P<0.05$)。PI3K/Akt/mTOR 关键分子 mRNA 和蛋白水平的下调丰富了加味通幽汤抗食管癌细胞的分子机制,说明了加味通幽汤抑制 EC9706 细胞增殖与调控 PI3K/Akt/mTOR 信号通路有关。

正如其他许多研究证实的,中药复方的抗癌机制复杂,呈现"多靶点"效应,加味通幽汤抑制食管癌细胞增殖是否还涉及更广泛的信号分子,值得进一步研究。

第八节 加味通幽汤对缺氧条件下食管癌 细胞血管生成拟态和增殖的影响

1999 年,Maniotis 等在对人眼葡萄膜黑色素瘤的研究中发现了血管生成拟态(vasculogenic mimicry, VM),血管生成拟态是对传统肿瘤血管生成理论的补充。肿瘤增生过快造成肿瘤微环境始终处于相对缺氧和代谢紊乱状态,这是恶性肿瘤的生长特点之一。研究表明,缺氧可触发机体产生一系列应激性保护反应。肿瘤细胞在没有内皮细胞的参与下,表型出现转化,通过自身变形和基质重塑直接形成特有的微循环管道,这种管道能够执行微血管功能,部分弥补了因为血管新生滞后于瘤体生长所造成的氧和营养供给的缺乏,促进肿瘤迅速增长。

加味通幽汤全方由桃仁、红花、升麻、槟榔、半枝莲和白花蛇舌草 6 味中药组成。方中活血化瘀药桃仁、红花与行气散结药升麻、槟榔抑瘤效果显著;半枝莲、白花蛇舌草中含有的黄酮类、总多糖、皂苷等具有显著的抑瘤和促凋亡作用,临床广泛应用于包括食管癌在内的多种实体肿瘤。本研究观察了加味通幽汤对缺氧条件下食管癌 EC109 细胞血管生成拟态和细胞增殖的影响。

一、材料

(1) 动物及细胞株 $4\sim6$ 周龄 SD 雄性大鼠 40 只,体重 $200\sim400$ g,清洁级,

购于军事医学科学院实验动物中心,合格证号 SCXK-(军)2014-0001。人食管癌 EC109 细胞株购于北京协和细胞资源中心。

(2) 药物与试剂　加味通幽汤组方桃仁 5 g,红花 15 g,升麻 10 g,槟榔 5 g,半枝莲 15 g,白花蛇舌草 15 g。以上中药均购于北京同仁堂唐山连锁药店有限责任公司。新生牛血清(Gibco 公司),胰蛋白酶(Gibco 公司),RPMI 1640 培养基(Corning 公司),磷酸盐缓冲液(BI 公司),10% 水合氯醛,Matrigel 基质胶(Corning 公司),CCK-8(Amersco 公司),$10 \times CoCl_2$(Sigma 公司)。

(3) 仪器与材料　96 孔细胞培养板(Corning 公司),24 孔细胞培养板(Corning 公司),细胞培养瓶(Corning 公司),移液管(Gibcol 公司),离心管(Gibcol 公司),3MK 型低温高速离心机(Sigma 公司),1100 型无菌超净台(FORMA 公司),3366 型 CO_2 培养箱(FORMA 公司),TMD-2 倒置式显微镜(Nikon 公司),NOVAPATH450 型酶标光度计(Bio-Tek 公司)。

二、方法

(1) 方药制备　加味通幽汤加入 30 倍体积的水,浸泡 30 min,武火煮沸,文火煎煮 40 min,收集药液,入烧杯中浓缩方药至 200 mL,-20℃冻存,用时调至所需浓度。

(2) 大鼠血清制备　4～6 周龄 SD 雄性大鼠 40 只,将其随机分为两组(对照组 15 只,含药组 25 只),对照组和含药组分别灌胃 0.9% 的生理盐水和加味通幽汤。调整加味通幽汤浓度:以标准成人用量为基础,按照大鼠体表面积与人体换算系数,计算大鼠所需生药量,以超纯水调整药液浓度。

两组大鼠灌胃量均为 1 mL/d,连续灌胃 14 d。最后一次灌胃后 12 h,腹主动脉取血,离心后取上层血清。将提取到的血清 56℃恒温水浴灭活加热 30 min 后,在超净台中用针式滤器(0.22 μm)过滤除菌,放入 EP 管中,-80℃冷冻保存备用。

(3) 细胞培养及种板(96 孔)　以含有 10% 的磷酸盐缓冲液和 1% 的双抗 1640 培养基 10 mL 接种 EC109 细胞于 100 mm² 培养皿中,待其生长至对数期,磷酸盐缓冲液冲洗后用 0.25% 胰蛋白酶消化,离心反复吹打成单细胞悬液,细胞密度 10 000 个/mL,每孔接种 150 μL 的悬液,培养 1 d。

(4) 细胞形态观察　24 孔板每孔加入 300 μL Matrigel 基质胶(冰上操作),置于培养箱 30 min 使其凝固,每孔给予 1 000 μL 各实验组单细胞悬液,培养 1 d。倒置显微镜(×200)下观察拍摄细胞形态。

(5) CCK-8 细胞增殖实验　取出 96 孔板,弃培养基。实验分为 A 组(对照组)、B 组(缺氧)、C 组(含药血清对照组)、D 组(含药血清治疗组)。A 组:10% 对照大鼠血清、90% RPMI 1640 空白培养基;B 组:10% 对照大鼠血清、10%

10 mmol/L 的 $CoCl_2$ 缺氧诱导液和 80％ 1640 空白培养基；C 组：10％含药大鼠血清、90％ RPMI 1640 空白培养基；D 组：10％含药大鼠血清、10％ 10 mmol/L 的 $CoCl_2$ 缺氧诱导液和 80％ RPMI 1640 空白培养基。每孔分别加入各组所需培养基 100 μL，每组设 3 个复孔。培养 1 d 后，每孔加入 10 μL 的 CCK - 8，培养 2 h，酶标仪 450 nm 处测 OD 值。

（6）统计学方法　采用 SPSS 18.0 统计软件进行分析，组间差别显著性检验采用单因素方差分析，以 $P < 0.05$ 为差异有统计学意义。

三、结果

1. 加味通幽汤对细胞血管生成拟态的影响

四组培养 24 h 后形态发生明显变化。镜下观察，对照组 EC109 细胞成团块状生长，无明显规律。缺氧组细胞则相互连接，成单条或多条管状结构。在给药后细胞都发生了凋亡。含药血清对照组细胞分散无规律，而含药血清治疗组细胞聚集成团状或条索状，没有出现管状结构（图 4 - 19）。

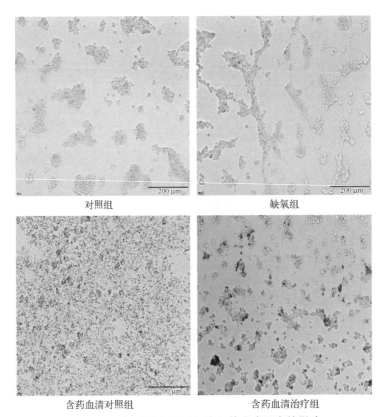

对照组

缺氧组

含药血清对照组

含药血清治疗组

图 4 - 19　加味通幽汤对细胞血管生成拟态的影响

2. 加味通幽汤对缺氧条件下细胞增殖的影响

本实验给予加味通幽汤刺激后,各组间 EC109 细胞增殖出现显著差异(图 4-20)。与对照组相比,EC109 细胞给予 $CoCl_2$ 处理后,细胞活性明显降低,此差异具有统计学意义($P=0.000$)。EC109 细胞给予含药血清处理后与对照组相比,细胞活性无明显变化,$P=0.867$。然而,$CoCl_2$ 刺激 EC109 细胞后给予含药血清治疗,细胞活性与含药血清对照组和缺氧组相比,细胞活性均有所下降,此差异均具有统计学意义($P=0.000$)。提示加味通幽汤进一步抑制缺氧诱导的 EC109 细胞活性。

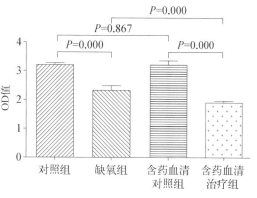

(One-way ANOVA, $F=85.703, n=6$)

图 4-20　CCK-8 法检测细胞增殖情况柱状图(24 h)

四、讨论

中医理论认为,食管癌的重要病机是内伤饮食、情志不遂互为因果:陈无择在《三因极一病证方论》卷八中指出"喜怒不常,忧思过度,恐虑无时,郁而生涎,涎与气搏,升而不降,逆害气滞……与五膈同,但此在咽嗌,故名五噎",说明忧思郁怒导致气机郁滞,气滞或津停生痰,或瘀血内生,交阻于食道,妨碍饮食。恶性肿瘤患者体内血行不畅、瘀血内停,现代临床也证实了血瘀是肿瘤形成发展的主要病理机制。因此,恶性肿瘤的治疗当以活血祛瘀、行气散结为主。本实验所使用的加味通幽汤由白花蛇舌草、半枝莲、升麻、槟榔、桃仁、红花组成,其中桃仁、红花活血祛瘀;半枝莲、白花蛇舌草可解除体内之瘀毒;槟榔下行而破气滞,升麻升清而降浊阴,一升一降,胃气乃通。全方紧扣食管癌的病机,以行气、活血、祛瘀、滋养阴血为主要功效。

恶性肿瘤的存活和生长离不开血液供应,肿瘤细胞可以在缺氧情况下模拟血管内皮细胞形成一种功能上类似于正常血管的通道,形成另一种肿瘤供血系统,这种血供不需要内皮细胞的参与,但其内部含有红细胞和血浆,并且还可以与常规的内皮血管相沟通,构成血液输送网络,即血管生成拟态。血管生成拟态在包括食管癌在内的多种肿瘤发生、发展、浸润和转移过程中有重要的作用,并且与肿瘤的恶性程度密切相关。恶性程度高的肿瘤才能形成血管生成拟态,这是因为恶性程度高的肿瘤生长迅速,更容易形成缺氧的微环境;另外,恶性程度高的肿瘤分化差,肿瘤细胞的多能性高,遂能够模拟内皮细胞并具备相应的功能。由于血管生成拟态的结构特殊,使肿瘤细胞与血流之间的屏障减弱,脱落后容易随血液运输而转移,从而增加了肿瘤转移的概率。

本实验血管生成拟态形态学观察显示,对照组 EC109 细胞呈团块状聚集生长,给药后的含药血清对照组使细胞分散并出现凋亡。在给予缺氧诱导后,细胞恶性程度加重,形成了血管生成拟态管道以获得足够的氧气。含药血清治疗组的细胞虽呈现团块聚集生长但是未出现血管生成拟态,并且呈现不同程度的凋亡。说明加味通幽汤对 EC109 细胞血管生成拟态的形成起到了显著的抑制作用。

恶性增殖是肿瘤细胞最主要的特征,不断增多的肿瘤细胞导致耗氧量增加,造成肿瘤内部缺氧微环境,促进血管生成拟态形成,增加细胞氧供,从而形成"细胞增殖—缺氧—血管生成拟态—再增殖"的循环,而未发生血管生成拟态的区域常伴随细胞缺氧凋亡。本研究 CCK-8 细胞增殖实验结果显示,对照组和含药血清对照组细胞活性无差异,缺氧组和含药血清治疗组细胞活性明显低于相应对照组,提示缺氧导致细胞活性降低;另外,含药血清治疗组细胞增殖低于缺氧组,说明缺氧的 EC109 细胞对加味通幽汤更敏感,加味通幽汤进一步抑制缺氧组细胞活性,影响其形成血管生成拟态。

实验研究表明,加味通幽汤对食管癌的 EC109 细胞血管生成拟态形成有显著抑制作用,对 EC109 细胞有促进凋亡的作用,但是临床应用还需要进一步研究。

第九节　加味通幽汤对食管癌 EC109 细胞肿瘤缺氧相关分子的影响

以通幽汤为基本方,结合中药药理研究对该方进行化裁,笔者开展了加味通幽汤的系列研究。课题组前期实验表明,该方可以抑制缺氧微环境下食管癌细胞增殖,但其作用机制尚不明确;本节研究进一步揭示该方对食管癌 EC109 细胞 mTOR/HIF-1α 通路及肿瘤缺氧相关分子血管内皮生长因子(VEGF)、骨桥蛋白(OPN)、血管内皮细胞钙黏蛋白(VE-cadherin)的影响作用。

一、材料

(1) 动物及细胞株　4~6 周龄 SD 雄性大鼠 40 只,体重 200 g,清洁级,购于军事医学科学院实验动物中心,合格证号 SCXK-(军)2014-0001。人食管癌 EC109 细胞由河南中医药大学科研实验中心惠赠。

(2) 药物　加味通幽汤组方:桃仁 5 g,红花 15 g,升麻 10 g,槟榔 5 g,半枝莲 15 g,白花蛇舌草 15 g,6 味中药均购于北京同仁堂唐山连锁药店有限责任公司。

（3）主要试剂　RPMI 1640 培养基（Corning 公司），胎牛血清（BI 公司），双抗（BI 公司），胰蛋白酶（BI 公司），Matrigel 基质胶（Corning 公司），CoCl₂（Sigma 公司），HIF-1α 一抗（Genetex 公司），mTOR 一抗（Genetex 公司），VEGF 一抗（ARG 公司），OPN 一抗（Arigo 公司），VE-cadherin 一抗（Arigo 公司），标准分子蛋白 GAPDH（Arigo 公司），二抗鼠抗（KBL 公司），二抗兔抗（KBL 公司），磷酸苷油苯脱氢酶（PVDF）膜（ROCH 公司），二喹啉甲酸法（BCA）蛋白测定试剂盒（MultiSciences 公司），增强化学发光试剂盒（Zomanbio 公司），引物设计（Invitrogen 公司），Trizol 试剂盒（Invitrogen 公司），琼脂糖（Invitrogen 公司），SDS（大连美仑生物技术有限公司），反转录试剂盒（Invitrogen 公司），耐热 DNA 聚合酶［天根生化科技（北京）有限公司］，过硫酸铵（北京索莱宝科技有限公司），RIPA 裂解液（Best Bio 公司），氯仿（Fermentas 公司），苯甲基磺酰氟（PMSF）溶液（Target Mol 公司），上样缓冲液（Thermo Fisher 公司）。

（4）仪器　细胞培养箱（Shellab 公司），超净工作台（ESCO 公司），倒置显微镜（OLYMPUS 公司），低温高速离心机（Thermo Forma 公司），电热恒温式鼓风干燥箱（上海浦东荣丰科学仪器有限公司），智能干式恒温器［莱普特科学仪器（北京）有限公司］，变速摇床（海门市其林贝尔仪器制造有限公司），电泳槽（北京六一生物科技有限公司），电泳仪（Bio-Rad 公司），PCR 扩增仪（MJ Rearch 公司），荧光定量 PCR 仪（Thermo 公司），化学发光/荧光凝胶成像分析系统（Alpha Innotech 公司），酶标仪（Bio-Rad 公司）。

二、方法

（1）中药制备　加味通幽汤加水 250 mL 浸泡 1 h，武火煮沸，文火煎煮 20 min，滤出药液，药渣加水约 200 mL，再煎 15 min，合并 2 次煎煮的药汁，浓缩煎剂。

（2）含药血清　制备经华北理工大学实验动物伦理委员会批准（批准号 LX2017024），4～6 周龄 SD 大鼠 40 只，随机分为对照组和药物组（各 20 只），分别灌胃 1 mL/100 g 体重的生理盐水和加味通幽汤。

灌胃药物浓度换算，以标准成人用生药量 65 g/70 kg 为基础，按 200 g 大鼠体表面积与人体换算系数 0.018 计算大鼠所需生药量，65 g×0.018/0.2 kg=5.85 g/kg 体重。

以超纯水调整药液浓度，连续灌胃 14 天，灌服药物后以每 8 h 为时间单位，尾尖采血，测血药浓度；绘制曲线方程，确定含药血清浓度峰值、灌胃时间和取血时间；而后禁食 1 天；第 15 天给药 2 h 后，以 0.03 mL/kg 浓度的 10% 水合氯醛给予大鼠腹腔注射麻醉，腹主动脉取血，每只取 7～10 mL，离心，吸取上清液，将提取到的血清 56℃ 恒温水浴灭活，过滤除菌，−80℃ 冷冻保存备用。

（3）细胞分组及给药　细胞分为 4 组：常氧对照组、缺氧对照组、常氧含药血清组和缺氧含药血清组。其中,各用药组分 6 皿,各随机选取 6 个样本的大鼠血清干预细胞。常氧对照组加入 10% 对照大鼠血清和 90% 空白培养基 5 mL;缺氧对照组加入 10% 对照大鼠血清、10% $CoCl_2$ 缺氧诱导液和 80% 空白培养基 5 mL;常氧含药血清组加入 10% 含药大鼠血清和 90% 空白培养基 5 mL;缺氧含药血清组加入 10% 含药大鼠血清、10% $CoCl_2$ 缺氧诱导液和 80% 空白培养基 5 mL。

(4) 蛋白质印迹法 各组细胞蛋白提取,其中用药组分别观察 6 个样本;常规收集各组细胞,PMSF 和 RIPA 裂解液按 1∶100 的比例配置,于冰上充分裂解 20 min 后,刮取细胞,吸取至 EP 管中;高速离心机预冷后,将 EP 管 12 000 r/min、4℃、20 min 高速离心,吸上清液,−80℃ 保存备用;BCA 蛋白测定试剂盒法测定蛋白浓度;样品处理,将定量后的蛋白加入上样缓冲液(每组均 3 个复孔),加热 5 min 以变性蛋白;常规灌胶、上样、电泳、电转、抗原抗体反应(各一抗工作浓度:HIF-1α,1∶6 000;mTOR,1∶3 000;VEGF,1∶1 000;OPN,1∶1 500;VE-cadherin,1∶1 500),增强化学发光显色。

(5) RT-PCR 使用 Trizol 试剂盒,按步骤提取总 RNA,检测 RNA 浓度,按表 4-10 构建反应体系。

表 4-10 逆转录反应体系

试　剂	用　量
5 倍缓冲液	2 μL
逆转录酶	0.5 μL
寡核苷酸(50 μmol/L)	0.5 μL
6 核苷酸随机引物(100 μmol/L)	0.5 μL
模板 RNA	2 μg
不含核糖核酸酶的去离子水	调终体积至 10 μL

逆转录反应条件为:37℃,15 min(反转录反应),85℃,5 s(反转录酶的失活反应),4℃。常规 PCR 的扩增、反转录后,进行 PCR 荧光定量反应,按表 4-11 构建反应体系。

表 4-11 RT-PCR 反应体系

试　剂	用　量
预混染料 extaq 酶(Tli RNaseH Plus)(2×)	10 μL
PCR 引物(10 μmol/L)	1 μL

试　剂	用　量
ROX 参比染料Ⅱ(50×)	0.4 μL
DNA 模板(<100 ng)	2 μL
去离子水	调终体积至 20 μL

采用两步法 PCR 反应程序：预变性，Reps：1,95℃,30 s；PCR 反应，Reps：40,95℃,5 s,60℃,30 s。

（6）免疫荧光双标记　石蜡切片；制作细胞爬片，进行抗原热修复，磷酸盐缓冲液清洗；3%的过氧化氢室温孵育；再次用磷酸盐缓冲液清洗，甩去多余的液体，孵一抗（浓度 1∶200），4℃湿盒内孵育过夜。次日，磷酸盐缓冲液清洗，孵荧光二抗（浓度 1∶300），湿盒内 37℃避光孵育 1 h；磷酸盐缓冲液冲洗，避光。4′,6 -二脒基- 2 -苯基吲哚（DAPI）核染（浓度 1∶800），室温静置；磷酸盐缓冲液冲洗。用 30%～50%的甘油封片后，使用倒置显微镜采集图像。

（7）统计学方法　采用 SPSS 19.0 软件统计数据，ImageJ 图像分析软件对蛋白条带灰度值进行半定量分析，取各条带与内参比值进行统计。蛋白灰度值、mRNA 表达值以 $\bar{x}\pm s$ 表示，多组间比较采用单因素方差分析；两两组间比较，数据满足正态分布和方差齐条件下，采用 LSD 检验，否则采用 Dunnett's T3 检验。以 $P<0.05$ 为差异有统计学意义。

三、结果

1. 加味通幽汤对 mTOR/HIF - 1α 通路及肿瘤缺氧分子蛋白表达的影响

蛋白质印迹法结果显示，常氧对照组细胞 mTOR、HIF - 1α 表达水平较低，缺氧对照组细胞 mTOR 和 HIF - 1α 表达显著上调，与常氧对照组比较差异具有统计学意义（$P<0.05$）。缺氧含药血清组与缺氧对照组比较，mTOR 和 HIF - 1α 表达水平下调，差异有统计学意义（$P<0.05$）。

肿瘤缺氧相关分子 VEGF、OPN 和 VE - cadherin 蛋白表达在常氧对照组中表达水平较低；EC109 细胞经 $CoCl_2$ 缺氧刺激后，三者均显著上调，与常氧对照组比较差异有统计学意义（$P<0.05$）；缺氧含药血清组与缺氧对照组相比，VEGF、OPN 和 VE - cadherin 表达显著下调，差异有统计学意义（$P<0.05$）（图 4 - 21 和表 4 - 12）。

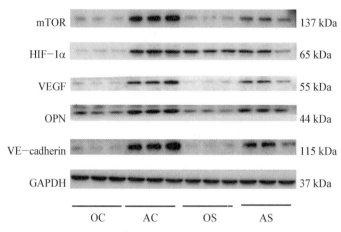

图 4 - 21　加味通幽汤对 mTOR/HIF - 1α 通路及肿瘤缺氧分子蛋白表达的影响

OC,常氧对照组;AC,缺氧对照组;OS,常氧含药血清组;AS,缺氧含药血清组

表 4 - 12　加味通幽汤对 mTOR/HIF - 1α 通路及肿瘤缺氧分子蛋白影响的相对灰度值($\bar{x} \pm s$)

	mTOR/GAPDH	HIF - 1α/GAPDH	VEGF/GAPDH	OPN/GAPDH	VE - cadherin/GAPDH
常氧对照组	0.06±0.02	0.03±0.01	0.12±0.04	0.20±0.08	0.28±0.08
缺氧对照组	1.31±0.37[a]	0.78±0.13[a]	0.68±0.24[a]	0.97±0.19[a]	1.43±0.09[a]
常氧含药血清组	0.08±0.02	0.49±0.14	0.06±0.01	0.10±0.05	0.05±0.01
缺氧含药血清组	0.32±0.03[b]	0.31±0.22[b]	0.26±0.12[b]	0.41±0.09[b]	0.73±0.12[b]

a. 与常氧对照组比较,$P<0.05$;b. 与缺氧对照组比较,$P<0.05$。

2. 加味通幽汤对 mTOR/HIF - 1α 通路及肿瘤缺氧分子 mRNA 表达的影响

实时荧光定量 RT - PCR 结果显示,与常氧对照组相比,给予 CoCl₂ 处理后的缺氧对照组细胞 mTOR、HIF - 1α、VEGF、OPN 和 VE - cadherin 基因表达活性明显增强,差异有统计学意义($P<0.05$);缺氧含药大鼠血清干预后,缺氧含药血清组与缺氧对照组比较,各指标显著下降,差异有统计学意义($P<0.05$)(图 4 - 22 和表 4 - 13)。

3. 加味通幽汤对 HIF - 1α 和 VE - cadherin 共表达的影响

免疫荧光双标记结果显示,常氧对照组中细胞团状分布,HIF - 1α 和 VE - cadherin 荧光表达缺失;缺氧对照组细胞呈条索状或管状分布,两个指标的荧光强度较对照组明显增强,且两者表达位置相同;常氧含药血清组细胞分散,较之于常氧对照组,HIF - 1α 与 VE - cadherin 荧光强度少许增强;缺氧含药血清组中,两指标的荧光强度较缺氧对照组均显著降低。

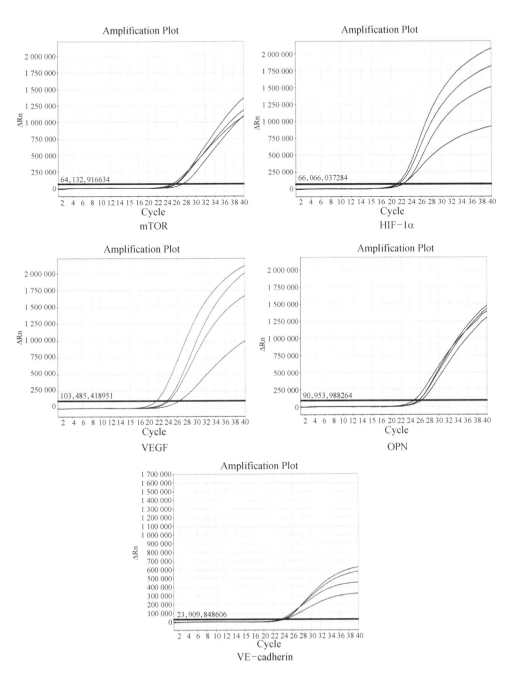

图 4 - 22　mTOR/HIF - 1α 通路及肿瘤缺氧分子 mRNA 扩增曲线图

表 4 - 13　加味通幽汤对 mTOR/HIF - 1α 通路及肿瘤缺氧分子 mRNA 表达的影响($\bar{x}\pm s$)

	mTOR	HIF - 1α	VEGF	OPN	VE - cadherin
常氧对照组	0.06±0.01	0.02±0.01	2.97±0.61	0.30±0.05	0.33±0.12
缺氧对照组	3.10±0.20[a]	3.03±0.90[a]	17.35±0.92[a]	1.04±0.02[a]	2.73±0.51[a]
常氧含药血清组	0.04±0.01	0.26±0.12	2.05±0.03	0.13±0.06	0.24±0.03
缺氧含药血清组	1.02±0.08[b]	1.02±0.05[b]	7.40±0.29[b]	0.70±0.19[b]	1.03±0.08[b]

a. 与常氧对照组比较,$P<0.05$;b. 与缺氧对照组比较,$P<0.05$。

四、讨论

目前,已经有许多报道表明肿瘤组织缺氧与血瘀证密切关联。例如,陆文秀等研究了晚期胃肠道肿瘤血瘀程度与外周血肿瘤缺氧相关蛋白的关系,结果表明,血瘀证与缺氧相关蛋白 VEGF、OPN 和碳酸酐酶相关;任为民等认为血瘀证与组织缺氧和 HIF、VEGF、细胞黏附分子表达的异常有一定联系。

肿瘤细胞或组织缺氧会引起多种信号途径的异常表达,其中 mTOR/HIF - 1α 是重要的一支。mTOR 调控异常与肿瘤内缺氧微环境关系密切,这种微环境会促使血管生成,会诱导产生 HIF - 1α。Marhold 等研究证实,前列腺癌细胞 mTOR 的表达增加可导致其下游的 HIF - 1α 表达增加。Wang 等研究发现,在胰腺癌细胞 SW1990 中应用 mTOR 的抑制剂 RAD001 可以明显抑制肿瘤细胞的生长,并且 HIF - 1α 的表达明显降低。高超等报道了胃癌 mTOR、HIF - 1α 蛋白表达存在相关性,mTOR 的活化可促使 HIF - 1α 的活化及磷酸化。如上这些研究均证实了 mTOR 是 HIF - 1α 的正性调节因子,而有关食管癌细胞缺氧环境下 mTOR/HIF - 1α 通路的变化尚有待研究。

VEGF、OPN 和 VE - cadherin 都是与肿瘤血管生成密切相关的重要分子。血管生成保持稳态的关键因素之一是保证肿瘤组织和细胞持续供氧,这为肿瘤的发展、浸润和转移提供了条件。由于各种原因导致肿瘤细胞缺氧会引起细胞内信号分子和网络传导的变化,其中,VEGF、OPN 和 VE - cadherin 三者对缺氧微环境反应敏感。肿瘤对缺氧微环境作出反应表现为迅速分泌 HIF - 1α,进而促进 VEGF 表达增强,生成新的血管系统,从而获得氧气供应;OPN 在微缺氧促进肿瘤向恶性表型转化中起着重要作用;缺氧可诱导 HIF - 2α 和 VE - cadherin 在肿瘤组织中高表达。

既往临床报道和基础研究表明,通幽汤广泛应用于瘀血内结型食管癌。结合中药药理研究成果,笔者创制治疗血瘀型食管癌的加味通幽汤,获得国家发明专利。方中白花蛇舌草和半枝莲,取其解毒之功;槟榔破气下行,与升麻升举阳气相佐;与桃仁、红花活血相配,全方长于行气活血解毒。

本研究首先观察了加味通幽汤对缺氧微环境下食管癌细胞增殖的影响。为了客观评价该复方对缺氧环境下细胞形态的作用,设置常氧环境作为对照。蛋白质印迹法和RT-PCR从蛋白和mRNA层次进一步说明了加味通幽汤对食管癌细胞mTOR/HIF-1α途径的影响。从蛋白表达来看,缺氧导致细胞mTOR、HIF-1α、VEGF、OPN和VE-cadherin表达显著上调,而加味通幽汤含药血清抑制了上述各蛋白的表达。RT-PCR分析的mRNA结果进一步验证了各组间蛋白表达的差异,各指标的mRNA变化在缺氧微环境下均显著升高;在加味通幽汤干预下各mRNA均显著降低,与缺氧对照组比较,差异均有统计学意义。

为了证明食管癌mTOR/HIF-1α途径与缺氧微环境下血管生成之间的关系,笔者采用细胞免疫荧光技术观察了VE-cadherin和HIF-1α的共表达。结果显示,缺氧导致VE-cadherin和HIF-1α共表达显著增强;使用加味通幽汤含药血清干预缺氧细胞,两组共表达均受到抑制,这说明了加味通幽汤可以通过mTOR/HIF-1α通路抑制缺氧微环境下的血管生成。

为了客观、准确地阐明含药大鼠血清对缺氧细胞相关信号通路的作用,笔者观察了常氧环境下含药大鼠血清对细胞的影响,与对照组比较,各指标有不同程度的降低,这也证明了该方抑制食管癌细胞的作用;但值得注意的是,与常氧对照组相比,缺氧对照组HIF-1α蛋白和mRNA表达明显增强;HIF-1α和VE-cadherin共表达荧光强度少许增强;说明在常氧、缺氧两种不同微环境下,加味通幽汤对细胞HIF-1α具有双向调节作用,这一现象值得进一步探索。

第十节 加味通幽汤及拆方通过NF-κB/HIF-1α轴对食管癌TE-1细胞血管生成拟态及缺氧微环境的影响

食管癌作为高侵袭性恶性肿瘤,在处于快速增殖阶段时,会大量消耗机体的氧气、养分、血液,但此时机体新生血管无法满足瘤体生长所需,肿瘤内部呈高耗氧状态,即形成缺氧微环境。在缺氧微环境下,肿瘤细胞为了寻找更适宜生存的"土壤",高表达标志物HIF-1α加速糖代谢过程,为肿瘤的侵袭、转移提供更多ATP,同时调控糖酵解相关酶表达,使肿瘤细胞完成代谢方式的转变,以加强对缺氧环境的耐受力,使其在缺氧微环境下也可通过糖酵解的方式获取能量供应来维持其生存、增殖。HIF-1α高表达又可诱导β-连环素从E-钙黏蛋白/β-连环素复合物中解离,解离后的β-连环素进入细胞核,作为启动子促进上皮间充质转化相关基因的转录,降低肿瘤细胞的黏附作用,增强其运动及侵袭的能力。基于肿瘤缺氧微环境下新生血管供给问题,经研究证实,肿瘤细胞在缺氧刺激条件下可通过自身变形和基质重塑产生血管样通道——血管生成拟态。血管生成拟态的形成过程中,肿瘤细胞可以通过上皮间充质转化获得间质细胞表型,起到模仿内皮细胞的作用,从而模拟胚胎时期血管生成过程,构成功能性管腔。在肿瘤血管生成拟态信号转导通路模型中,缺氧是关键"启动开关",HIF-1α是最重要的转录调控因子,其作为启动子促进上皮间充质转化相关基因转录,并能通过上调下游基因促进血管生成拟态的形成。

NF-κB在正常情况下位于细胞质中,与IκB蛋白结合形成复合物保持不活化的状态,当细胞受到缺氧刺激时,IκB蛋白被磷酸化降解,HIF-1α不断积累,进而激活NF-κB通路。多个实验证明,NF-κB与HIF-1α在不同级联反应中相互关联,二者均为缺氧感受器,HIF-1α为NF-κB的下游靶点,NF-κB可能决定了HIF-1α活化的速度与程度。同时HIF-1α也参与NF-κB活化。李星等研究发现,在前列腺癌中NF-κB和HIF-1α的表达呈显著正相关,提示NF-κB可能通过激活PI3K/Akt通路上调HIF-1α的表达,从而促进新生血管的生成和能量的供应,进而促进前列腺癌细胞的发生、发展、浸润和转移。

本研究将通幽汤作为基础方,结合中药药理研究对该方进行化裁而成加味通幽汤,对此复方开展了系列研究。课题组前期实验证明该方可抑制缺氧微环境下食管癌细胞增殖,但对于全方下各配伍成分的作用程度及作用分子机制尚未明确。本研究进一步探讨了在缺氧微环境下该方及各拆方组对食管癌TE-1细胞HIF-1α/NF-κB通路及各肿瘤缺氧相关因子的影响,现将结果报告如下。

一、实验资料

1. 药物及细胞

加味通幽汤组方:桃仁5 g,红花15 g,升麻10 g,槟榔5 g,半枝莲15 g,白花蛇舌草15 g,6味中药饮片均购于北京同仁堂天然药物(唐山)有限公司药店。按照药物功能不同分为三类:活血类、行气类、解毒类。分组如下:① 全方组,桃仁、红花、升麻、槟榔、半枝莲、白花蛇舌草。② 活血组,桃仁、红花。③ 行气组,升麻、槟榔。④ 解毒组,白花蛇舌草、半枝莲。食管癌TE-1细胞株购自中国科学院上海细胞库。

2. 试剂

RPMI 1640培养基(上海逍鹏生物科技有限公司),磷酸盐缓冲液(上海逍鹏生物科技有限公司），胰蛋白酶（上海道鹏生物科技有限公司），胎牛血清（上海道鹏生物科技有限公司），青霉素-链霉素溶液（上海道鹏生物科技有限公司），DMSO（Report 公司），CCK-8 试剂（Report 公司），Matrigel 基质胶（上海诺娃医药科技有限公司），4％多聚甲醛（Report 公司），TritonX-100（Report 公司），BSA（Report 公司），含 DAPI 抗荧光淬灭剂（Report 公司），细胞裂解液［中实基因科技（天津）有限公司］，蛋白酶抑制剂（Report 公司），通用型抗体稀释液（Report 公司），三色预染蛋白 maker［中实基因科技（天津）有限公司］，电泳液（北京庄盟国际生物基因科技有限公司），电转液（北京庄盟国际生物基因科技有限公司），TBST（北京庄盟国际生物基因科技有限公司），ddH$_2$O（北京庄盟国际生物基因科技有限公司），脱脂奶粉（北京庄盟国际生物基因科技有限公司），甲醇（北京庄盟国际生物基因科技有限公司），无水乙醇（上海泰坦科技股份有限公司），0.5％结晶紫染色液（Report 公司），PMSF 溶液（TargetMol 公司），上样缓冲液（Thermo Fisher 公司），放射免疫沉淀法（RIPA）裂解液（上海碧云天生物技术股份有限公司），HIF-1α 一抗（GeneTex 公司），NF-κB 一抗（Report 公司），VE-cadherin 一抗（Arigo 公司），E-cadherin 一抗（ABclonal 公司），Snail 一抗（杭州华安生物技术有限公司），MMP-2 一抗（Report 公司），MMP-9 一抗（Affinity），TNF-α 一抗（Affinity），Vimentin 一抗（杭州华安生物技术有限公司），二抗鼠抗（Report 公司），二抗兔抗（Report 公司），荧光二抗兔抗（Report 公司），荧光二抗鼠抗（Report 公司），BCA 蛋白测试试剂盒（Report 公司），PVDF 膜（Immobilon-P），SDS-PAGE 凝胶试剂盒（上海雅酶生物医药科技有限公司），超敏 ECL 发光液（Report 公司），RNA 提取试剂盒［中实基因科技（天津）有限公司］，反转录试剂盒［中实基因科技（天津）有限公司］，SYBR 预混液［中实基因科技（天津）有限公司］，引物设计（Thermo Fisher 公司），HIF-1αELISA 试剂盒（Raybiotech 公司），E-cadherin ELISA 试剂盒（Raybiotech 公司）。

3. 仪器

超低温冰箱（Thermo 公司），细胞培养箱（Thermo 公司），生物安全柜（Thermo 公司），低温高速离心机（海尔），电子天平（上海良平仪器仪表有限公司），化学发光/荧光凝胶成像分析系统（Bio-Rad 公司），高效液相色谱仪（岛津公司），C18 色谱柱（Agilent 公司），酶标仪（SpectraMax 公司），电泳电源（Thermo 公司），电泳仪（Thermo 公司），PCR 扩增仪（Bio-Rad 公司），荧光定量 PCR 仪（Analytik Jena 公司）。

4. 实验方法

（1）中药制备　各组药物超纯水浸泡 24 h，加热回流 2 h，滤出药液（4 500 r/min，30 min 重复离心 2 次，取上清液），加无水乙醇进行醇沉，使药液无水乙醇终浓度达 55％，静置 48 h，4 500 r/min，30 min 重复离心 2 次，取上清液，旋转蒸发 4 h，各组药物 4℃保存。

(2) 细胞分组及培养　细胞分为常氧对照组、缺氧对照组、缺氧全方组、缺氧行气组、缺氧活血组、缺氧解毒组。

常氧对照组 7 mL RPMI 1640 完全培养基,37℃,5%CO$_2$ 条件培养;缺氧对照组、缺氧全方组、缺氧行气组、缺氧活血组、缺氧解毒组 7 mL RPMI 1640 完全或各含药培养基,37℃,5%CO$_2$,94%N$_2$ 条件培养。

(3) 高效液相色谱法检测加味通幽汤中苦杏仁苷含量　浸膏中加入 25 mL 甲醇,盖盖,称定重量,超声处理 30 min,恢复室温后,称定重量,用甲醇补足重量,混匀,滤过,精密量取 5 mL 滤液至 50 mL 量瓶中,加 50%甲醇稀释至 50 mL 刻度,摇匀,取 1 mL 过 0.45 μm 滤膜,供液相色谱仪检测[色谱条件:柱温 40℃;流动相:乙腈—0.1%磷酸溶液(8∶92),流速 1.0 mL/min;波长 207 nm,进样量 20 μL]。

(4) CCK-8 法检测不同浓度加味通幽汤及拆方对食管癌 TE-1 细胞抑制率的影响　取对数期食管癌 TE-1 细胞,以 1×10^5 个/mL 密度接种 100 μL 细胞悬液接种于 96 孔板,贴壁后加入含药培养基 100 μL,其中浓度分别为 400 μg/mL、800 μg/mL、1 600 μg/mL、3 200 μg/mL、6 400 μg/mL、12 800 μg/mL、25 600 μg/mL,各浓度均设置 3 个复孔,以加入完全培养基 RPMI 1640 作为对照组,以基础培养基 RPMI 1640 作为空白组,各给药组为全方组、活血组、行气组、解毒组,分别在 24 h、48 h、72 h 弃原培养基后加入 CCK-8 试剂,培养箱内静置 1 h,测定 450 nm 处各孔 OD 值,肿瘤细胞抑制率(%)=1-[(实验组-空白组)/(对照组-空白组)]×100%。

(5) 细胞划痕实验检测加味通幽汤及拆方对食管癌 TE-1 细胞迁移率的影响　取对数期食管癌 TE-1 细胞,以 5×10^4 个/mL 密度接种 1 mL 细胞悬液接种于 24 孔板,待细胞融合至 95%时,用 200 μL 枪头在每孔各划 1 条竖线,线段贯穿培养板整个孔,后用磷酸盐缓冲液冲洗悬浮细胞和细胞碎片,设置常氧对照组、缺氧对照组加入 RPMI 1640 完全培养基 1 mL,缺氧全方组、缺氧行气组、缺氧活血组、缺氧解毒组各加入含药培养基 1 mL,即刻在倒置显微镜下观察拍照并将其作为 0 h 细胞迁移状况图予以保存记录,分别于 24 h 后测量划痕宽度并拍照记录。

(6) Transwell 侵袭实验检测加味通幽汤及拆方对食管癌 TE-1 细胞侵袭力的影响　取出-20℃保存的裂解液冰上解冻,以无血清 RPMI 1640 培养基以 1∶8 比例稀释裂解液,将稀释液铺于小室底部,静置 1 h;取对数期食管癌 TE-1 细胞,以 10×10^5 个/mL 密度接种 100 μL 细胞悬液接种于小室,分组同上,下室内加入 1 mL 各含药培养基。48 h 后终止培养,弃小室培养基,磷酸盐缓冲液漂洗 3 遍,4%多聚甲醛固定 30 min,结晶紫染色,用棉签擦拭小室内未与结晶紫结合的细胞,取模,封片,镜下拍照。

(7) 血管形成实验检测加味通幽汤及拆方对食管癌 TE-1 细胞肿瘤血管生成力影响　取出-20℃保存的裂解液冰上解冻,96 孔板每孔铺 50 μL 裂解液,培养箱静置1 h。取对数期食管癌 TE－1 细胞,以 $2×10^4$ 个/mL 密度接种100 μL 细胞悬液接种于铺胶后的96孔板,待细胞贴壁后,分组同上,各组加入100 μl 含药培养基,分别于6 h、8 h、12 h 镜下观察成管情况并拍照记录。

(8) 免疫荧光双标记实验检测加味通幽汤及拆方对食管癌 TE－1 细胞蛋白表达水平影响　取对数期食管癌 TE－1 细胞,以 $5×10^4$ 个/mL 密度接种1 mL 细胞悬液于放置细胞爬片的24孔板,待细胞融合至60%左右,分组同上,各组加入100 μL 含药培养基,培养24 h。弃培养基,磷酸盐缓冲液浸洗3遍,4%多聚甲醛固定30 min,磷酸盐缓冲液浸洗3遍,0.5%Triton 室温封闭打孔30 min,磷酸盐缓冲液浸洗3遍,2%结晶牛血清清蛋白固定30 min,吸水纸吸掉封闭液,每张玻片滴加足够量一抗(浓度1∶100)并放入湿盒,4℃孵育过夜。磷酸盐缓冲液浸洗3次,滴加荧光二抗(浓度1∶200),37℃避光孵育1 h,磷酸盐缓冲液浸洗3遍,滴加含 DAPI 抗荧光淬灭剂的封片液进行核染、封片、采集图像。

(9) 蛋白质印迹法检测食管癌 TE－1 细胞缺氧造模蛋白表达水平　采用双培养条件培养食管癌 TE－1 细胞,在37℃、5%CO_2 条件下设置常氧对照组,在37℃、5%CO_2、94%N_2 条件下设置缺氧对照组,采用蛋白质印迹法对缺氧造模蛋白水平进行检测(缺氧标志物:HIF－1α)。常规收集各组细胞,PMSF 和裂解液 RIPA 按1∶100比例配置,置于冰上裂解30 min,刮取细胞,吸至 EP 管中,4℃预冷高速离心机12 000 r/min,10 min,取上清液,－80℃保存。BCA 试剂盒法测定各组样本蛋白浓度,将定量后的样本加入上样缓冲液,100℃,10 min 进行蛋白变性。常规灌胶、上样、电泳、电转、封闭、抗原抗体反应(各一抗工作浓度:HIF－1α,1∶3 000;MMP－2,1∶1 000;MMP－9,1∶1 000;VE－cadherin,1∶2 500;Snail,1∶1 000;E－cadherin,1∶1 000;Vimentin,1∶1 000;NF－κB,1∶1 000;TNF－α,1∶1 000;β－actin,1∶100 000),增强化学发光显影。ImageJ 图像分析软件对蛋白条带灰度值进行半定量分析,取各条带与内参比值进行统计学分析。

(10) 蛋白质印迹法检测加味通幽汤及拆方对缺氧食管癌 TE－1 细胞蛋白表达水平的影响　采用37℃、5%CO_2、94%N_2 培养条件,设置缺氧对照组、缺氧全方组、缺氧活血组、缺氧行气组、缺氧解毒组。采用蛋白质印迹法对缺氧各组蛋白水平进行检测。常规收集各组细胞,PMSF 和裂解液 RIPA 按1∶100比例配置,置于冰上裂解30 min,刮取细胞,吸至 EP 管中,4℃预冷高速离心机12 000 r/min,10 min,取上清液,－80℃保存。BCA 试剂盒法测定各组样本蛋白浓度,将定量后的样本加入上样缓冲液,100℃,10 min 进行蛋白变性。常规灌胶、上样、电泳、电转、封闭、抗原抗体反应(各一抗工作浓度:HIF－1α,1∶3 000;MMP－2,1∶1 000;MMP－9,1∶1 000;VE－cadherin,1∶2 500;Snail,1∶1 000;E－cadherin,1∶1 000;Vimentin,1∶1 000;NF－κB,1∶1 000;TNF－α,1∶1 000;β－actin,1∶

100 000),增强化学发光显影。ImageJ 图像分析软件对蛋白条带灰度值进行半定量分析,取各条带与内参比值进行统计学分析。

(11) RT-PCR 实验检测加味通幽汤及拆方对缺氧食管癌 TE-1 细胞 NF-κB/HIF-1α 轴 mRNA 表达检测　采用 37℃、5%CO_2、94%N_2 培养条件,设置缺氧对照组、缺氧全方组、缺氧活血组、缺氧行气组、缺氧解毒组。采用实时荧光定量 RT-PCR 法检测 NF-κB,HIF-1α mRNA 表达。使用 Trizol 试剂盒,按步骤提取总 RNA,检测各分组 RNA 浓度,构建反转录体系:5 倍快速反转录预混试剂 4 μL,20*寡核苷酸随机引物 1 μL,总 RNA 或多聚 RNA 2 μg,不含核糖核酸酶的去离子水调终体积至 20 μL。反转录反应条件为 50℃5 min(第一链 cDNA 合成),95℃ 1 min(失活 MuLV)。常规 PCR 扩增、反转录后,进行 PCR 荧光定量反应,构建反应体系:5 倍荧光染料实时定量预混液 4 μL,PCR 正向引物(10 μmol/L) 0.2 μL,PCR 反向引物(10 μmol/L) 0.2 μL, DNA 模板 2 μL,去离子水调终体积至 20 μL。采用三步法 Realtime PCR 反应程序:第一阶段:95℃ 30 s;第二阶段:95℃ 30 s, 60℃ 20 s 40 个循环;第三阶段:2-ΔΔCT 法计算基因相对表达量(解离分析)。

(12) ELISA 实验检测加味通幽汤及拆方对缺氧食管癌 TE-1 细胞 HIF-1α、E-cadherin 微环境蛋白分泌含量　采用 37℃、5%CO_2、94%N_2 培养条件,设置缺氧对照组、缺氧全方组、缺氧活血组、缺氧行气组、缺氧解毒组。细胞培养上清液经 2 000 r/min、20 min 离心,制备待测样本。梯度稀释标准品,将标准品与待测样本加入包被抗体的 96 孔板中,室温孵育 2.5 h。Wash Buffer 洗 4 遍,各孔加入检测抗体 HIF-1α/E-cadherin 室温孵育 1 h。Wash Buffer 洗 4 遍,各孔加入辣根过氧化物酶-链霉亲和素(稀释 300 倍)室温孵育 45 min。洗涤缓冲液洗 4 遍,各孔加入四甲基联苯胺一步式底物试剂室温孵育 30 min。最后,各孔加入终止液,酶标仪 450 nm 处读取数值,分析数据。

二、结果

1. 加味通幽汤中的苦杏仁苷含量

实验结果表明,在加味通幽汤稀释样品中成功分离出混合物中苦杏仁苷分解物,通过对比苦杏仁苷标准溶液与待测溶液色谱图计算出待测溶液中苦杏仁苷成分的相对含量为 10.354 5 μg/mL(图 4-23,图 4-24)。

2. 加味通幽汤及拆方对食管癌 TE-1 细胞的抑制率影响

CCK-8 实验结果显示,横坐标表示药物浓度,纵坐标表示抑制率,不同浓度的加味通幽汤及拆方对食管癌 TE-1 细胞的抑制率程度不同,各给药组细胞活力与药物浓度呈负相关。利用 GraphPad Prism 9 计算 IC_{50}。全方组在 12 800 μg/mL 的药物浓度中作用 24 h 后药物抑制率达到 99.58%,其 IC_{50} 为 2 550 μg/mL;行气组

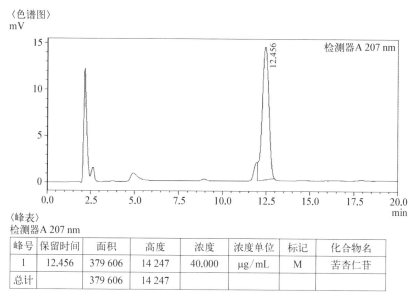

〈峰表〉
检测器A 207 nm

峰号	保留时间	面积	高度	浓度	浓度单位	标记	化合物名
1	12.456	379 606	14 247	40.000	μg/mL	M	苦杏仁苷
总计		379 606	14 247				

图 4-23　苦杏仁苷标准品高效液相色谱分析结果

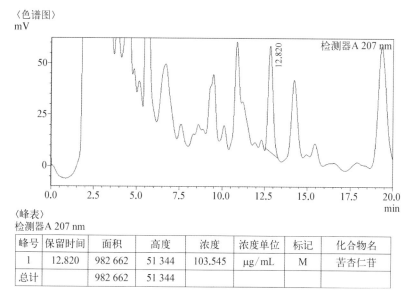

〈峰表〉
检测器A 207 nm

峰号	保留时间	面积	高度	浓度	浓度单位	标记	化合物名
1	12.820	982 662	51 344	103.545	μg/mL	M	苦杏仁苷
总计		982 662	51 344				

图 4-24　加味通幽汤样品测定苦杏仁苷含量高效液相色谱分析结果

在 12 800 μg/mL 的药物浓度中作用 24 h 后药物抑制率达到 93.97%,其 IC_{50} 为 3 384 μg/mL;活血组在 12 800 μg/mL 的药物浓度中作用 24 h 后药物抑制率达到 96.58%,其 IC_{50} 为 3 979 μg/mL;解毒组在 12 800 μg/mL 的药物浓度中作用 24 h 后药物抑制率达到 97.80%,其 IC_{50} 为 3 832 μg/mL。

3. 加味通幽汤及拆方对食管癌 TE-1 细胞迁移的影响

细胞划痕实验结果显示,12 h后常氧对照组细胞迁移率约为 43%,缺氧对照组细胞迁移率约为 56%,细胞经过缺氧刺激后迁移能力显著增强,差异有统计学意义($P<0.0001$);缺氧全方组细胞迁移率约为 21%,与缺氧对照组相比,缺氧全方组的细胞迁移能力受到显著的抑制,差异有统计学意义($P<0.0001$);缺氧活血组细胞迁移率约为 30%,与缺氧对照组比较,缺氧活血组显著抑制细胞的迁移,差异有统计学意义($P<0.0001$);缺氧解毒组细胞迁移率约为 29%,与缺氧对照组比较,缺氧解毒组显著抑制细胞的迁移,差异有统计学意义($P<0.0001$);缺氧行气组细胞迁移率约为 28%,与缺氧对照组比较,缺氧行气组显著抑制细胞的迁移,差异有统计学意义($P<0.0001$);缺氧全方组与缺氧活血组、缺氧行气组、缺氧解毒组比较显著抑制细胞迁移,差异有统计学意义($P<0.0001$);缺氧活血组、缺氧行气组、缺氧解毒组各组间无显著差异,差异无统计学意义($P>0.05$);提示在体外模拟缺氧微环境下对食管癌 TE-1 细胞迁移能力的抑制中全方组优于缺氧活血组、缺氧行气组、缺氧解毒组(图 4-25)。

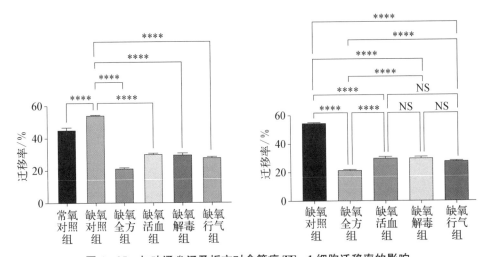

图 4-25 加味通幽汤及拆方对食管癌 TE-1 细胞迁移率的影响

****: 两两组间比较,$P<0.0001$;NS: 无统计学意义

4. 加味通幽汤及拆方对食管癌 TE-1 细胞侵袭力的影响

Transwell 侵袭实验结果显示,48 h后常氧对照组细胞侵袭约 55% 视野,缺氧对照组细胞侵袭约 80% 视野,细胞经过缺氧刺激后侵袭能力显著增强,差异有统计学意义($P<0.0001$);缺氧全方组细胞侵袭约 25% 视野,与缺氧对照组相比,缺氧全方组的细胞侵袭能力受到明显的抑制,差异有统计学意义($P<0.0001$);缺氧活血组细胞侵袭约 41% 视野,与缺氧对照组比较,缺氧活血组显著抑制细胞的侵

袭,差异有统计学意义($P<0.0001$);缺氧解毒组细胞侵袭约39%视野与缺氧对照组比较,缺氧解毒组显著抑制细胞的侵袭,差异有统计学意义($P<0.0001$);缺氧行气组细胞侵袭约40%视野,与缺氧对照组比较,缺氧行气组显著抑制细胞的侵袭,差异有统计学意义($P<0.0001$);缺氧全方组与缺氧活血组、缺氧行气组、缺氧解毒组比较显著抑制细胞侵袭,差异有统计学意义($P<0.0001$);缺氧活血组、缺氧行气组、缺氧解毒组各组间无显著差异,差异无统计学意义($P>0.05$);提示在体外模拟缺氧微环境下对食管癌 TE-1 细胞侵袭能力的抑制中缺氧全方组优于缺氧活血组、缺氧行气组、缺氧解毒组(图4-26)。

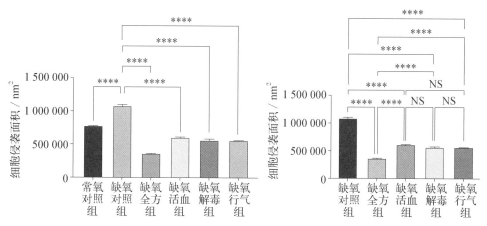

图4-26 加味通幽汤及拆方对食管癌 TE-1 细胞侵袭面积的影响

****: 两两组间比较,$P<0.0001$;NS: 无统计学意义

5. 加味通幽汤及拆方对食管癌 TE-1 细胞血管生成的影响

利用血管形成实验来评估食管癌 TE-1 细胞在缺氧条件下给予加味通幽汤及拆方在体外的管道生成能力。显微镜下观察,常氧对照组成簇生长,没有形成网状结构,经缺氧刺激后,缺氧对照组细胞在 Matrigel 基质胶上培养6h时相互连接形成网状结构,在8h时网状结构最为明显,12h后结构开始破溃。缺氧全方组、缺氧活血组、缺氧解毒组、缺氧行气组均无规律生长,排列紊乱,未呈现网状结构,血管生成受到显著抑制。

6. 加味通幽汤及拆方对 NF-κB/HIF-1α 轴荧光共表达的影响

免疫荧光双标记实验结果显示,缺氧对照组与常氧对照组相比,HIF-1α 荧光强度明显增强,差异有统计学意义($P<0.0001$);缺氧全方组与缺氧对照组相比,HIF-1α 荧光强度受到明显抑制,差异有统计学意义($P<0.0001$);缺氧活血组与缺氧对照组相比,HIF-1α 荧光强度受到明显抑制,差异有统计学意义($P<0.0001$);缺氧解毒组与缺氧对照组相比,HIF-1α 荧光强度受到明显抑制,差异有统计学意义

（P<0.000 1）；缺氧行气组与缺氧对照组相比，HIF-1α荧光强度受到明显抑制，差异有统计学意义（P<0.000 1）；缺氧全方组、缺氧活血组、缺氧行气组、缺氧解毒组各组间无显著差异，差异无统计学意义（P>0.05）。

缺氧对照组与常氧对照组相比，NF-κB荧光强度增强，差异有统计学意义（P<0.001）；缺氧全方组与缺氧对照组相比，NF-κB荧光强度受到明显抑制，差异有统计学意义（P<0.000 1）；缺氧活血组与缺氧对照组相比，NF-κB荧光强度受到抑制，差异有统计学意义（P<0.001）；缺氧解毒组与缺氧对照组相比，NF-κB荧光强度受到抑制，差异有统计学意义（P<0.001）；缺氧行气组与缺氧对照组相比，NF-κB荧光强度受到抑制，差异有统计学意义（P<0.001）；缺氧全方组、缺氧活血组、缺氧行气组、缺氧解毒组各组间无显著差异，差异无统计学意义（P>0.05）（图4-27）。

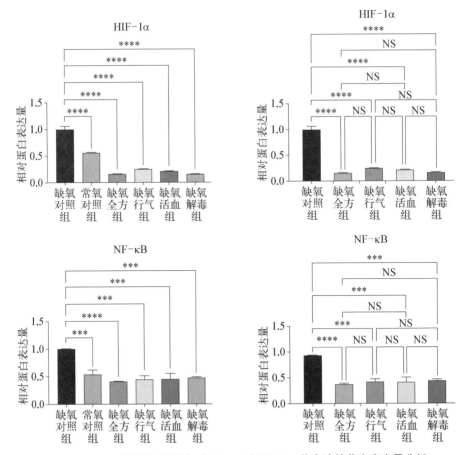

图4-27　加味通幽汤及拆方对 NF-κB/HIF-1α 共表达的荧光半定量分析

：两两组间比较，P<0.001；*：两两组间比较，P<0.000 1；NS：无统计学意义

7. 常氧与缺氧造模环境下对食管癌 TE-1 细胞血管生成拟态、上皮间充质转化、炎症因子相关蛋白表达情况的影响

蛋白质印迹法结果显示,缺氧对照组与常氧对照组相比较,血管生成拟态相关分子 HIF-1α 蛋白表达显著上调,缺氧造模成功,差异有统计学意义($P<0.000\ 1$);MMP-2 蛋白表达上调,差异有统计学意义($P<0.001$);MMP-9、VE-cadherin 表达上调,差异有统计学意义($P<0.01$)。缺氧对照组与常氧对照组相比较,上皮间充质转化相关分子 Vimentin 表达上调,差异有统计学意义($P<0.01$);E-cadherin 表达下调,差异有统计学意义($P<0.01$)。缺氧对照组与常氧对照组相比较,炎症因子相关分子 NF-κB、TNF-α 蛋白表达上调,差异有统计学意义($P<0.01$)(图 4-28)。

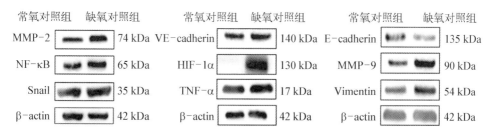

图 4-28 食管癌 TE-1 细胞血管生成拟态、上皮间充质转化、炎症因子相关蛋白条带表达情况

8. 加味通幽汤及拆方对缺氧下食管癌 TE-1 血管生成拟态、上皮间充质转化、炎症因子相关分子蛋白表达的影响

蛋白质印迹结果显示,血管生成拟态相关分子 HIF-1α 蛋白表达,与缺氧对照组相比加味通幽汤及拆方各组蛋白表达均显著下调,差异有统计学意义($P<0.000\ 1$,$P<0.001$);与缺氧行气组相比缺氧全方组、缺氧活血组、缺氧行气组、缺氧解毒组 HIF-1α 蛋白表达显著下降,差异有统计学意义($P<0.000\ 1$);缺氧活血组与各组比较 HIF-1α 蛋白表达显著下降,差异有统计学意义($P<0.000\ 1$,$P<0.001$);缺氧全方组与缺氧解毒组相比,无统计学差异。提示缺氧活血组对于缺氧环境中 HIF-1α 蛋白表达的抑制作用优于缺氧行气组、缺氧解毒组,缺氧全方组次之。血管生成拟态相关分子 MMP-2 蛋白表达,缺氧全方组与缺氧对照组比较表达下调,差异有统计学意义($P<0.05$);缺氧行气组与缺氧对照组比较表达下调,差异有统计学意义($P<0.01$);缺氧活血组与缺氧对照组比较表达无明显下调,差异无统计学意义($P>0.05$);缺氧解毒组与缺氧对照组比较表达下调,差异有统计学意义($P<0.05$);缺氧全方组、缺氧行气组、缺氧解毒组各组间比较无显著差异($P>0.05$)。血管生成拟态相关分子 MMP-9 蛋白表达,与缺氧对照组相比加味通幽汤及拆方各组蛋白表达均显著下调,差异有统计学意义($P<0.000\ 1$,

$P<0.001$,$P<0.01$);缺氧行气组与缺氧全方组、缺氧活血组比较,差异有统计学意义($P<0.05$);缺氧解毒组与缺氧活血组比较差异有统计学意义($P<0.05$),与缺氧全方组比较差异无统计学意义($P>0.05$);缺氧行气组与缺氧解毒组比较差异无统计学意义($P>0.05$)。提示缺氧行气组对于缺氧环境中 MMP-9 蛋白表达的抑制作用优于缺氧全方组、缺氧活血组,缺氧解毒组次之。血管生成拟态相关分子 VE-cadherin 表达,与缺氧对照组相比加味通幽汤及拆方各组蛋白表达均显著下调,差异有统计学意义($P<0.0001$,$P<0.001$);缺氧全方组、缺氧解毒组、缺氧活血各组相比无明显差异,差异无统计学意义($P>0.05$),缺氧行气组与缺氧解毒组比较存在差异,差异有统计学意义($P<0.05$);提示行气组对于缺氧环境中 VE-cadherin 表达的抑制作用优于全方组、活血组、解毒组。

蛋白质印迹结果显示,上皮间充质转化相关分子 Snail 蛋白表达,缺氧全方组与缺氧对照组比较表达下调,差异有统计学意义($P<0.01$);缺氧行气组与缺氧对照组比较表达下调,差异有统计学意义($P<0.05$);缺氧活血组与缺氧对照组比较表达下调,差异有统计学意义($P<0.001$);缺氧解毒组与缺氧对照组比较表达下调,差异有统计学意义($P<0.01$);缺氧全方组、缺氧活血组、缺氧行气组、缺氧解毒组各组间比较无显著差异,差异无统计学意义($P>0.05$)。上皮间充质转化相关分子 E-cadherin 表达,与缺氧对照组相比加味通幽汤及拆方各组蛋白表达均显著下调,差异有统计学意义($P<0.0001$,$P<0.01$);缺氧全方组与缺氧行气组比较差异有统计学意义($P<0.05$),缺氧全方组与缺氧活血组比较差异有统计学意义($P<0.001$);提示全方组对于缺氧环境中 E-cadherin 表达的抑制作用优于缺氧活血组、缺氧行气组,缺氧解毒组次之。上皮间充质转化相关分子 Vimentin 蛋白表达,缺氧全方组与缺氧对照组比较表达显著下调,差异有统计学意义($P<0.0001$);缺氧行气组与缺氧对照组比较表达下调,差异有统计学意义($P<0.001$);缺氧活血组与缺氧对照组比较表达下调,差异有统计学意义($P<0.05$);缺氧解毒组与缺氧对照组比较表达显著下调,差异有统计学意义($P<0.0001$);提示缺氧全方组、缺氧解毒组对于缺氧环境中 Vimentin 蛋白表达的抑制作用优于缺氧活血组、缺氧行气组。

蛋白质印迹结果显示炎症因子相关分子 NF-κB 蛋白表达,缺氧全方组与缺氧对照组比较表达下调,差异有统计学意义($P<0.001$);缺氧行气组与缺氧对照组比较表达下调,差异有统计学意义($P<0.001$);缺氧活血组与缺氧对照组比较表达下调,差异有统计学意义($P<0.001$);缺氧解毒组与缺氧对照组比较表达显著下调,差异有统计学意义($P<0.0001$);加味通幽汤及拆方各组间无显著差异,差异无统计学意义($P>0.05$)。炎症因子相关分子 TNF-α 蛋白表达缺氧全方组与缺氧对照组比较表达下调,差异有统计学意义($P<0.001$);缺氧行气组与缺氧

对照组比较表达显著下调,差异有统计学意义($P<0.0001$);缺氧活血组与缺氧对照组比较表达显著下调,差异有统计学意义($P<0.0001$);缺氧解毒组与缺氧对照组比较表达显著下调,差异有统计学意义($P<0.0001$);提示缺氧解毒组、缺氧行气组对于缺氧环境中 TNF - α 蛋白表达的抑制作用优于缺氧全方组、缺氧活血组(图 4 - 29)。

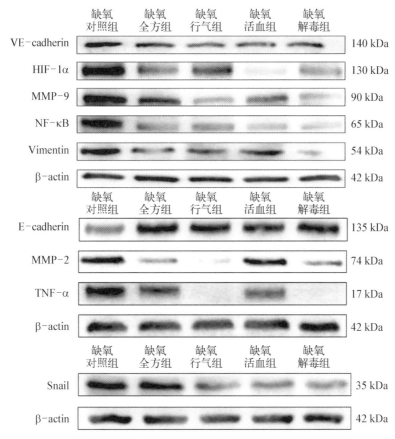

图 4 - 29　加味通幽汤及拆方对缺氧下食管癌 TE - 1 血管生成拟态、上皮间充质转化、炎症因子相关分子蛋白条带表达

9. 加味通幽汤及拆方对缺氧食管癌 TE - 1 细胞 NF - κB/HIF - 1α 轴 mRNA 表达影响情况

实时荧光定量 RT - PCR 实验结果显示,HIF - 1α 的 mRNA 表达缺氧对照组与常氧对照组相比显著提高,差异有统计学意义($P<0.05$)。缺氧全方组与缺氧对照组比较无明显差异,差异无统计学意义($P>0.05$)。缺氧活血组与缺氧对照组比较有显著降低,差异有统计学意义($P<0.05$)。缺氧行气组与缺氧对照组比

较无明显差异,差异无统计学意义($P>0.05$)。缺氧解毒组与缺氧对照组比较有显著降低,差异有统计学意义($P<0.05$)。缺氧条件下各组间均无显著差异,差异无统计学意义($P>0.05$);NF-κB 的 mRNA 表达缺氧对照组与常氧对照组相比无明显差异,差异无统计学意义($P>0.05$)。缺氧全方组与缺氧对照组比较显著降低,差异有统计学意义($P<0.01$)。

缺氧活血组与缺氧对照组比较有显著降低,差异有统计学意义($P<0.001$)。缺氧行气组与缺氧对照组比较有显著降低,差异有统计学意义($P<0.01$)。缺氧解毒组与缺氧对照组比较有显著降低,差异有统计学意义($P<0.001$)。缺氧条件下各组间均无显著差异,差异无统计学意义($P>0.05$)(图 4-30)。

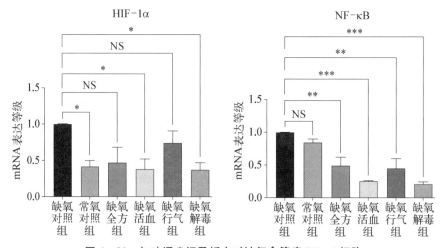

图 4-30 加味通幽汤及拆方对缺氧食管癌 TE-1 细胞
NF-κB/HIF-1α 轴 mRNA 表达影响

*:两两组间比较,$P<0.05$;**:两两组间比较,$P<0.01$;***:两两组间比较,$P<0.001$;NS:两两组间比较,无统计学意义

10. 加味通幽汤及拆方对缺氧食管癌 TE-1 细胞 HIF-1α、E-cadherin 微环境蛋白分泌影响情况

ELISA 实验结果显示,E-cadherin 在缺氧微环境下相较于常氧微环境蛋白表达降低,差异有统计学意义($P<0.001$),各给药组与缺氧对照组相比,蛋白表达无显著差异,差异无统计学意义($P>0.05$)。HIF-1α 蛋白在缺氧微环境下相较于常氧微环境蛋白表达显著升高,差异有统计学意义($P<0.0001$),缺氧全方组相较于缺氧对照组蛋白表达显著降低,差异有统计学意义($P<0.0001$),缺氧活血组相较于缺氧对照组蛋白表达显著降低,差异有统计学意义($P<0.0001$),缺氧行气组相较于缺氧对照组蛋白表达降低,差异有统计学意义($P<0.001$),缺氧解毒组相较于缺氧对照组蛋白表达降低,差异有统计学意义($P<0.01$)(图 4-31)。

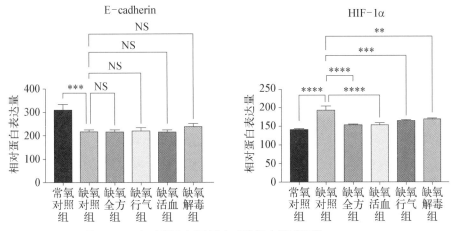

图 4-31 加味通幽汤及拆方对缺氧食管癌细胞 HIF-1α、
E-cadherin 微环境蛋白分泌影响

：两两组间比较，$P < 0.01$；*：两两组间比较，$P < 0.001$；****：两两组间比较，$P < 0.0001$；NS：两两组间比较，无统计学意义

三、讨论

肿瘤组织缺氧与血瘀证关系密切，多数实体瘤在快速增殖期对氧气及血供的会有过度需求，肿瘤组织会呈现局部供氧障碍和异常血管生成，从而导致外周循环障碍、血流变及凝血功能的异常。血液高凝状态与缺氧微环境符合中医的血瘀证。同时，血瘀证可与血管生成理论相结合，血瘀所致缺血缺氧状态是肿瘤血管新生发生的始动因素，此则提示血瘀证也是促进肿瘤细胞侵袭转移的重要推动力，因此，活血化瘀作为传统中医治疗大法，对抑制恶性肿瘤转移有着重要作用，其可通过促进外周微循环改善血液高凝状态，从而平衡机体微环境，提高机体免疫力，瘀化则血脉通，血脉通则癌毒除。因此，活血化瘀法为干预肿瘤缺氧微环境、阻止肿瘤的侵袭与转移提供了新方向、新策略。加味通幽汤活血行气解毒，对于既成癌毒起到理气活血祛瘀，以气行推动血行，使脉道通利，去瘀生新，气血健旺，癌栓消散。但对于活血化瘀药在临床上的应用，存在极大争议，有些人认为这类中药可改善机体微循环，为肿瘤的生长发育提供更丰富的血供，但其还可导致癌肿局部血瘀的化散，易化癌毒为"流毒"向他处扩散过程，从而促进肿瘤的侵袭与转移。因此，本研究基于 NF-κB/HIF-1α 轴对于缺氧微环境及其条件下血管生成拟态调控的分子机制进行研究，同时也将为活血化瘀类中药治疗恶性肿瘤提供依据。

肿瘤细胞或组织缺氧会引起多种信号通路的异常，其中 NF-κB/HIF-1α 轴为重要的一支。HIF-1α 在肿瘤细胞对低氧的适应性应答中发挥重要作用，在缺氧的微环境下，肿瘤细胞会高表达 HIF-1。HIF-1 是由 HIF-1α 和 HIF-1β 组成的一个异源二聚转录因子。HIF－1β 在正常氧条件和缺氧的状态下都可稳定表达,而 HIF－1α 在正常氧条件下半衰期仅为 5 min 并迅速被蛋白酶降解,而在缺氧的条件下半衰期延长,在肿瘤组织缺氧区域呈现高表达状态。因此,HIF－1α 作为迄今为止发现的唯一特异性缺氧状况下发挥活性的转录因子,不但是肿瘤缺氧反应的关键调节子,也是调节肿瘤血管生成、能量代谢、细胞增殖、浸润和转移等相关基因的上游转录调节蛋白,与肿瘤生存进展密切相关。肿瘤细胞对于临近组织的浸润与侵袭是肿瘤发生扩散及转移的前提。多项研究表明,NF－κB 可以激活与肿瘤浸润转移相关的因子表达,从而发挥其在肿瘤血管生成及浸润转移中的重要作用。同时 NF－κB 的抗细胞凋亡作用,也是其在人类肿瘤组织中持续被激活并促进肿瘤生成与转移的重要原因。经研究证实,NF－κB 在多数实体瘤中呈高表达状态,如食管癌、乳腺癌、肝癌、伯基特淋巴癌、胃癌等。Rius 等研究证明,NF－κB 是 HIF－1α 的重要转录因子,在缺氧条件下 HIF－1α 不断累积,进而激活 NF－κB 通路。NF－κB 的亚基 P65 和 P50 可以结合 HIF－1α 的启动子,从而促进 HIF－1α 的转录,并决定其活化程度。

肿瘤细胞外基质重塑是肿瘤细胞形成血管生成拟态过程中的一个重要改变,基质金属蛋白酶作为间质胶原蛋白唯一的基质降解酶,其不仅可以降解基质膜和包绕肿瘤的基质,突破基质屏障从而促进肿瘤转移,还可通过内皮细胞迁移、血管新生等促进肿瘤生长及扩散。在血管生成过程中,内皮细胞穿过细胞外基质和基质外骨架,在这一形成过程中,MMP－2、MMP－9 均起到降解纤维支架(即溶纤)的作用,从而促进癌细胞向周围组织浸润。

上皮间充质转化使细胞黏附分子(如 E－cadherin 等)减少导致细胞极性消失及其同质黏附力下降,角蛋白细胞骨架转化为 Vimentin 为主的细胞骨架及形态上具有间充质细胞的特性,从致获得了间质细胞所具有的侵袭、转移等能力。E－cadherin 作为细胞间跨膜黏连糖蛋白分子,主要参与上皮细胞之间的紧密连接和黏附连接,维持上皮表型,因此,E－cadherin 的减少可以降低细胞间黏附力,使得肿瘤细胞更加容易向周围组织侵袭和移动,因而 E－cadherin 的减少成为肿瘤发生转移的首要条件。锌指蛋白 Snail 可能存在直接或间接抑制 E－cadherin 启动子部位的 E－box 连接序列来抑制 E－cadherin 的转录,从而触发上皮细胞向间充质细胞转变,破坏上皮连接,使肿瘤细胞间黏附松散易于脱离原发灶从而实现肿瘤细胞的侵袭与转移。研究证明,在缺氧条件刺激下,HIF－1α 高表达,诱导 β-连环素从 E－cadherin/β-连环素复合物中解离,解离后的 β-连环素进入细胞核,作为启动子促进上皮间充质转化相关基因的转录,降低肿瘤细胞的黏附作用,并增强其运动及侵袭能力,而以上转录因子经研究证明,均直接或间接依赖于 NF－κB 的调控。同时,血管生成拟态作为肿瘤细胞经上皮间充质转化后的转化形式,VE－cadherin

是其交叉作用的重要位点,其介导了内皮细胞之间的黏附链接和新生血管的生成、发生,其可介导同型细胞间黏附,为第一个明确的血管生成拟态重要调控因子。

炎症是机体受到损伤、感染等刺激的一种保护性反应,约 20% 的癌症被证实与慢性炎症有关,炎性因子被证实在肿瘤的发生与发展中起重要作用。TNF - α 被认为是连接炎症与肿瘤的关键炎性因子,其可介导 NF - κB 等炎性通路释放其他炎性因子,促进炎症反应的级联放大及肿瘤细胞的异常增殖,其亦可直接激发上皮间充质转化,促进上皮细胞恶变,为肿瘤发生的关键因子。

苦杏仁苷是一种糖苷类天然产物化学成分,已经发现对肺癌、宫颈癌、前列腺癌、乳腺癌等多种肿瘤具有抑制活性作用,本实验所用方剂中的桃仁经高效液相分析测定含苦杏仁苷成分,参考国内文献评价桃仁质量的指标均多采用所含苦杏仁苷含量作为质控标准。

基于色谱实验结果支撑,采用 CCK - 8 细胞毒性实验观察了在缺氧条件下加味通幽汤及各拆方对食管癌 TE - 1 细胞增殖的影响,并对于药物最佳作用时间及浓度进行筛选。实验结果显示,药物浓度设定为 IC_{50} 值作用 24 h 时各给药组均对食管癌 TE - 1 细胞增殖有显著抑制作用。为了客观评价在缺氧条件下该复方及各拆方组对细胞侵袭、迁移能力的影响,本实验观察了细胞划痕实验、Transwell 侵袭实验,结果显示,经缺氧处理后食管癌 TE - 1 细胞的迁移能力、侵袭能力显著提升,在体外模拟缺氧环境下给药处理后,加味通幽汤及各拆方均显著抑制食管癌 TE - 1 细胞的迁移侵袭水平,其中全方抑制力最强,各拆方组间无显著差异。

采用血管形成实验观察食管癌 TE - 1 细胞血管生成拟态生成情况。结果显示,在缺氧条件刺激下,肿瘤细胞相互连接形成网状结构;在常氧条件下,肿瘤细胞呈簇状生长,无管道结构出现,在体外模拟缺氧环境下经药物干预后各组均无血管网络生成,全方及各拆方组间无显著差异。

从蛋白质印迹法结果来看,在缺氧条件刺激下 HIF - 1α、VE - cadherin、MMP - 2、MMP - 9、Snail、Vimentin、NF - κB、TNF - α 蛋白表达相较于常氧条件明显上调,E - cadherin 表达显著降低,全方及各拆方组均显著抑制 HIF - 1α、VE - cadherin、MMP - 2、MMP - 9、Snail、Vimentin、NF - κB、TNF - α 蛋白表达,显著提升 E - cadherin 表达,其中在 HIF - 1α 表达受药物作用中活血组最优,E - cadherin 表达受药物作用中全方组最优,TNF - α 的表达受药物作用中行气与解毒组均优。

实时荧光定量 PCR 实验结果显示,经缺氧刺激后 HIF - 1α 标志物 mRNA 表达显著提升,在体外模拟缺氧环境下经药物干预下活血、解毒均可显著抑制 mRNA 表达,全方、行气组则无抑制作用。NF - κB 经缺氧刺激后 mRNA 表达无显著变化,各给药组均可显著抑制 mRNA 表达,组间无显著差异。

ELISA 实验对于细胞培养上清液(常氧、缺氧培养环境)中的蛋白分泌进行探究。结果显示,HIF-1α 的蛋白分泌显著提升,各给药组均可显著抑制蛋白分泌,组间无显著差异。经缺氧刺激后 E-cadherin 的蛋白分泌无差异,各给药组均无显著抑制蛋白分泌。CCK-8 实验为后续实验提供最佳给药手段,细胞划痕、侵袭实验从细胞的运动能力角度说明了加味通幽汤及拆方对于食管癌 TE-1 细胞的有效性。

为了证明食管癌 NF-κB/HIF-1α 轴与缺氧微环境下血管生成拟态之间的关系,笔者采用细胞免疫荧光双标记技术观察了 NF-κB 和 HIF-1α 蛋白共表达情况。结果显示,在缺氧条件刺激下,缺氧对照组 HIF-1α 在细胞核显著表达,常氧对照组 HIF-1α 在细胞质表达,缺氧成功诱导 HIF-1α 表达。缺氧对照组 NF-κB 在细胞核显著表达,常氧对照组 NF-κB 在细胞质表达,证明缺氧活化 NF-κB 进行核转位。同时 NF-κB/HIF-1α 可共定位在食管癌 TE-1 细胞,与荧光强度表达呈现正相关。在体外模拟缺氧环境中经药物干预后可显著抑制细胞荧光表达水平,其中加味通幽汤全方组抑制力最强,各拆组无显著差异。此实验证明了加味通幽汤可通过 NF-κB/HIF-1α 轴抑制食管癌 TE-1 细胞,NF-κB/HIF-1α 轴存在共定位呈正相关。同时对于 NF-κB/HIF-1α 轴的上下游调节机制值得进一步探索。

在体外模拟缺氧微环境中,采用加味通幽汤及各拆方对食管癌 TE-1 细胞进行干预,对于癌细胞的浸润与转移研究实验中加味通幽汤全方组优于各拆方组,加味通幽汤全方各药对的治疗作用显著。桃仁-红花是常用的活血化瘀药对,现代药理学研究表明,桃仁具有抗凝血、改善血流动力学、抗肿瘤的作用,红花对血液流变学指标有明显的改善作用,并且具有抗炎、增强细胞免疫和体液免疫、抗肿瘤活性的作用,还可以抑制肿瘤血管的生成。缺氧是肿瘤血管生成拟态的启动因子,活血药对对 HIF-α、mRNA 表达的抑制力最强;对于异常肿瘤血管生成,活血组通过改善肿瘤内部血流微循环障碍,从而达到改善肿瘤内部缺氧微环境,从根源上改善肿瘤的增殖与浸润转移。行气组中的升麻主要与抑制炎性介质释放、调节炎症相关蛋白表达有关,升麻苷可有效抑制 TNF-α 的表达;槟榔所含氢溴酸槟榔碱也可抑制 TNF-α 表达。解毒药对白花蛇舌草与半枝莲均有抗炎、抗肿瘤的功效。本研究中对于 TNF-α 蛋白表达的数据显示,行气组与解毒组效果最显著,行气组与解毒组在肿瘤的发生与发展中可起到良好的抗炎、抗肿瘤增殖作用。在缺氧刺激条件下,E-cadherin 在经各组药物干预后均未有抑制作用,与蛋白质印迹结果相反,考虑细胞上清液中存在死细胞碎片及代谢产物的干扰。在 RT-PCR 实验中,检测到 NF-κB 的 mRNA 在常氧与缺氧水平无显著差异,对于这一实验结果,主要考虑基因的表达分为转录和翻译两个层面,即 mRNA 水平和蛋白水平,真核基因表达的转录和翻译发生的时间和位点存在时空差且又会有转录后加工,转录产物的降解、翻译、翻译后加工及修饰多层面多环节,所致转录水平和翻译水平并不完全一致。

四、小结

（1）CCK-8 实验证明,加味通幽汤及拆方均对食管癌 TE-1 细胞的增殖具有显著抑制作用。

（2）细胞划痕实验和 Transwell 侵袭实验证明,缺氧是提升食管癌 TE-1 细胞迁移力与侵袭力的重要条件;加味通幽汤及拆方均可显著抑制缺氧条件下食管癌 TE-1 细胞的迁移、侵袭,全方组药效最优。

（3）免疫荧光双标记实验证明,缺氧是 NF-κB/HIF-1α 轴活化的首要诱因,NF-κB/HIF-1α 轴荧光表达存在共定位且存在正相关的调节关系;加味通幽汤及拆方均可显著抑制缺氧条件下食管癌 TE-1 细胞 NF-κB、HIF-1α 的荧光表达,活血组抑制 HIF-1α 荧光表达药效最优。

（4）血管生成实验证明,缺氧是肿瘤血管构建网状结构的重要条件;加味通幽汤及拆方均可显著破坏打散缺氧条件下的肿瘤血管网。

（5）蛋白质印迹实验证明,在缺氧条件下,食管癌 TE-1 细胞 HIF-1α、VE-cadherin、MMP-2、MMP-9、Vimentin、Snail 蛋白表达显著上调,E-cadherin 表达明显下调,证明缺氧促进了食管癌 TE-1 细胞形成血管生成拟态,其机制与上皮间充质转化的发生相关。TNF-α、NF-κB 蛋白表达显著上调,提示缺氧条件与炎症反应和肿瘤增殖之间存在促进关系;加味通幽汤及拆方可显著抑制缺氧条件下食管癌 TE-1 细胞血管生成拟态、上皮间充质转化、炎症因子的蛋白表达。

（6）HIF-1α 作为启动子促进上皮间充质转化的转录,上皮间充质转化的转录直接或间接受 NF-κB 的调控,同时 NF-κB 作为 HIF-1α 的重要转录因子决定其激活的速度。血管生成拟态的形成需通过上皮间充质转化获得间质表型从而模仿内皮细胞构建肿瘤细胞自身血管网络。免疫荧光显示,HIF-1α 和 NF-κB 在缺氧条件下表达升高,并且在蛋白质印迹实验中,HIF-1α 和 NF-κB 蛋白在缺氧条件下表达升高;在 RT-PCR 实验中,HIF-1α 的 mRNA 在缺氧条件下表达升高;在 ELISA 实验中,HIF-1α 和 NF-κB 在缺氧条件下蛋白表达上升,证明缺氧诱导食管癌 TE-1 细胞形成血管生成拟态,其机制与 HIF-1α/NF-κB 通路介导的血管生成拟态并调控上皮间充质转化存在关系。加味通幽汤及拆方可显著抑制缺氧条件下食管癌 TE-1 细胞的上皮间充质转化及血管生成拟态的形成。

（7）活血组所含桃仁、红花作为加味通幽汤的君药,对缺氧条件下食管癌 TE-1 细胞的侵袭、迁移、增殖、血管生成拟态、上皮间充质转化均具有抑制作用。

第十一节　加味通幽汤功能拆方促进食管癌 TE‐1 细胞自噬的作用机制

自噬是细胞死亡的一种方式,是细胞内蛋白质或细胞器被破坏后溶酶体的再利用过程。中药有促进食管癌细胞自噬的作用,有研究报道了中药成分通过阻断 Akt/mTOR 通路激活自噬,对食管癌细胞起到抑制作用。

在前期研究基础上,笔者课题组进一步探讨了加味通幽汤功能拆方对食管癌 TE‐1 细胞自噬的作用机制,为临床中药复方治疗食管癌提供实验依据。

一、材料和方法

1. 材料

(1) 细胞株　TE‐1 细胞购于中国科学院上海细胞库。

(2) 药物　加味通幽汤组方:桃仁 5 g,红花 15 g,槟榔 5 g,升麻 10 g,半枝莲 15 g,白花蛇舌草 15 g。活血拆方:桃仁 5 g,红花 15 g。行气拆方:升麻 10 g,槟榔 5 g。解毒拆方:半枝莲 15 g,白花蛇舌草 15 g。所有药物均购置与唐山桐聚堂药店。

(3) 主要试剂　RPMI 1640(上海道鹏生物科技有限公司),磷酸盐缓冲液(上海道鹏生物科技有限公司),胎牛血清(上海道鹏生物科技有限公司),胰蛋白酶(上海道鹏生物科技有限公司),青霉素‐链霉素溶液(上海道鹏生物科技有限公司),DMSO(Report 公司),磷酸盐缓冲液(上海道鹏生物科技有限公司),二抗(抗小鼠,Report 公司),二抗(抗兔,Report 公司),荧光二抗(抗兔,Report 公司),抗体荧光二级(抗小鼠,Report 公司),4% 多聚甲醛(Report 公司),TritonX‐100(Report 公司),BSA(Report 公司),抗褪色试剂(含 DAPl,Report 公司),BCA 蛋白检测试剂盒(Report 公司),PVDF(Immobilon‐P),10×TBST 洗涤缓冲液(Report 公司),20×Westren 超快转移缓冲液(Report 公司),细胞裂解缓冲液[中实基因科技(天津)有限公司],电泳缓冲液(Zomanbio 公司),电穿孔缓冲液(Zomanbio 公司),SDS‐PAGE 凝胶试剂盒(上海雅酶生物医药科技有限公司),ECL 试剂盒(Report 公司),RNA 提取试剂盒[中实基因科技(天津)有限公司],逆转录试剂盒[中实基因科技(天津)有限公司],三色标记[10～180 kDa,中实基因科技(天津)有限公司],SYBR Master Mix [中实基因科技(天津)有限公司],引物设计(Thermo Fisher 公司),乙醇(上海泰坦科技股份有限公司),ddH$_2$O(北京庄盟国际生物基因科技有限公司),合成引物/预引物 IPAGE11‐59 (Invitrogen),ZAPASYBR 绿色

qPCR 预混物(2×)[中实基因科技(天津)有限公司],2.5％戊二醛(北京庄盟国际生物基因科技有限公司),3％醋酸铀-柠檬酸铅(北京庄盟国际生物基因科技有限公司),BSA(Report 公司),蛋白上样缓冲液/样品缓冲液(5 倍)(Report 公司),mTOR(HA 公司),吖啶橙染色剂(RP - RS1001),山羊抗兔 IgG H(Report 公司),抗兔 IgG(HL,Report 公司),LC3B(Report 公司),LC3I/II 抗体(HA 公司)。

2. 方法

(1) 药物制备及其干预浓度　加味通幽汤及各功能拆方药物均使用蒸馏水浸泡 24 h,加热回流 2 h,离心后取上清液进行醇沉,旋转蒸发后得到浸膏,4℃保存备用。根据 IC_{50} 制备成不含血清的含药培养基。

根据 CCK - 8 法结合拟合曲线计算全方组、行气组、活血组和解毒组的 IC_{50},浓度梯度设为 400 $\mu g/mL$、800 $\mu g/mL$、1 600 $\mu g/mL$、3 200 $\mu g/mL$、6 400 $\mu g/mL$、12 800 $\mu g/mL$。根据本章第十节的 CCK - 8 实验结果,采用全方组的 IC_{50} 为 2 550 $\mu g/mL$;行气组为 3 384 $\mu g/mL$;活血组为 3 979 $\mu g/mL$;解毒组为 3 832 $\mu g/mL$。按以上浓度进行自噬相关机制研究。

(2) 细胞培养及分组　从－80℃冰箱中取出冻存的 TE - 1 细胞,水浴锅中快速解冻,复苏细胞制备成细胞悬液,用 RPMI 1640 培养基(含 10％胎牛血清,1％双抗)进行培养,置于细胞培养箱中。

饥饿条件诱导自噬模型:正常条件培养细胞作为空白对照,不含血清培养基干预细胞 24 h 设为模型对照组,对全方组、活血组、解毒组、行气组细胞均进行饥饿诱导。

(3) 吖啶橙染色观察酸性自噬泡　取生长良好的 TE - 1 细胞,制成细胞悬液,铺于 24 孔板中,置于培养箱孵育,待细胞贴壁后,模型对照组和各药物组细胞血清饥饿 24 h,加入药物浓度为 IC_{50} 的含药培养基(分别为全方组、行气组、活血组、解毒组)药物处理 24 h 后,用吖啶橙染色试剂染色,荧光显微镜下观察,用红色激发光激发,可见橙色或橙红色荧光表达。实验重复 3 次。

(4) 蛋白质印迹检测 p62、Beclin - 1、LC3、LC3Ⅱ、Akt、mTOR 的蛋白表达　取对数生长的 TE - 1 细胞接种于 Φ 10 cm 培养皿中,进行细胞分组。使用胰蛋白酶进行细胞蛋白提取。测定蛋白质浓度,进行蛋白变性,将煮好的待测蛋白样品加入 SDS - PAGE 凝胶中,接入电泳设备进行电泳,结束后转印到 PVDF 膜上。加入稀释好的 β - actin(1∶1 000)、Beclin - 1(1∶1 000)、p62(1∶1 000)、LC3(1∶1 000)、Akt(1∶1 000)、mTOR(1∶1 000)蛋白一抗,4℃孵育过夜,加入对应浓度二抗(1∶5 000 比例稀释),避光加入 ECL 试剂,使用凝胶成像仪进行成像分析。采用 ImageJ 进行灰度值分析,β - actin 作为内参,计算蛋白的相对表达量。每组实验重复 3 次。

(5)免疫荧光检测 LC3 的荧光表达 将无菌的细胞爬片放入 24 孔板中,在培养板中将种好的爬片用磷酸盐缓冲液浸润 3 次(轻柔)。取对数生长期的细胞接种于 24 孔板中,进行细胞分组,贴壁过夜。弃去培养基,每孔加入 1 mL 的 4% 多聚甲醛,室温固定。0.5% Trition - 100 室温打孔;用配好的结晶牛血清清蛋白液体封闭 30 min 后弃液。每张爬片滴加足够量的一抗(1∶200),4°过夜。吸水纸吸干多余液体,滴加荧光二抗(1∶200),湿盒中 37℃ 避光孵育 2 h。含荧光淬灭剂的 DAPI 孵育 5 min,进行核染。抠出爬片,置于载玻片上,荧光显微镜下观察 LC3 的荧光表达。实验重复 3 次。

(6)RT - qPCR 实验检测 Beclin - 1 RNA 转录表达 TE - 1 细胞在 6 孔板中孵育。在细胞贴壁后,进行实验分组,用 RNA 提取试剂盒从细胞中提取 RNA。按照说明加入 PCR 试剂后,将八联管依次放入 PCR 扩增仪中进行 PCR 退火和扩增,程序完成后导出数据。采用两步法 Realtime PCR 反应程序:第一阶段,95℃ 30 s;第二阶段,95℃ 30 s,60℃ 20～40 次循环;第三阶段,2 - ΔΔCT 法计算相对基因表达量(解离分析),Beclin - 1 引物序列见表 4 - 14。

表 4 - 14 引物序列

因　子	序　列
Beclin - 1	F：AACCAGATGCGTTATGCCCA
	R：TCCATTCCACGGGAACACTG
β - actin	F：CACCATTGGCAATGAGCGGTTC
	R：AGGTCTTTGCGGATGTCCACGT

(7)透射电镜观察细胞自噬小体 TE - 1 细胞在 6 孔板中孵育。细胞贴壁后,进行实验分组,刮去细胞并离心。将预冷的 2.5% 戊二醛与细胞混合,在 4℃ 下避光保存 10 h。按照表 4 - 15 步骤处理细胞。样品在 60℃ 的烤箱中保存过夜并切片。3% 醋酸铀-柠檬酸铅与样品反应。透射电镜观察自噬小体,并拍照记录。实验重复 3 次。

表 4 - 15 细胞脱水步骤

试 剂 比 例	处理时间(min)	处理温度(℃)
50% 乙醇	8	4
70% 乙醇	8	4
90% 乙醇	8	4

续 表

试 剂 比 例	处理时间(min)	处理温度(℃)
100%乙醇	8	4
100%丙醇∶100%乙醇(1∶1)	8	4
100%丙醇	5	25
100%丙醇∶包埋液(1∶1)	30	25
100%丙醇∶包埋液(1∶2)	90	25
100%丙醇∶包埋液(1∶3)	过夜	25

（8）统计学方法 数据分析采用 Graphpad Prism 9.5 版。在定量结果的处理中，使用 ImageJ 软件进行灰度值分析和光密度分析。多组间方差齐性采用单因素方差分析。假设数据服从正态分布，采用 t 检验来比较每对组之间的差异。$P <$ 0.05 为差异有统计学意义。

二、结果

1. 加味通幽汤全方及拆方对食管癌 TE - 1 细胞自噬酸性囊泡形成的影响

倒置荧光显微镜下观察可见，模型对照组、全方组、行气组、活血组、解毒组经吖啶橙染色的细胞均出现橙黄色荧光表达的自噬酸性囊泡。模型对照组与空白对照组相比荧光表达强度增高（$P <$0.05），全方组、行气组、活血组、解毒组与空白对照组相比荧光表达强度显著增高（$P <$0.000 1），说明自噬水平增高；与模型对照组相比，全方组和解毒组的荧光表达增高（$P <$0.05），行气组与活血组的荧光表达显著增高（$P <$0.000 1）（图4 - 32）。

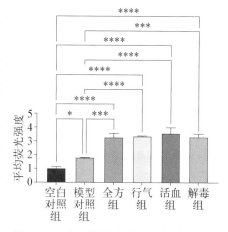

图4 - 32 加味通幽汤全方及拆方吖啶橙染色荧光强度结果

采用单因素方差分析检验方差的均匀性，采用 t 检验分析两组间的统计学差异，其中 $* P <$0.05，$*** P <$0.001，$**** P <$0.000 1

2. 加味通幽汤全方及拆方对食管癌 TE - 1 细胞中自噬相关蛋白表达水平的影响

运用蛋白质印迹法观察加味通幽汤全方及拆方对食管癌 TE - 1 细胞中自噬相关蛋白表达水平的影响。与空白对照组相比，模型对照组、全方组、行气组、活血组、解毒组的 p62 蛋白含量下降（$P <$0.05）；与模型对照组相比，全方组、行气组、活血组、解毒组的 p62 蛋白含量显著下降（$P <$0.000 1）。与空白对照组相比，全方

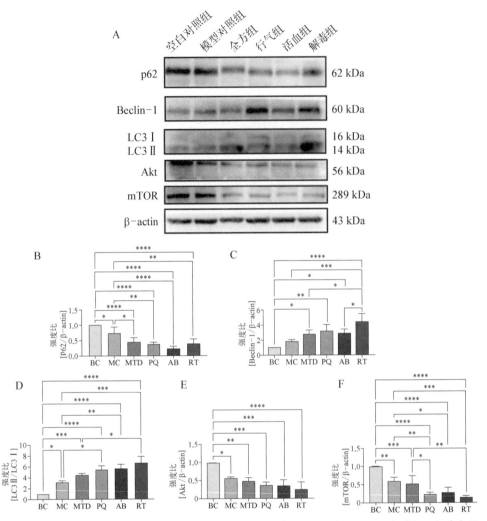

BC：空白对照组；MC：模型对照组；MTD：全方组；PQ：行气组；AB：活血组；RT：解毒组。A. 全方组及其拆方对 TE-1 细胞 p62、Beclin-1、LC3 I、LC3 II、Akt、mTOR 蛋白表达的影响；B. 与模型对照组相比，活血组对 p62 蛋白表达的影响最大；C. 与模型对照组相比，解毒组 Beclin-1 蛋白表达量最高；D. 与模型对照组相比，解毒组 LC3 II/LC3I 的表达最高；E. 与模型对照组相比，解毒组中 Akt 的表达最低；F. 与模型对照组相比，解毒组 mTOR 蛋白表达最低。采用单因素方差分析检验方差的均匀性，采用 t 检验的方法检验两组间的统计学差异，其中 $^*P<0.05$，$^{**}P<0.01$，$^{***}P<0.001$，$^{****}P<0.0001$。

图 4-33　加味通幽汤全方及拆方对自噬相关蛋白 p62、Beclin-1、LC3、Akt、mTOR 蛋白表达水平的影响

组、行气组、活血组、解毒组的空白对照组 Beclin-1 蛋白含量增加（$P<0.05$）；与模型对照组相比，解毒组的空白对照组 Beclin-1 蛋白含量增加（$P<0.05$）。与空白对照组相比，模型对照组、全方组的 LC3 II/LC3 I 蛋白含量增加（$P<0.05$），行气组、活血组、解毒组的 LC3 II/LC3 I 蛋白含量显著增加（$P<0.0001$）；与模型对

照组相比,行气组、活血组、解毒组的 LC3Ⅱ/LC3Ⅰ蛋白含量增加($P<0.05$)。与空白对照组相比,模型对照组、全方组、行气组、活血组、解毒组的 Akt 蛋白含量显著增加($P<0.0001$);与模型对照组相比,行气组、活血组、解毒组的 Akt 蛋白含量增加($P<0.05$)。与空白对照组相比,模型对照组、全方组的 mTOR 蛋白含量增加($P<0.05$),行气组、活血组、解毒组的 mTOR 蛋白含量显著增加($P<0.0001$);与模型对照组相比,行气组、活血组、解毒组的 mTOR 蛋白含量增加($P<0.05$)(图 4-33)。

3. 加味通幽汤全方及拆方对食管癌 TE-1 细胞中 LC3 蛋白的荧光表达水平的影响

在倒置荧光显微镜下观察 LC3 蛋白荧光染色的结果显示,与空白对照组相比,模型对照组的 LC3 荧光表达升高($P<0.05$),全方组、行气组、活血组、解毒组的 LC3 荧光表达显著升高($P<0.0001$);与模型对照组相比,全方组 LC3 荧光表达升高($P<0.05$),行气组、活血组、解毒组的 LC3 荧光表达显著升高($P<0.0001$);与全方组相比,活血组、解毒组的 LC3 荧光表达显著升高($P<0.0001$);与行气组相比,活血组的 LC3 荧光表达显著升高($P<0.0001$),解毒组 LC3 荧光表达升高($P<0.05$);与解毒组相比,活血组的 LC3 荧光表达显著升高($P<0.0001$)(图 4-34)。

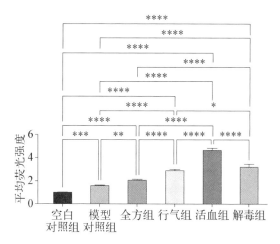

图 4-34　免疫荧光的荧光表达结果

采用单因素方差分析检验方差的均匀性,采用 t 检验检验两组间的统计学
差异,其中 * $P<0.05$,** $P<0.01$,*** $P<0.001$,**** $P<0.0001$

4. 加味通幽汤全方及拆方对食管癌 TE-1 细胞中 *Beclin-1* 基因的转录表达水平的影响

实时荧光 PCR 结果显示,与空白对照组相比,模型对照组、全方组、行气组、活血组、解毒组的 mRNA 表达含量上升,其中行气组和解毒组显著高于空白对照组($P<0.0001$)。

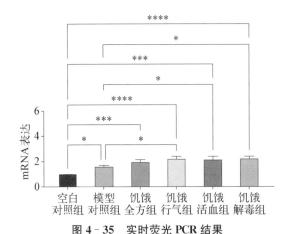

图 4-35 实时荧光 PCR 结果

全方组及 3 个拆方对 Beclin-1 的 mRNA 表达均有不同程度的促进作用。采用单因素方差分析检验方差的均匀性,采用 t 检验检验两组间的统计学差异,其中 $^*P<0.05$,$^{***}P<0.001$,$^{****}P<0.0001$

与模型对照组相比,行气组、活血组、解毒组的 mRNA 表达水平为上升状态($P<0.05$)(图 4-35)。

5. 加味通幽汤全方及拆方对食管癌 TE-1 细胞自噬小体形成的影响

透射电镜观察显示,空白对照组细胞膜完整,细胞核、线粒体、内质网等细胞器完整可见,未见自噬小体。观察模型对照组、全方组、行气组、活血组、解毒组双膜自噬体的超微结构。与空白对照组相比,各给药组均有不同程度的细胞空泡化,其中活血组和行气组的空泡化具有特异性和显著性。与模型对照组比较,行气组自噬小体增多(图 4-36)。

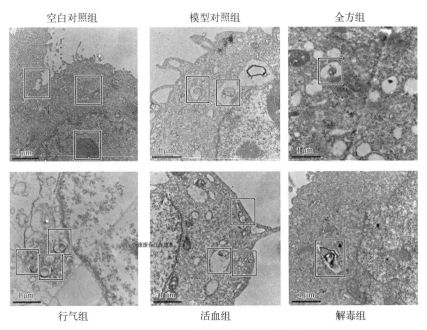

图 4-36 透射电镜观察自噬小体

空白对照组出现正常的细胞结构,包括细胞绒毛、线粒体和细胞核。模型对照组、全方组、行气组、活血组、解毒组均可见双层膜包裹的自噬体。与空白对照组相比,模型对照组、全方组、行气组和活血组均有不同程度的细胞空泡化,其中全方组和行气组作用较强。与模型对照组比较,行气组的自噬小体明显增多。使用 TEM(50 000×)拍摄图像

三、讨论

一系列研究证明,中药抗食管癌具有多组分、多靶点的特点,可减少放化疗毒副作用,提高生活质量,降低复发转移风险。中医理论认为,食管癌多为气运失衡导致气滞血瘀。因此,行气化瘀是治疗食管癌的重要方法,笔者在此基础上推出了加味通幽汤。我们通过研究证实,加味通幽汤可以抑制食管癌细胞的增殖和迁移。

根据笔者课题组前期进行的网络药理学分析结果得出,加味通幽汤抗食管癌的主要成分是槲皮素、木犀草素、黄芩素、β-谷甾醇。槲皮素是一种常见的类黄酮,具有重要的抗癌作用。研究表明,槲皮素可抑制食管癌细胞的侵袭和血管生成。此外,在诱导肿瘤细胞衰老自噬、抑制氧化应激反应中同样有理论支持。木犀草素是一种具有抗肿瘤药理作用的多酚类黄酮,调节自噬是木犀草素降低肿瘤细胞活力和增殖的途径之一。黄芩素是一种活性多酚类化合物,其具有抗癌活性,主要是通过调节多种细胞信号通路介导,如诱导凋亡、自噬等。β-谷甾醇是植物中含量最丰富的植物甾醇,通过促进细胞凋亡、诱导细胞周期阻滞、抑制侵袭转移等作用,起到抗癌和治疗肿瘤的作用。全方组抗食管癌的治疗主要涉及肿瘤通路,其中 Akt/mTOR 是最重要的靶点之一。Akt/mTOR 作为自噬的关键调控通路,参与多种肿瘤的发生和促进。Akt 在转录水平调控食管癌细胞自噬,mTOR 通过磷酸化自噬体形成和成熟过程中相关蛋白的特定位点来抑制自噬。

LC3 和泛素结合蛋白 p62 是自噬体形成的关键蛋白,它们被招募到自噬体膜中。在自噬过程中,LC3Ⅰ被激活并与磷脂酰乙醇胺结合转化为 LC3Ⅱ,这有助于促进自噬体的成熟。此外,Beclin-1 也是自噬体形成的重要调节因子。Beclin-1 与Ⅲ型磷脂酰肌醇 3 激酶(PI3KC3)形成复合物,可以调节自噬前体的定位,从而调节自噬活性。

为了验证加味通幽汤全方组抗食管癌的作用机制,我们进行了加味通幽汤通过调节 Akt-mTOR 通路影响 TE-1 细胞自噬的体外研究。为了准确验证加味通幽汤的功效,将全方组分为 3 个拆方。活血组方能活血化瘀,行气组方能散气通气,解毒组方能解体内瘀毒。首先对 TE-1 细胞进行自噬酸性囊泡吖啶橙染色。结果显示,从模型对照组判断,饥饿导致细胞自噬成功,全方组及其 3 个拆方均促进了细胞自噬,其中活血组和行气组的作用强于全方组。蛋白质印迹检测,p62、Beclin-1、LC3Ⅱ/LC3Ⅰ、Akt、mTOR 蛋白的表达在模型对照组和各给药组中表现出不同的趋势。对于 p62,活血组的作用最强。对于 Beclin-1、LC3Ⅱ/LC3Ⅰ、Akt 和 mTOR,解毒组的作用最强。免疫荧光分析结果显示,全方组及其 3 个拆方对 LC3 蛋白的表达有一定的影响,其中活血组的作用最强。qPCR 结果为全方组促进自噬提供了另一种支持。行气组、活血组和解毒组在 Beclin-1 的 mRNA 表达中起作用,其中行气组的作用最强。自噬小体的形成是细胞自噬的直接证据。通过透射电镜观察,全方组及其 3 个拆方组均出现自噬体,行气组明显增强。

综上所述,全方组及其 3 个拆方对 Akt/mTOR 通路调控的自噬表现出不同的作用。行气组、活血组和解毒组在 TE‐1 细胞自噬中的优势各不相同。特别是在拆方相互协调的基础上,全方组整体上促进了食管癌细胞的自噬。

本研究仅在细胞水平上验证了全方组对食管癌的作用,在动物模型中是否存在同样的作用和机制有待进一步研究。本研究为全方组治疗食管癌提供了重要的实验信息,为其进一步开发和临床应用奠定了基础。

四、结论

我们的研究结果表明,加味通幽汤可能通过 Akt/mTOR 通路诱导和促进食管癌 TE‐1 细胞自噬。

参 考 文 献

陈法言.EGF 激活 PI3K/Akt 途径对食管癌 HIF‐1α 沉默细胞糖酵解的影响[D].南京:南京医科大学,2012.

陈皓.加味通幽汤对缺氧诱导的 mTOR/HIF‐1α 调控食管癌 ECA109 细胞血管生成拟态的影响[D].唐山:华北理工大学,2018.

陈应凯,严明,杨清.食管鳞状细胞癌组织中 lncRNA HOTAIR 表达的临床病理意义及其与上皮间质转化的关系[J].肿瘤学杂志,2024,30(2):111‐117.

崔慧娟,张培宇.张代钊治疗食管癌经验[J].中医杂志,2011,52:821‐823.

丁晖,李先明,高艳,等.鼻咽癌组织中 HIF‐2α 和 Caspase‐3 的表达及意义[J].肿瘤防治研究,2011,38(1):41‐44.

杜业勤,吴朗杰,阿合力·纳斯茹勒拉,等.食管癌放疗前后中医证型改变与 T 淋巴细胞亚群以及 NK 细胞的关系[J].新疆医科大学学报,2012,35(1):1‐6.

高超,孔姝婧,裴东升,等.雷帕霉素下调 HIF‐1α、VEGF 基因表达抑制人胃癌 SGC‐7901 细胞增殖的体外研究[J].江苏医药,2013,39(5):514‐516.

高萍,臧文巧,王涛.食管鳞状细胞癌组织中 Livin 与半胱氨酸蛋白酶‐3 的表达[J].郑州大学学报(医学版),2010,45(6):888‐890.

谷娜锦.HPV16 E6/E7 通过抑制 RRAD 激活 NF‐κB 上调肺癌细胞中 HIF‐1α 和 GLUT1 的表达[D].沈阳:中国医科大学,2021.

国家中医药管理局.中华人民共和国中医药行业标准——中医病症诊断疗效标准[M].南京:南京大学出版社,1994:10.

黄小环. 低氧诱导下 HIF‐2α 与 VE-cadherin 在宫颈腺癌中的表达及其相关性研究[D]. 泸州：四川医科大学，2015.

贾永森，李继安，杜宁，等. 加味通幽汤对食管癌 Eca109 细胞 NF‐κB 信号通路影响的研究[J]. 时珍国医国药，2012，23(10)：2534‐2535.

贾永森，李继安，韩炳生，等. 加味通幽汤及其拆方对食管癌 Eca109 细胞增殖及细胞周期的影响[J]. 中国实验方剂学杂志，2012，18(12)：191‐194.

贾永森，李继安，韩炳生. 从证候分子本质论食管癌血瘀病机. 辽宁中医杂志，2012，39(8)：1504‐1505.

贾永森，林清，张艳丽，等. 血瘀型噎膈患者血清调节食管癌 EC9706 细胞周期及机制研究[J]. 时珍国医国药，2015，26(7)：1778‐1781.

贾永森，吕翠田，吴范武，等. 通幽汤及拆方对食管癌 EC9706 细胞 PI3K/AKT 信号通路影响的研究[J]. 辽宁中医杂志，2011，38(7)：1306‐1308.

贾永森，马会霞，王志文，等. 治疗食管癌的活血行气中药制剂及其制备方法：CN201110308544.0[P]. 2013‐4‐10.

贾永森，司富春. 从中医体质学说探讨食管癌痰瘀证候[J]. 辽宁中医药大学学报，2008，10(7)：37‐38.

贾永森，王媛媛，司富春. 噎膈证方对人表皮生长因子刺激的食管癌 EC9706 细胞生长信号转导的影响[J]. 中国实验方剂学杂志，2010，16(3)：100‐108.

李彩丽，廖应英，成丹，等. 槲皮素对食管癌 Eca109 细胞迁移侵袭及血管生成的影响[J]. 国际消化病杂志，2017，37(2)：104‐108.

李东垣. 兰室秘藏[M]. 北京：中国中医药出版社，2007：91.

李欣，林明哲，赵久达. 槲皮素对胃癌相关 p53/AMPK/mTOR 信号通路的影响[J]. 天津医药，2021，49(11)：1143‐1147.

李英红，陈皓，刘欣然，等. 加味通幽汤对缺氧条件下食管癌细胞血管生成拟态和增殖的影响[J]. 中国民族民间医药，2018，27(8)：23‐26.

李勇，耿建磊，檀碧波，等. 胃癌组织核转录因子 κB p65 蛋白表达与肿瘤多药耐药性的关系[J]. 中国全科医学，2016，19(2)：238‐241.

刘正端，刘丽娜，刘源，等. 通幽汤对食管鳞癌细胞 MMP‐2、MMP‐9 及 TIMP‐1 表达的影响[J]. 中国中医基础医学杂志，2018，24(2)：187‐189.

刘忠昌，贾永森，包巨太. 通幽汤及其拆方对食管鳞癌细胞的抑制作用及其机理研究[J]. 江苏中医药，2011，43(7)：86‐88.

卢晨. 食管癌相关血清肿瘤标志物的临床应用[J]. 安徽医科大学学报，2013，48(2)：192‐195.

陆文秀，许建华，张强，等. 晚期胃肠道肿瘤血瘀程度与外周血肿瘤缺氧相关蛋白的关系[J].中国实验方剂学杂志,2013,19(23):301-306.

毛应岚.桃仁-红花对气滞血瘀证肝癌模型大鼠微环境的影响[D].咸阳:陕西中医药大学,2022.

毛元英,何兰,杨红英.肿瘤患者血液流变学指标检测结果分析[J].检验医学与临床,2014,11(3):337-338.

莫宗成,王敏,罗先钦,等.白花蛇舌草半枝莲配伍抗肿瘤作用研究[J].天然产物研究与开发,2016,28(2):210-215.

潘开勇.基于NF-κB信号通路探讨DNA修复基因PARP1对乳腺癌术后远处转移的影响[D].泸州:西南医科大学,2024.

任素桢.食管癌中医辨证分型与患者细胞体外化疗药物敏感性的相关性研究[D].郑州:河南中医学院,2011.

任为民,张培彤.血瘀证及活血药对肿瘤转移影响的相关分子机制研究概况[J].中国肿瘤,2011,20(7):509-514.

沈波,徐峰,何丽钦,等.天芝草胶囊对肿瘤细胞周期的影响[J].中国实验方剂学杂志,2011,17(19):226-228.

施诚龙,陈冲,高永军,等.PI3K/AKT/mTOR信号通路在细胞自噬中作用及机制的研究进展[J].山东医药,2021,61(27):102-105.

施一公.细胞凋亡的结构生物学研究进展[J].生命科学,2010,22(3):224-228.

司银套,黄志良.食管癌中医证型分析[J].江苏中医药,2008,40(8):65-67.

宋涛,官泽宇,徐超,等.槲皮素对过氧化氢诱导的人脐静脉内皮细胞AKT/mTOR信号通路及自噬的影响[J].蚌埠医学院学报,2023,48(2):141-144.

宋巍,常青,陈皓,等.加味通幽汤对食管癌Eca-109细胞mTOR/HIF-1α通路及肿瘤缺氧相关因子的影响[J].现代中西医结合杂志,2020,29(6):579-584.

孙慧娟,朱镠変,王宪波,等.升麻的研究进展[J].中国中医基础医学杂志,2021,27(5):837-840,849.

谭兵,郑小宇,谢小琴.基质金属蛋白酶对前列腺癌作用的研究进展[J].现代医学,2023,51(10):1501-1505.

汤聪,朱国栋,王新阳,等.血管生成拟态及VE-cadherin在肾透明细胞癌患者中的检测及其临床意义[J].现代泌尿外科杂志,2017,22(9):669-673.

陶善东,王春玲,陈月,等.Btk和NF-κB在急性淋巴细胞白血病中的表达与意义[J].中国实验血液学杂志,2016,24(4):969-974.

田芳,许培荣,侯卫红,等.NF-κB信号通路在食管鳞癌细胞系中的激活[J].肿瘤防治研究,2006,33(1):11-14.

田同德,储真真,陈信义.恶性肿瘤高凝状态与血瘀证相关性及中医防治对策研究

[J].北京中医药,2009,28(6):425-427.

王雷,单保恩,李莉,等.食管鳞癌组织中 PTEN、PI3K 和 Paxillin 的表达及其临床意义[J].肿瘤防治研究,2010,27(4):425-444.

王卫华,王昌正,吴本俨.miR-92b 对胃癌细胞周期和凋亡的影响[J].军医进修学院学报,2011,32(10):1048-1058.

王友兰,李红兵,华玉琴.HPLC 法测定桃仁中苦杏仁苷的含量[J].中国药师,2002(9):550-556.

文兰香,覃世运,陈丽君.槲皮素调控 AMPK/mTOR 通路对肺癌 A549 细胞自噬的影响[J].中国免疫学杂志,2020,36(19):2375-2379.

吴纪,陈泽斌,贺平.炎症反应在肿瘤治疗中的应用[J].热带医学杂志,2022,22(8):1167-1172.

吴日平,黄昌明.PI3K/AKT 信号传导通路与肿瘤关系的研究进展[J].医学综述,2009,15(10):1501-1504.

夏丽,王金竹,李冰.TNF-α 和槟榔碱对口腔黏膜成纤维细胞增殖和羟脯氨酸蛋白表达的影响及姜黄素对其影响的作用[J].实用口腔医学杂志,2022,38(1):92-96.

杨朋,钱军,陈文飞,等.木犀草素对人非小细胞肺癌 A549 细胞凋亡及自噬的影响[J].中成药,2022,44(8):2667-2671.

杨庆强.OPN 反义寡核苷酸对微缺氧下人结肠癌细胞 HT-29 体外侵袭转移潜能的影响[D].重庆:重庆医科大学,2008.

杨旭东,张杰,王崴.Survivin 和 bax 在人食管癌细胞 Ec-9706 细胞中表达及中药干预作用[J].中医药通报,2010,9(3):61-62.

杨轶.食管癌术后患者的证型分布规律及其相关因素研究[D].南京:南京中医药大学,2012.

曾慧敏.PI3K/AKT 通路与肿瘤治疗[J].中国肿瘤生物治疗杂志,2008,15(1):82-85.

张辉,付吕平.参芪通幽汤合 PPF 化疗方案治疗中晚期食管癌近远期疗效观察[J].现代中西医结合杂志,2018,25(21):2369-2372.

张洁,梅鑫,陈银生,等.肺癌脑转移瘤血管生成拟态现象与病人预后分析[J].中国微侵神经外科杂志,2015,20(10):449-452.

张浚雅,王志连,杨子霖,等.自噬蛋白 p62 的促癌机制及与妇科恶性肿瘤关系的研究进展[J].海南医学院学报,2020,26(18):1432-1436.

张相强,张鹏,黄茂葵,等.木犀草素对胃癌细胞 MGC803 增殖的抑制作用及其机制[J].第二军医大学学报,2016,37(3):302-308.

张学文,吴念平,周策凡,等. Beclin1 在自噬中的作用机制及其蛋白修饰的研究进展[J].中国生物制品学杂志,2023,36(6):751-758,763.

张震,付聪,王冰一,等.地塞米松和 1,25-$(OH)_2D_3$ 对 EC1 细胞增殖和细胞周期的影响[J].郑州大学学报(医学版),2011,46(5):664-666.

赵静. EGFR 和 NF-κBp65 在食管癌组织中的表达及其他们的相互关系[D].石家庄:河北医科大学,2009.

郅玲然,任雨洁,李元朋,等. HIF-1α、E-Cadherin、Snail+Slug 在宫颈鳞癌中的表达及意义[J].临床医学研究与实践,2023,8(28):1-4,17.

钟钏,谭家驹,徐致祥.食管癌流行病学病因学研究进展[J].河南预防医学杂志,2011,22(1):1-10.

周芳芳,卢林明,陈冰.食管鳞状细胞癌中 HIF-1α、CTSD 表达和血管生成拟态的关系及其临床意义[J].临床与实验病理学杂志,2017,33(9):977-981.

Ahmadi S M, Farhoosh R, Sharif A, et al. Structure-Antioxidant activity relationships of luteolin and catechin [J]. J Food Sci, 2020, 85(2):298-305.

Asquith M, Powrie F. An innately dangerous balancing act: intestinal homeostasis, inflammation, and colitis-associated cancer[J]. J Exp Med, 2010, 207(8):1573-1577.

Bader A G, Kang S, Zhao L, et al. Oncogenic PI3K deregulates transcription and translation[J]. Nat Rev Cancer, 2005, 5(12):921-929.

Chen Y, Ma J, Wang F, et al. Amygdalin induces apoptosis in human cervical cancer cell line HeLa cells[J]. Immunopharmacology & Immunotoxicology, 2013, 35(1):43-51.

Das R, Mehta D K, Dhanawat M. Medicinal plants in cancer treatment: contribution of nuclear factor- Kappa B (NF-κB) inhibitors[J]. Mini Rev Med Chem, 2022, 22(15):1938-1962.

Davoodvandi A, Shabani Varkani M, Clark C C T, et al. Quercetin as an anticancer agent: Focus on esophageal cancer[J]. J Food Biochem, 2020, 44(9):e13374.

Dikic I, Elazar Z. Mechanism and medicai implications of mam-malianautophagy [J]. Nat Rev Mol Cell Biol, 2018, 19(6):349-364.

Dossou A S, Basu A. The emerging roles of mTORC1 in macromanaging autophagy[J]. Cancers (Basel), 2019, 11(10):e1422.

Dreikhausen L, Blank S, Sisic L, et al. Association of angiogenic factors with prognosis in esophageal cancer[J]. BMC Cancer, 2015, 15:121.

Gao Y T，Wang X H，Yang Q J，et al. Qiyusan formula induces autophagy in non-small-cell lung cancer cells and xenografta through the mTOR signaling pathway[J]. Evid Based Complement Alternat Med，2021：55755453.

Hildebrandt M A，Yang H，Hung M C，et al. Genetic variations in the PI3K/PTEN/AKT/mTOR pathway are associated with clinical outcomes in esophageal cancer patients treated with chemoradiotherapy[J]. J Clin Oncol，2009，27(6)：857 – 871.

Jin J，Lin G，Huang H，et al. Capsaicin mediates cell cycle arrest and apoptosis in human colon cancer cells via stabilizing and activating p53[J]. Int J Biol Sci，2014，10(3)：285 – 295.

Kumar D，Siemonsen S，Heesen C，et al. Noise robust spatially regularized myelin water fraction mapping with the intrinsic B1 -error correction based on the linearized version of the extended phase graph model[J]. J Magn Reson Imaging，2015.

Lee H M，Moon A. Amygdalin regulates apoptosis and adhesion in Hs578T triple-negative breast cancer cells[J]. Biomol Ther (Seoul)，2016，24(1)：62 – 66.

Li B，Cheung P Y，Wang X，et al. Id – 1 activation of PI3K/Akt/NFkappaB signaling pathway and its significance in promoting survival of esophageal cancer cells[J]. Carcinogenesis，2007，28(11)：2313 – 2320.

Liao X H，Lu D L，Wang N，et al. Estrogen receptor α mediates proliferation of breast cancer MCF – 7 cells via a p21/PCNA/E2F1 – dependent pathway[J]. FEBS J，2014，281(3)：927 – 942.

Ma X，Zhang S，He L，et al. MTORC1 – mediated NRBF2 phosphorylation functions as a switch for the class Ⅲ PtdIns3K and autophagy[J]. Autophagy，2017，13(3)：592 – 607.

Makarević J，Tsaur I，Juengel E，et al. Amygdalin delays cell cycle progression and blocks growth of prostate cancer cells *in vitro*[J]. Life Sci，2016，147：137 – 142.

Marhold M，Tomasich E，El-Gazzar A，et al. HIF1α Regulates mTOR Signaling and Viability of Prostate Cancer Stem Cells[J]. Mol Cancer Res，2015，13(3)：556 – 564.

Powis G，Kirkpatrick L. Hypoxia inducible factor-1alpha as a cancer drug target [J]. Mol Cancer Ther ar cancer therapeutics，2004，13(5)：647 – 654.

Qian L, Xie B, Wang Y, et al. Amygdalin-mediated inhi bition of nonsmall cell lung cancer cell invasion *in vitro*[J]. Int J Clin Pathol, 2015, 8(5): 5363 - 5370.

Rius J, Guma M, Schachtrup C, et al. NF – κB links innate immunity to the hypoxic response through transcriptional regulation of HIF – 1α[J]. Nature, 2008, 453(7196): 807 - 811.

Seftor R E B, Seftor E A, Koshikawa N, et al. Cooperative interactions of laminin 5 gamma2 chain, matrix metalloproteinase – 2, and membrane type – 1 – matrix/metalloproteinase are required for mimicry of embryonic vasculogenesis by aggressive melanoma[J]. Cancer Research, 2001, 61(17): 6322 - 6327.

Seftor R E, Hess A R, Seftor E A, et al. Tumor cell vasculogenic mimicry: from controversy to therapeutic promise[J]. Am J Pathol, 2012, 181(4): 1115 - 1125.

Sen R, Baltimore D. Mutiple nuclear factors interact with the immunoglobulin enhancer sequences [J]. Cell, 1986, 46(5): 705 - 716.

Shah N, Dhar D, Mohamed F, et al. OP21 The role of Toll like receptor – 4 in the pathogenesis of hepatorenal syndrome in a Bile duct ligated model of cirrhosis in the rat[J]. Gut, 2010, 59(Suppl 2): A9.

Takeuchi H, Kondo Y, Fujiwara K, et al. Synergistic augmentation of rapamycin-induced autophagy in malignant glioma cells by phosphatidylinositol 3 – kinase/protein kinase B inhibitors[J]. Cancer Res, 2005, 65(8): 3336 - 3346.

Tian F, Zang W D, Hou W H, et al. Nuclear factor – κB signaling pathway constitutively activated in esophageal squamous cell carcinoma cell lines and inhibition of growth of cells by small interfering RNA[J]. Acta Biochim Biophys Sin. (Shanghai), 2006, 38(5): 318 - 326.

Wang L, Tang W, Chen S, et al. *N*-acetyltransferase 2 polymorphisms and risk of esophageal cancer in a Chinese population[J]. PloS One, 2014, 9(2): e87783.

Wang Y, Zhao Q, Ma S, et al. Sirolimus inhibits human pancreatic carcinoma cell proliferation by a mechanism linked to the targeting of mTOR/HIF – 1 alpha/VEGF signaling[J]. IUBMB Life, 2007, 59(11): 717 - 721.

Wang Z G, Fukazawa T, Nishikawa T, et al. TAE226, a dual inhibitor for FAK and IGF – IR, has inhibitory effects on mTOR signaling in esophageal cancer cells[J]. Oncol Rep，2008，20(6)：1473 - 1477.

Wiebusch L，Hagemeier C. Use of 5-ethynyl-2′-deoxyuridine labelling and flow cytometry to study cell cycle-dependent regulation of human cytomegalovirus gene expression[J]. Methods Mol Biol，2014，1119：123 - 132.

Xue J Y，Zhou G X，Chen T，et al. Desacetyluvaricin induces s phase arrest in sw480 colorectal cancer cells through superoxide overproduction[J]. J Cell Biochem，2014，115(3)：464 - 475.

Yan M，Liu Z，Yang H，et al. Luteolin decreases the UVA - induced autophagy of human skin fibroblasts by scavenging ROS[J]. Mol Med Rep，2016，14(3)：1986 - 1992.

Yao T T，Dai Y Z，Li S Z. Expression and clinical significance of phosphatidylinositol 3 - kinase and protein kinase B in cervical carcinoma[J]. Chinese Journal of Cancer，2008，27(5)：525 - 530.

Zhang G，Zhou X B，Xue L Y，et al. Accumulation of cytoplasmic β - catenin correlates with reduced expression of E-cadherin，but not with phosphorylated Akt in esophageal squamous cell carcinoma：Immunohistochemical study[J]. Pathol Int，2005，55(6)：310 - 317.

Zhang H B，Lu P，Guo Q Y，et al. Baicalein induces apoptosis in esophageal squamous cell carcinoma cells through modulation of the PI3K/Akt/mTOR pathway[J]. Oncol Lett，2013，5(2)：722 - 728.

Zhang X，Guo Q，Chen J，et al. Quercetin enhances cisplatin sensitivity of human osteosarcoma cells by modulating microRNA - 217 - KRAS axis[J]. Mol Cells，2015，38(7)：638 - 642.

第五章 加味通幽汤的网络药理学研究

　　笔者在前面几章分别讨论了噎膈证候理论、方证分子本质、加味通幽汤和通连Ⅰ号方的临床观察、加味通幽汤和通连Ⅰ号方的方证分子本质,但是加味通幽汤的有效物质基础、对噎膈的作用靶标及其机制仍有待探索。

　　近些年,网络药理学发展迅速,它是基于现代药理学研究的药物设计和开发的新方法和新策略。它集成了系统生物信息学、计算机科学和多向药理学等许多学科的技术和内容。人体疾病由多种基因调控,单个基因的识别不能有效地分析疾病的各种症状和发病机制。网络药理学可以构建生物分子网络来对机体复杂的生物系统进行分析。它是构建"药物-靶点-疾病-基因"的多层次网络,来探索药物与疾病的关联性,通过分子对接,进而指导新药研发及药理作用研究。这种研究方法既能阐明药物的作用机制,又能凭借其完整性、系统性及复杂性的研究视角和研究方法与中药特点相吻合。该方法可用于发现先导化合物、识别靶标和预测适应证,并为新药研发和药理学研究提供先期指导。

　　本章笔者运用网络药理学知识,通过网络药理学数据库挖掘,筛选得出加味通幽汤及其拆方的有效活性成分,并预测作用于食管癌的相关靶标和通路,构建"成分-靶标-通路"网络图,结合分子对接技术进行对接验证,进而阐明加味通幽汤及其拆方对食管癌的治疗机制,为临床应用提供参考和借鉴。

第一节 基于网络药理学研究加味通幽汤治疗食管癌的作用机制

一、研究方法

1. 药物有效活性成分及对应靶标的收集

通过 TCMSP 数据库(https://old. tcmsp-e. com/tcmsp. php),以加味通幽汤的药物组成桃仁、红花、升麻、槟榔、半枝莲、白花蛇舌草为关键词在"Herb name"条目中进行检索,根据药物代谢动力学在体内吸收、分布、代谢、排泄的原理,将其化学成分中筛选阈值设定为生物利用度(OB)≥30%,类药性(DL)≥0.18,得到加味通幽汤的候选有效活性成分,并在平台上继续检索得到其对应的候选靶标。

2. 药物有效活性成分候选靶标对应基因的收集

在 UniProt 数据库(https://www.uniprot.org)检索加味通幽汤分别对应的候选靶标蛋白名称,将物种限定为"human"(人),获得候选靶标对应基因名称及UniprotKB。

3. 食管癌相关靶标基因的收集

通过 GeneCards 数据库(https://www.genecards.org)、OMIM 数据库(https://www.omim.org)及 TCGA 数据库(https://www.cancer.gov/ccg/research/genome-sequencing/tcga)以关键词"Esophageal carcinoma"检索食管癌相关靶标基因。将检索得到的食管癌靶标基因与对应加味通幽汤主要活性成分的候选基因靶标录入 Excel 软件中,并通过 Venny 脚本运行 R 语言,获得两者共同的基因靶标,作为加味通幽汤治疗食管癌的潜在靶标。

4. 加味通幽汤有效活性成分-作用靶标网络构建与分析

排除重复及没有任何靶标的活性成分,将剩下的活性成分与治疗食管癌潜在靶标的 Excel 表格数据导入 Cytoscape 3.7.2 软件,绘制药物有效活性成分-作用靶标网络图,展现药物活性成分与治疗食管癌作用靶标的相互作用关系。

5. 靶标蛋白相互作用网络图构建

将加味通幽汤治疗食管癌的潜在作用靶标导入 STRING 数据库(https://string-db.org),设定物种为"Homo sapiens",获取蛋白相互作用关系图,再以PNG 格式及 TSV 格式导出高清图片结果。再将所得数据导入 Cytoscape 3.7.2软件进行可视化绘图,借用 Network Analyzer 工具进行网络分析获得连接度(degree 数值),绘制出蛋白相互作用网络图,最后以 PNG 格式导出。

6. 生物学过程及通路分析

将加味通幽汤治疗食管癌的潜在作用靶标基因导入 DAVID 数据库(https://david.ncifcrf.gov)进行 GO 基因富集分析和 KEGG 通路富集分析,通过clusterProfiler 脚本运行 R 语言选取 $P<0.05$ 范围值并限定出前 20 条生物功能过程及通路,依据获得的高级气泡图,分析加味通幽汤及其拆方的主要分子生物功能过程及信号通路。

7. 成分-靶标-通路网络构建

将筛选出的 $P<0.05$ 的前 20 条通路,结合文献检索分析,筛选出可能与食管癌相关性最大的通路,并找出富集在加味通幽汤治疗食管癌通路上所对应的靶标,与药物相对应的候选有效成分进行对照匹配,通过 clusterProfiler 脚本运行 R 语言,导入 Cytoscape 3.7.2 软件构建"成分-靶标-通路"网络关系图。

二、结果

1. 加味通幽汤候选有效活性成分及候选靶标

通过 TCMSP 数据库获得加味通幽汤全方药物有效活性成分共 625 个(其中包括红花、桃仁、槟榔、升麻、半枝莲、白花蛇舌草),根据药物动力学特点设定阈值 OB≥30%,DL≥0.18 后,筛选得到红花候选有效活性成分 22 个,桃仁候选有效活性成分 23 个,槟榔候选有效活性成分 8 个,升麻候选有效活性成分 17 个,半枝莲候选有效活性成分 29 个,白花蛇舌草候选有效活性成分 7 个,继续在平台检索这些候选有效活性成分的靶标。剔除掉重复及没有任何靶标的有效活性成分,最后得到候选活性有效成分 79 个,有关靶标 280 个(表 5-1)。

表 5-1 加味通幽汤候选活性有效成分

药物归属	MOL 标识号	活 性 成 分	注 释
	MOL000006	luteolin	木犀草素
	MOL000098	quercetin	槲皮素
	MOL000358	beta-sitosterol	β-谷甾醇
	MOL000422	kaempferol	山奈酚
	MOL000449	stigmasterol	豆甾醇
	MOL000953	CLR	二裂酵母发酵产物溶胞物
	MOL001771	poriferast-5-en-3beta-ol	胆甾醇苯甲酸酯
红花	MOL002694	4-[(E)-4-(3,5-dimethoxy-4-oxo-1-cyclohexa-2,5-dienylidene)but-2-enylidene]-2,6-dimethoxycyclohexa-2,5-dien-1-one	4-[(E)-4-(3,5-二甲氧基-4-氧代-1-环己-2,5-二烯基)丁-2-烯亚基]-2,6-二甲氧基环己-2,5-二烯-1-酮
	MOL002695	lignan	木酚素
	MOL002710	pyrethrin Ⅱ	除虫菊素 Ⅱ
	MOL002712	6-hydroxykaempferol	6-羟基山奈酚
	MOL002714	baicalein	黄芩素
	MOL002717	qt_carthamone	金红花

续 表

药物归属	MOL标识号	活 性 成 分	注 释
红花	MOL002721	quercetagetin	栎草亭
	MOL002757	7,8 - dimethyl - 1H - pyrimido [5,6 - g] quinoxaline - 2,4 - dione	7,8 -二甲基- 1H -嘧啶并[5,6 - G]喹喔啉- 2,4 -二酮
	MOL002773	beta - carotene	β-胡萝卜素
桃仁	MOL000296	hederagenin	三叶草皂素
	MOL000358	beta - sitosterol	β-谷甾醇
	MOL000493	campesterol	菜油甾醇
	MOL001323	sitosterol alpha1	β-谷甾醇 α1
	MOL001328	2,3 - didehydro GA70	2,3 -二脱氢 GA70
	MOL001329	2,3 - didehydro GA77	2,3 -二脱氢 GA77
	MOL001340	GA120	赤霉素 GA120
	MOL001342	GA121 - isolactone	GA121 -异内脂
	MOL001344	GA122 - isolactone	GA122 -异内脂
	MOL001349	4a - formyl - 7alpha - hydroxy - 1 - methyl - 8 - methylidene - 4aalpha, 4bbeta - gibbane - 1alpha,10beta - dicarboxylicacid	4A-甲酰基- 7α-羟基- 1 -甲基- 8 -亚甲基- 4Aα,4Bβ -吉贝烷- 1α,10β -二羧酸
	MOL001351	gibberellin A44	赤霉素
	MOL001352	GA54	赤霉素 GA54
	MOL001353	GA60	赤霉素 GA60
	MOL001358	gibberellin 7	赤霉素
	MOL001360	GA77	赤霉素 GA77
	MOL001368	3 - O - p - coumaroyl quinic acid	3 -对香豆酰基奎宁酸

续 表

药物归属	MOL 标识号	活 性 成 分	注 释
升麻	MOL000359	sitosterol	谷甾醇
	MOL000449	stigmasterol	豆甾醇
	MOL000483	(Z)－3－(4－hydroxy－3－methoxy－phenyl)－N－[2－(4－hydroxyphenyl)ethyl]acrylamide	羟基-甲氧基-苯基-羟苯基荧光素-乙基-丙烯酰胺
	MOL001924	paeoniflorin	芍药苷
	MOL012052	tuberosine A	韭子碱甲
	MOL012053	cimicifugicacid	升麻酸
	MOL012078	visamminol	维斯阿米醇
	MOL012081	(20r,24r)－24,25－epoxy－3－beta－(beta－d－xylopyranosyloxy)－9,19－cyclolanost－7－ene－16,23－dione_qt	(20R,24R)－24,25－环氧－3－β－(β－D－木糖吡喃糖氧基)－9,19－环羊毛甾－7－烯－16,23－二酮
槟榔	MOL000004	procyanidin B1	原花青素 B1
	MOL000073	ent－Epicatechin	表儿茶素
	MOL001749	ZINC03860434	锌
	MOL002032	DNOP	邻苯二甲酸二辛酯
	MOL010482	WLN：6OVRBVO6	六苯甲酸
	MOL010485	EPA	二十碳五烯酸
	MOL010489	resivit	无色矢车菊素
半枝莲	MOL000006	luteolin	木犀草素
	MOL000098	quercetin	槲皮素
	MOL000173	wogonin	汉黄芩素
	MOL000351	rhamnazin	鼠李秦素
	MOL000358	beta－sitosterol	β-谷甾醇

药物归属	MOL 标识号	活 性 成 分	注　　释
	MOL000359	sitosterol	谷甾醇
	MOL000449	stigmasterol	豆甾醇
	MOL000953	CLR	二裂酵母发酵产物溶胞物
	MOL001040	(2R) - 5,7 - dihydroxy - 2 - (4 - hydroxyphenyl) chroman - 4 - one	(2R) - 5,7 -二羟基- 2 - (4 -羟基苯基)苯并二氢吡喃- 4 -酮
	MOL001735	dinatin	高车前素
	MOL001755	24 - Ethylcholest - 4 - en - 3 - one	24 -乙基胆甾- 4 -烯- 3 -酮
	MOL001973	sitosteryl acetate	β-谷甾醇乙酸酯
	MOL002714	baicalein	黄芩素
	MOL002915	salvigenin	鼠尾草素
	MOL005190	eriodictyol	圣草酚
	MOL005869	daucostero_qt	胡萝卜苷
半枝莲	MOL008206	moslosooflavone	5 -羟基- 7,8 -二甲氧基黄酮
	MOL012245	5, 7, 4′ - trihydroxy - 6 - methoxyflavanone	6 -甲氧基柚皮素
	MOL012246	5, 7, 4′ - trihydroxy - 8 - methoxyflavanone	4′-羟基汉黄芩素
	MOL012248	5 - hydroxy - 7,8 - dimethoxy - 2 - (4 - methoxyphenyl) chromone	香叶木素
	MOL012250	7 - hydroxy - 5,8 - dimethoxy - 2 - phenyl - chromone	7 -羟基- 5,8 -二甲氧基- 2 -苯基色酮
	MOL012251	chrysin - 5 - methylether	5 -甲氧基木犀草素
	MOL012252	9, 19 - cyclolanost - 24 - en - 3 - ol	谷维素杂质 3
	MOL012254	campesterol	菜油甾醇
	MOL012266	rivularin	黄芩黄酮

续 表

药物归属	MOL标识号	活 性 成 分	注 释
半枝莲	MOL012269	stigmasta - 5,22 - dien - 3 - ol - acetate	豆甾 - 5,22 - 乙醚 - 醋酸
	MOL012270	stigmastan - 3,5,22 - triene	豆甾烷 - 3,5,22 - 三烯
白花蛇舌草	MOL000098	quercetin	槲皮素
	MOL000358	beta - sitosterol	β - 谷甾醇
	MOL000449	stigmasterol	豆甾醇
	MOL001659	poriferasterol	多孔甾醇
	MOL001670	2 - methoxy - 3 - methyl - 9,10 - anthraquinone	甲基异茜草素 - 1 - 甲醚

2. 药物活性成分治疗食管癌候选靶标预测

通过 UniProt 数据库,将获得的 280 个加味通幽汤候选靶标对应基因,与 GeneCards 和 OMIM 数据库中所得所有食管癌相关基因作对比。筛选出重复项,得出可能与食管癌有关的作用靶标 94 个(表 5 - 2)。

表 5 - 2 加味通幽汤潜在作用靶标

序号	靶 标	UniprotKB	序号	靶 标	UniprotKB
1	PGR	Q9Y605	13	HIF1A	Q16665
2	ESR1	P03372	14	FOSL1	P15407
3	PTGS1	P23219	15	CCNB1	Q9NPC3
4	AR	P21730	16	AHR	P35869
5	PPARG	P37231	17	IGF2	P11717
6	PRSS1	P07477	18	CYCS	P99999
7	RELA	Q04206	19	NOX5	Q96PH1
8	VEGFA	P15692	20	APOD	P05090
9	BCL2	Q92934	21	ELK1	P19419
10	FOS	P01100	22	POR	P16435
11	CASP3	P42574	23	RAF1	P04049
12	TP63	Q9H3D4	24	PTGER3	P43115

续　表

序号	靶　标	UniprotKB	序号	靶　标	UniprotKB
25	NOS3	P29474	60	NR3C2	P08235
26	HSPB1	P04792	61	PLAU	P00749
27	NFE2L2	Q16236	62	EGFR	P00533
28	CASP9	P55211	63	CCND1	P24385
29	CASP8	O15519	64	RB1	P06400
30	CYP3A4	P08684	65	IL6	P08887
31	CAV1	Q03135	66	NFKBIA	P25963
32	MYC	P01106	67	MDM2	Q00987
33	CASP7	P55210	68	APP	P05067
34	CHRM3	Q9ERZ3	69	PCNA	Q15004
35	ADRA1A	P35348	70	ERBB2	P04626
36	CHRM2	P08172	71	MCL1	Q07820
37	PRKCA	Q9NRD5	72	BIRC5	O15392
38	PON1	P27169	73	TYR	O95551
39	ACHE	P22303	74	EIF6	P56537
40	F7	Q96AV8	75	ESR2	Q92731
41	AHSA1	O95433	76	GSK3B	P49841
42	CYP1A1	P04798	77	ADH1B	P00325
43	ICAM1	P05362	78	NR3C1	P04150
44	SELE	P16581	79	CHEK1	O14757
45	VCAM1	P19320	80	TEP1	Q99973
46	CYP1B1	Q16678	81	RHO	P52198
47	ALOX5	P09917	82	NQO1	P15559
48	HK2	P52789	83	PARP1	P09874
49	RASA1	P20936	84	COL3A1	P02461
50	ALB	P02768	85	CHEK2	O96017
51	CTNNB1	P35222	86	HSF1	Q00613
52	IKBKB	Q96Q05	87	CRP	Q9H8E8
53	MAPK8	P45983	88	RUNX2	Q13950
54	AKR1C3	P42330	89	RASSF1	Q9NS23
55	GSTP1	P09211	90	CTSD	P07339
56	PSMD3	O43242	91	IGFBP3	P17936
57	SLC2A4	Q9NR83	92	IRF1	P10914
58	GSTM1	P09488	93	ERBB3	P21860
59	GSTM2	P28161	94	NPEPPS	P55786

3. 加味通幽汤有效活性成分-作用靶标网络构建

将加味通幽汤药物有效活性成分与食管癌的相关作用靶标导入 Cytoscape 3.7.2 软件，构建药物有效活性成分-作用靶标网络图。排除与食管癌相关靶标无作用的有效活性成分，构建网络，图中共包括 161 个节点，其中 61 个有效活性成分节点，94 个作用靶标节点，554 条边线。采用 Cytoscape 软件内置的 Network Analyzer 工具计算节点的连接度(degree 数值)大小。连接度越大，说明在网络中越重要。其中，槲皮素(degree＝204)、木犀草素(degree＝54)、β-谷甾醇(degree＝48)、黄芩素(degree＝36)、豆甾醇(degree＝32)，位居前 5 位。网络药理学分析加味通幽汤共有活性成分见表 5 - 3。

表 5 - 3 共有活性成分

MOL 标识号	活性成分	注　　释
MOL000006	luteolin	木犀草素
MOL000098	quercetin	槲皮素
MOL000358	beta-sitosterol	β-谷甾醇
MOL000449	Stigmasterol	豆甾醇

4. 加味通幽汤靶标蛋白相互作用网络图

将加味通幽汤治疗食管癌的潜在作用靶标基因导入 STRING 蛋白相互作用网络数据库获得靶标蛋白相互作用关系，并使用 Cytoscape 3.7.2 绘图软件构建靶蛋白相互作用网络图(图 5 - 1)，蛋白相互作用网络图共包括 94 个节点，1071 条边构成，图 5 - 1 中所示节点越大，颜色越深，连线越密集则代表连接度越大，地位越重要。由此可以从靶蛋白相互作用网络图得出加味通幽汤治疗食管癌靶标中节点的连接度最高的 5 个靶点分别是 ALB(白蛋白)、ESR1(雌激素受体 1)、MYC(癌基因)、IL - 6(白介素 6)、CASP3(重组人半胱天冬酶 3)，说明这 5 个靶标可能是加味通幽汤治疗食管癌的核心靶标。

5. 加味通幽汤 GO 基因富集分析和 KEGG 通路富集分析

利用 DAVID 数据库，对 94 个靶标进行 GO 基因富集分析和 KEGG 通路富集分析，GO 基因富集分析结果显示：① 细胞分组(CC)分析中富集基因数量较大的有膜筏、膜微区、囊泡腔等；② 生物过程(BP)分析中富集基因数量较大的有对氧化应激的反应、对化学应激的反应、对辐射的反应等；③ 分子功能(MF)分析中富集基因数量较大的有 DNA 结合转录因子结合、RNA 聚合酶特异性/DNA 结合转录激活因子、DNA 结合转录激活因子活性/RNA 聚合酶特异性等。将 $P < 0.05$ 的

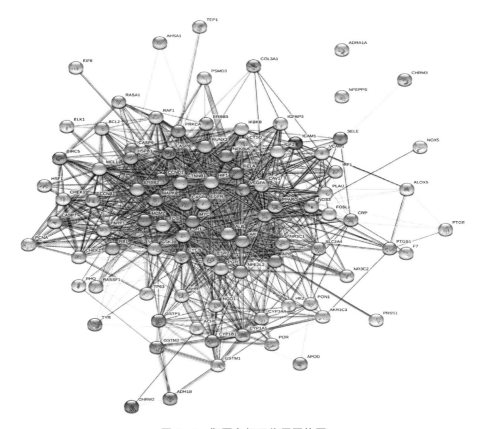

图 5-1　靶蛋白相互作用网络图

GO-CC、GO-BP 各前 20 条通路列出见图 5-2 和图 5-3。通过整理治疗食管癌相关文献，分析 KEGG 得到主要通路有 PI3/Akt、microRNAs（非编码小分子 RNA）、MAPK（丝裂原活化蛋白激酶）、p53（肿瘤抑制基因 p53）、NF-κB（核转录因子）等。

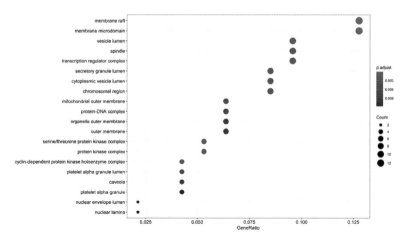

图 5 - 2　加味通幽汤活性成分对应靶标 GO - CC 分析

图中点越大,说明 P 值越小,代表其富集功能越强

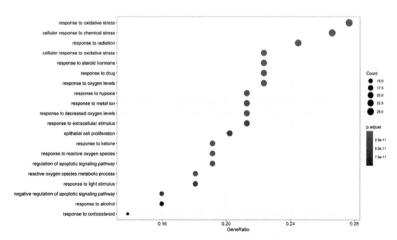

图 5 - 3　加味通幽汤活性成分对应靶标 GO - BP 分析

图中点越大,说明 P 值越小,代表其富集功能越强

第二节　基于网络药理学研究加味通幽汤拆方治疗食管癌的作用机制

一、研究方法

通过 TCMSP 数据库(https://old. tcmspe. com/tcmsp. php)分别对红花-桃仁、升麻-槟榔、半枝莲-白花蛇舌草三组药对的活性成分进行检索,并按照药物代

谢动力学特点,设定生物利用度(OB)≥30%,类药性(DL)≥0.18为筛选条件,获取红花-桃仁、升麻-槟榔、半枝莲-白花蛇舌草三组药对的候选活性成分。

利用UniProt数据库(https://www.uniprot.org)获取其药对所对应的靶标基因,利用GeneCards数据库(https://www.genecards.org)及OMIM数据库(https://www.omim.org)以关键词"Esophageal carcinoma"检索食管癌相关靶标基因,将疾病对应靶标基因与活性成分对应靶标取交集,交集的靶标蛋白作为红花-桃仁、升麻-槟榔、半枝莲-白花蛇舌草三组药对活性成分治疗食管癌的预测作用靶标基因,借助Cytoscape 3.7.2软件,绘制药物有效活性成分-作用靶标网络图,用文氏图展示疾病靶标与药物靶标之间的关系。

将拆方药对治疗食管癌的潜在作用靶标导入STRING数据库(https://string-db.org),设定物种为"Homo sapiens",获取蛋白相互作用关系,再以PNG格式及TSV格式导出高清图片结果。再将所得数据导入Cytoscape 3.7.2软件进行可视化处理,通过Network Analyzer工具进行网络分析进而获得连接度(degree数值),并绘制蛋白相互作用网络图,最后以PNG格式导出。

通过DAVID数据库(https://david.ncifcrf.gov)对预测靶标基因进行GO富集分析,包括生物过程(BP)、细胞组成(CC)和分子功能(MF)3个模块,以及KEGG通路富集分析。P值反应蛋白质生物学功能的显著性,筛选出P<0.05的通路,选取排名前20通路,此为红花-桃仁、升麻-槟榔、半枝莲-白花蛇舌草三组药对靶点涉及的主要生物过程及药理作用机制中可能性较大的信号通路,并查阅文献进一步筛选与食管癌关联性较大的信号通路进行分析,使用clusterProfiler脚本运行R语言,导入Cytoscape 3.7.2软件将结果以高级气泡图的形式展现。

二、结果

1. 拆方药对有效活性成分及候选靶标

红花-桃仁药对活性成分有44个,作用于食管癌的候选靶标有158个;升麻-槟榔药对活性成分有23个,作用于食管癌的候选靶标有31个;半枝莲-白花蛇舌草药对活性成分有35个,作用于食管癌的候选靶标有17个(表5-4～表5-6)。

表5-4　红花-桃仁活性成分

MOL标识号	活性成分	注　释
MOL001771	poriferast-5-en-3beta-ol	胆甾醇苯甲酸酯
MOL002680	flavoxanthin	叶黄呋喃素

MOL 标识号	活 性 成 分	注　释
MOL002694	4 -[(E)- 4 -(3,5 - dimethoxy - 4 - oxo - 1 - cyclohexa - 2,5 - dienylidene) but - 2 - enylidene] - 2,6 - dimethoxycyclohexa - 2,5 - dien - 1 - one	4 -[(E)- 4 -(3,5 -二甲氧基- 4 -氧代- 1 -环己- 2,5 -二烯基)丁- 2 -烯亚基]- 2,6 -二甲氧基环己- 2,5 -二烯- 1 -酮
MOL002695	lignan	木酚素
MOL002698	lupeol-palmitate	羽扇豆醇棕榈酸酯
MOL002706	phytoene	植物烯
MOL002707	phytofluene	植物黄烯
MOL002710	pyrethrin Ⅱ	除虫菊素 Ⅱ
MOL002712	6 - hydroxykaempferol	6 -羟基山奈酚
MOL002717	qt_carthamone	金红花
MOL002719	6 - hydroxynaringenin	6 -羟基柚皮素
MOL002721	quercetagetin	栎草亭
MOL002757	7,8 - dimethyl - 1H - pyrimido[5,6 - g]quinoxaline - 2,4 - dione	7,8 -二甲基- 1H -嘧啶并[5,6 - G]喹喔啉- 2,4 -二酮
MOL002773	beta-carotene	β-胡萝卜素
MOL002776	baicalin	黄芩素
MOL000358	beta-sitosterol	β-谷甾醇
MOL000422	kaempferol	山奈酚
MOL000449	stigmasterol	豆甾醇
MOL000006	luteolin	木犀草素
MOL000953	CLR	二裂酵母发酵产物溶胞物
MOL000098	quercetin	槲皮素
MOL001323	sitosterol alpha1	β-谷甾醇 α1
MOL001328	2,3 - didehydro GA70	2,3 -二脱氢 GA70
MOL001329	2,3 - didehydro GA77	2,3 -二脱氢 GA77
MOL001339	GA119	赤霉素 GA119
MOL001340	GA120	赤霉素 GA120
MOL001342	GA121 - isolactone	GA121 -异内脂
MOL001343	GA122	赤霉素 GA122
MOL001344	GA122 - isolactone	GA122 -异内脂

MOL 标识号	活 性 成 分	注　释
MOL001348	gibberellin17	赤霉素
MOL001349	4a - formyl - 7alpha - hydroxy - 1 - methyl - 8 - methylidene - 4aalpha, 4bbeta - gibbane - 1alpha, 10beta - dicarboxylicacid	4A-甲酰基-7α-羟基-1-甲基-8-亚甲基-4Aα,4Bβ-吉贝烷-1α,10β-二羧酸
MOL001350	GA30	赤霉素 GA30
MOL001351	gibberellin A44	赤霉素 A44
MOL001352	GA54	赤霉素 GA54
MOL001353	GA60	赤霉素 GA60
MOL001355	GA63	赤霉素 GA63
MOL001358	gibberellin7	赤霉素
MOL001360	GA77	赤霉素 GA77
MOL001361	GA87	赤霉素 GA87
MOL001368	3 - O - p - coumaroylquinicacid	3 对香豆酰基奎尼酸
MOL001371	populoside_qt	白杨甙
MOL000296	hederagenin	三叶草皂素
MOL000358	beta - sitosterol	β-谷甾醇
MOL000493	campesterol	菜油甾醇

表 5-5　升麻-槟榔活性成分

MOL 标识号	活 性 成 分	注　解
MOL011991	23 - epi - 26 - deoxyactein_qt	23-表-26-去羟基阿科特素
MOL011999	24 - epi - acerinol	24 表啶丙基酚
MOL012011	25 - o - acetylcimigenol - 3 - o - beta - d - glc (1 - 2) beta - d - xylopyranoside_qt	25-O-乙酰基升麻醇-3-O-β-D-吡喃木糖苷
MOL012023	7,8 - didehydrocimigenol	活性三萜
MOL012040	norkhelloside	大三叶升麻
MOL012052	tuberosine A	韭子碱甲
MOL012053	cimicifugicacid	升麻酸
MOL012055	cimicifugoside_qt	升麻素苷

MOL 标识号	活 性 成 分	注　解
MOL012062	cimigenol	升麻醇
MOL012073	methylcimicifugoside_qt	麦冬皂苷
MOL012078	visamminol	维斯阿米醇
MOL012081	(20r,24r)- 24,25 - epoxy - 3 - beta - (beta - d - xylopyranosyloxy) - 9, 19 - cyclolanost - 7 - ene - 16,23 - dione_qt	(20R,24R)- 24,25 -环氧- 3 - β-(β- D-木糖吡喃糖氧基)- 9,19 -环羊毛 甾- 7 -烯- 16,23 -二酮
MOL001924	paeoniflorin	芍药苷
MOL001925	paeoniflorin_qt	芍药苷
MOL000359	sitosterol	谷甾醇
MOL000449	stigmasterol	豆甾醇
MOL000483	(Z)- 3 -(4 - hydroxy - 3 - methoxy - phenyl） - N - ［2 - (4 - hydroxyphenyl)ethyl］acrylamide	羟基-甲氧基-苯基-羟苯基荧光素- 乙基-丙烯酰胺
MOL010489	resivit	无色矢车菊素
MOL002372	(6Z, 10E, 14E, 18E)- 2, 6, 10, 15, 19,23 - hexamethyltetracosa - 2,6, 10,14,18,22 - hexaene	角鲨烯
MOL002032	DNOP	邻苯二甲酸二辛酯
MOL001749	ZINC03860434	锌
MOL010485	EPA	二十碳五烯酸
MOL000073	ent-Epicatechin	表儿茶素

表 5-6　半枝莲-白花蛇舌草活性成分

MOL 标识号	活 性 成 分	注　解
MOL001040	(2R)- 5,7 - dihydroxy - 2 -(4 - hydroxyphenyl)chroman - 4 - one	(2R)- 5,7 -二羟基- 2 -(4 -羟基苯 基)苯并二氢吡喃- 4 -酮
MOL012245	5, 7, 4′ - trihydroxy - 6 - methoxyflavanone	6 -甲氧基柚皮素
MOL012246	5, 7, 4′ - trihydroxy - 8 - methoxyflavanone	4′-羟基汉黄芩素

续 表

MOL 标识号	活 性 成 分	注 解
MOL012248	5 - hydroxy - 7,8 - dimethoxy - 2 - (4 - methoxyphenyl)chromone	香叶木素
MOL012250	7 - hydroxy - 5,8 - dimethoxy - 2 - phenyl - chromone	7 -羟基 - 5,8 -二甲氧基 - 2 -苯基色酮
MOL012251	chrysin - 5 - methylether	5 -甲氧基木犀草素
MOL012252	9,19 - cyclolanost - 24 - en - 3 - ol	谷维素杂质 3
MOL002776	baicalin	黄芩苷
MOL012254	campesterol	菜油甾醇
MOL000953	CLR	二裂酵母发酵产物溶胞物
MOL000358	beta - sitosterol	β -谷甾醇
MOL012266	rivularin	黄芩黄酮
MOL001973	sitosteryl acetate	β -谷甾醇乙酸酯
MOL012269	stigmasta - 5,22 - dien - 3 - ol - acetate	豆甾 - 5,22 -乙醚 -醋酸
MOL012270	stigmastan - 3,5,22 - triene	豆甾烷 - 3,5,22 -三烯
MOL000449	stigmasterol	豆甾醇
MOL000173	wogonin	汉黄芩素
MOL001735	dinatin	高车前素
MOL001755	24 - Ethylcholest - 4 - en - 3 - one	24 -乙基胆甾 - 4 -烯 - 3 -酮
MOL002714	baicalein	黄芩素
MOL002719	6 - hydroxynaringenin	6 -羟基柚皮素
MOL002915	salvigenin	鼠尾草素
MOL000351	rhamnazin	鼠李秦素
MOL000359	sitosterol	谷甾醇
MOL005190	eriodictyol	圣草酚
MOL005869	daucostero_qt	胡萝卜苷
MOL000006	luteolin	木犀草素
MOL008206	moslosooflavone	5 -羟基 - 7,8 -二甲氧基黄酮
MOL000098	quercetin	槲皮素
MOL001646	2,3 - dimethoxy - 6 - methyanthraquinone	2,6 -二甲氧基苯酚溶解性
MOL001659	poriferasterol	多孔甾醇

MOL 标识号	活 性 成 分	注　解
MOL001663	(4aS, 6aR, 6aS, 6bR, 8aR, 10R, 12aR,14bS)- 10 - hydroxy - 2,2,6a, 6b,9,9,12a - heptamethyl - 1,3,4, 5,6,6a,7,8,8a,10,11,12,13,14b - tetradecahydropicene - 4a - carbox-ylicacid	齐墩果酸
MOL001670	2 - methoxy - 3 - methyl - 9, 10 - anthraquinone	甲基异茜草素-1-甲醚
MOL000449	stigmasterol	豆甾醇
MOL000358	beta-sitosterol	β-谷甾醇

2. 拆方药对有效活性成分-作用靶标网络构建

采用 Cytoscape 软件中的 NetworkAnalyzer 计算结点的连接度(degree 数值),连接度值越大,其在网络图中越重要。红花-桃仁药对有效活性成分位居前 3 位为：槲皮素(degree=121)、木犀草素(degree=47)、山奈酚(degree=45);升麻-槟榔药对有效活性成分位居前 3 位为：豆甾醇(degree = 18)、维斯阿米醇(degree=11)、六苯甲酸(degree=6);半枝莲-白花蛇舌草药对有效活性成分位居前 2 位为：豆甾醇(degree=18)、谷甾醇(degree=3)。

3. 拆方药对核心靶标蛋白相互作用网络构建

红花-桃仁药对的蛋白相互作用网络图共包括 158 个节点,2 877 条边构成,图中节点越大,颜色越深,连线越密集则代表连接度越大,地位越重要。由此可以从靶蛋白相互作用网络图得出红花-桃仁药对治疗食管癌靶标中节的连接度最高的 5 个靶点分别是 AKT1(腺苷酸激酶 1)、ALB(白蛋白)、IL6(白介素 6)、JUN(转录基因)、VEGFA(血管内皮生长因子 A),说明这 5 个靶标可能是红花-桃仁药对治疗食管癌的核心靶标;升麻-槟榔药对的蛋白相互作用网络图共包括 33 个节点,74 条边构成,连接度最高的 5 个靶点分别是 IL6(白介素 6)、PTGS2(环氧合酶 2)、ESR1(雌激素受体 1)、SLC6A4(溶质载体家族 6)、PPARG(过氧化物酶体增殖物激活受体 γ),说明这 5 个靶标可能是升麻-槟榔药对治疗食管癌的核心靶标;半枝莲-白花蛇舌草药对的蛋白相互作用网络图共包括 17 个节点,18 条边构成,连接度最高的 5 个靶点分别是 SLC6A2(溶质载体家族 6)、MAOB(单胺氧化酶 B)、PTGS2(环氧合酶 2)、PGR(孕酮受体)、ADRB2(β2 肾上腺素能受体),说明这 5 个靶标可能是半枝莲-白花蛇舌草药对治疗食管癌的核心靶标(图 5 - 4～图 5 - 6)。

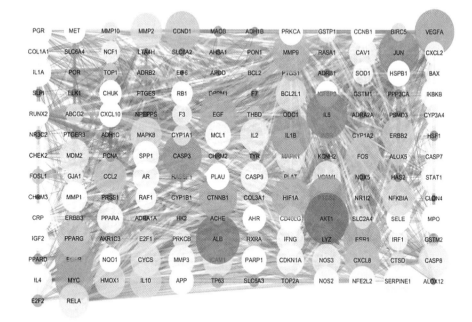

图 5-4 红花-桃仁药对核心靶蛋白相互作用网络图

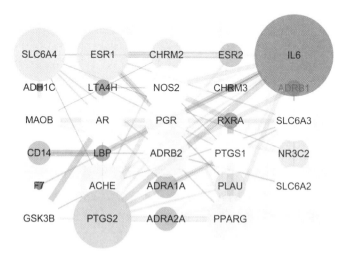

图 5-5 升麻-槟榔药对核心靶蛋白相互作用网络图

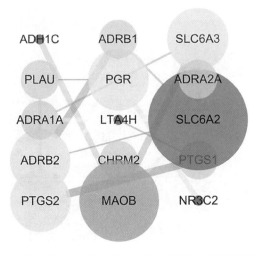

图 5 - 6　半枝莲-白花蛇舌草药对核心靶蛋白相互作用网络图

4. 拆方药对 GO 基因富集分析和 KEGG 通路富集分析

利用 DAVID 在线数据库,对红花-桃仁、升麻-槟榔、半枝莲-白花蛇舌草三组药对进行 GO 基因富集分析和 KEGG 通路富集分析,GO 基因富集结果显示,红花-桃仁药对中:① 细胞分组(CC)分析中富集基因数量较大的有膜筏、膜微区、囊泡腔等;② 生物过程(BP)分析中富集基因数量较大的有对氧化应激的反应、对化学应激的反应、对药物的反应等;③ 分子功能(MF)分析中富集基因数量较大的有DNA 与转录因子结合、RNA 聚合酶双特异性 DNA 与转录因子结合、DNA 与转录激活因子活性结合等。升麻-槟榔药对中:① 细胞分组(CC)分析中富集基因数量较大的有突触膜、突触后膜、膜筏等;② 生物过程(BP)分析中富集基因数量较大的有对药物的反应、调节血压、调节神经递质水平等;③ 分子功能(MF)分析中富集基因数量较大的有核受体活性、配体激活的转录因子活性、G 蛋白偶联胺受体活性等。半枝莲-白花蛇舌草药对中:① 细胞分组(CC)分析中富集基因数量较大的有突触膜、突触后膜、突触前膜等;② 生物过程(BP)分析中富集基因数量较大的有腺苷酸环化酶调节 G 蛋白偶联受体信号通路、平滑肌收缩的调节、平滑肌收缩等;③ 分子功能(MF)分析中富集基因数量较大的有 G 蛋白偶联胺受体活性、G 蛋白偶联神经递质受体活性、儿茶酚胺结合等。通过搜集文献,分析 KEGG 富集通路得到,红花-桃仁药对治疗食管癌可能作用于 PI3K/Akt 通路、癌症中的蛋白多糖(proteoglycans in cancer)通路、TNF 通路、白介素- 17(IL - 17)通路、细胞凋亡(apoptosis)通路等;升麻-槟榔药对可能通过 NF - κB 通路、花生四烯酸代谢(arachidonic acid metabolism)通路、IL - 17 通路等作用于食管癌;半枝莲-白花蛇舌草药对可能通过介导花生四烯酸代谢通路等治疗食管癌。

第三节 基于分子对接方法验证加味通幽汤及拆方治疗食管癌的分子靶标

一、分子对接材料与方法

分子对接用于验证活性成分与关键靶点之间的结合活性。AutoDock(Vina,版本 1. 1. 2)是一个采用半柔性对接方法运行的程序,对接精度高达 78%,被用来作为本研究的分子对接程序。首先在 Pubchem 数据库(https://pubchem. ncbi. nlm. nih. gov)下载加味通幽汤活性成分槲皮素(quercetin)和其拆方升麻-槟榔药对活性成分豆甾醇(stigmasterol)的三维结构 mol2 格式文件,再在 RCSB 数据库(https://www. rcsb. org)中下载两者共同相关度较高的核心靶蛋白 IL-6,并将三维蛋白分子结构导出为 pdb 文件格式。将槲皮素和豆甾醇指定为配体,IL-6指定为受体。利用 PyMoL(4. 3. 0 版)软件分离原始配体和蛋白质结构、脱水和去除有机物,AutoDock Tools 用于加氢,检查电荷,将原子类型指定为 AD4 类型,计算盖氏电荷值,并构建蛋白质结构的对接网格盒。此外,化学成分(小分子配体)应确定根值,在 AutoDock Tools 中选择配体的可扭转键。最后,在 AutoDock Tools 中,蛋白质结构和小分子配体的格式都应该从". PDB"转换为". PDBQT",以便进一步对接。最后运行 Vina 程序进行分子对接,对接后,计算 IL-6 蛋白与小分子槲皮素和豆甾醇组合的得分,使用 PyMOL 和 Discovery Studio 软件进行三维和二维角度的作用力分析和可视化。

二、分子对接结果及结合自由能分析

选取加味通幽汤和拆方升麻-槟榔药对连接度较高的 2 个活性成分及核心靶点中较高的 1 个靶点,分别为槲皮素和豆甾醇,IL-6 核心靶标,将活性成分、核心靶蛋白进行分子对接验证,受体配体对接结果见表 5-7。由表可得,槲皮素与 IL-6 核心靶标结合能力较好,结合自由能为-7. 5 kcal/mol;豆甾醇与 IL-6 的结合能为-7. 3 kcal/mol,说明豆甾醇能有效与 IL-6 蛋白分子稳定对接从而发挥调节目标蛋白活性的作用。如果配体与靶蛋白的结合能小于 0,说明活性成分能够和靶蛋白自发结合,结合能越小,结合稳定性就越大。一般认为,结合能小于-5 kcal/mol 表明活性成分与靶点具有较强的亲和活性,结合能小于-7 kcal/mol 为强烈结合活性。因此,槲皮素和豆甾醇与 IL-6 目标蛋白之间均结合稳定。

表 5－7　分子对接结果

有效成分	靶　　点	结合能/(kcal/mol)
槲皮素	IL－6	－7.5
豆甾醇	IL－6	－7.3

加味通幽汤及拆方分子对接模型图见图 5－7 和图 5－8。图 5－7 中的三维图显示,配体小分子槲皮素可通过 2 条分别为 3.0 Å 和 4.1 Å 的氢键均结合至受体蛋白 IL－6 的 65 号 LEU 氨基酸残基中;通过 3 条分别为 3.9 Å、3.9 Å 和 4.1 Å 的疏水作用力分别结合至受体蛋白 IL－6 的 173 号 GLU 氨基酸残基、62 号 ASN 氨基酸残基和 66 号 PRO 氨基酸残基中;通过 3 条分别为 3.0 Å、3.3 Å 和 4.0 Å 的氢键分别结合至受体蛋白 IL－6 的 68 号 MET 氨基酸残基、169 号 ARG 氨基酸残基和 177 号 SER 氨基酸残基中。图 5－8 中的三维图显示,配体小分子豆甾醇可通过 3 条分别为 3.4 Å、3.7 Å 和 3.8 Å 的疏水作用力均结合至受体蛋白 IL－6 的 149 号 LEU 氨基酸残基中;通过 3 条分别为 3.1 Å、3.7 Å 和 3.8 Å 的疏水作用力分别结合至受体蛋白 IL－6 的 145 号 ASN 氨基酸残基、146 号 ALA 氨基酸残基和 142 号 PRO 氨基酸残基中;通过 3 条分别为 3.7 Å、3.8 Å 和 3.8 Å 的疏水作用力分别结合至受体蛋白 IL－6 的 100 号 GLU 氨基酸残基、96 号 GLU 氨基酸残基和 97 号 VAL 氨基酸残基中。此外二维作用力分析也得到了相似的结果。正是由于以上作用力的存在,配体小分子槲皮素和豆甾醇才能与受体蛋白 IL－6 稳定结合。

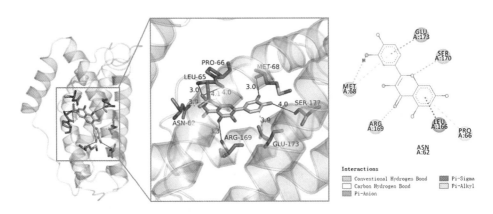

图 5－7　槲皮素与 IL－6 对接可视图

在三维图中,深色实线表示氢键,灰色虚线表示疏水作用力

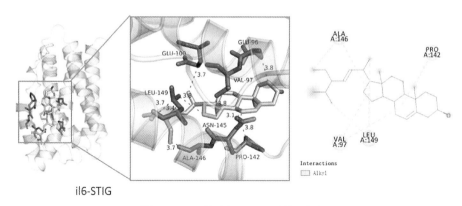

il6-STIG

图 5 - 8 豆甾醇与 IL - 6 对接可视图

在三维图中,深色实线表示氢键,灰色虚线表示疏水作用力

第四节 加味通幽汤及其拆方网络药理学和 分子对接分析

食管癌中较为常见的中医证型是气滞血瘀证和瘀血内结证。通幽汤是治疗瘀血内结型噎膈的传统名方,并始载于李东垣所著的《脾胃论》,用生地黄、熟地黄、当归滋阴养血固其本;桃仁、红花破结行瘀;升麻升清降浊,升降相因;槟榔末破滞降气;甘草调和诸药。全方具有养血理血、调理气机之功效。笔者团队以中医学为指导,结合中药药理作用及其机制在通幽汤上进行化裁,去生地黄、熟地黄、当归、甘草,加入槟榔、半枝莲、白花蛇舌草,创制加味通幽汤,并获得国家发明专利(CN201110308544.0)。

本章前三节阐述了运用网络药理学方法,利用相关数据库及软件对加味通幽汤治疗食管癌的作用机制进行探讨分析,同时探讨其药对对食管癌治疗机制,将加味通幽汤拆方分为三组药对,分别为活血药对桃仁-红花;行气药对升麻-槟榔;解毒药对半枝莲-白花蛇舌草,三组药对行气化血,活血化瘀,解毒散结,共破食管癌。

1. TCMSP、UniProt、GeneCards、OMIM 数据库分析

根据网络数据库分析结果显示,加味通幽汤治疗食管癌全方药物有效成分有79 个,有关靶标 280 个;桃仁-红花药对有 44 个活性成分,潜在靶标 460 个;升麻-槟榔药对有 23 个活性成分,潜在靶标 91 个;半枝莲-白花蛇舌草药对有 35 个活性成分,潜在靶标 30 个,根据这些靶标进一步收集可能对治疗食管癌有关的核心靶标、细胞分组、生物过程、分子功能及富集通路。

2. 节点连接度分析

本研究根据连接度进行排序,筛选出加味通幽汤治疗食管癌位居前 5 位的主

要有效活性成分,分别为槲皮素、木犀草素、β-谷甾醇、黄芩素、豆甾醇,其中全方有 4 个共有有效活性成分,分别为槲皮素、木犀草素、β-谷甾醇、豆甾醇。药理学研究表明,槲皮素可降低食管癌 EC109 细胞的克隆再生能力,抑制 EC109 细胞的迁移、侵袭及血管重造;噻唑蓝法实验得出,槲皮素以剂量效应关系抑制食管癌细胞增殖。但槲皮素具有溶解性差、体内代谢快、半衰期短、生物利用度低的特点,因此开发其酯类衍生物并加以实验验证,得出槲皮素酯类衍生物也可发挥抗食管癌作用,为开发成为抗食管癌候选药物提供依据。木犀草素是一种天然黄酮类化合物,有研究发现,木犀草素可减弱耐紫杉醇食管癌细胞干性;还有研究发现,木犀草素能抑制食管癌耐药细胞干性及迁移能力。β-谷甾醇是植物甾醇类成分之一,其单体通过化学、物理方法提纯后可用于抗氧化、抗高血脂、抗肿瘤等,具有抑制肿瘤增生的功效,其抗食管癌机制还有待进一步研究。豆甾醇属于羟基化合物,豆甾醇及其衍生物对肿瘤细胞具有极强的抑制作用,可显著抑制癌细胞增殖。

根据连接度进行排序,桃仁-红花药对连接度最高的为槲皮素,预测槲皮素为活血药对治疗食管癌的主要成分,其次为木犀草素、山柰酚;升麻-槟榔药对连接度最高的为谷甾醇,作为主要成分,其次为维斯阿米醇、六苯甲酸;半枝莲-白花蛇舌草药对中豆甾醇为主要成分,连接度最高,其次为谷甾醇。相关研究表明,山柰酚抑制食管鳞癌细胞增殖并通过靶向 EGFR 信号通路抑制食管鳞癌细胞糖酵解。依据加味通幽汤及其拆方药对所构建的"成分-作用靶标"网络图体现出治疗食管癌"多成分、多靶点"的调控机制。

3. 靶蛋白相互作用关系分析

根据靶蛋白相互作用网络图可知,全方活性成分主要通过作用于 ALB、ESR1、MYC、IL6、CASP3 等核心靶标发挥作用。ALB 是血清蛋白家族的一个成员,具有运转功能的血浆蛋白,主要功能是维持血浆胶体渗透压,结合和运输、调节炎症及保护血管内皮细胞等,有研究表明,ALB 紫杉醇联合铂类化疗方案进行治疗可提升抑制食管癌基因水平,降低原癌基因,改善癌症患者生存境况。ESR1 属于雌激素受体亚型,介导雌激素信号进行转导,从而调节细胞生长,都是核受体超家族的成员,并充当靶基因的转录因子,研究证明,ESR1 启动子超甲基化可抑制食管癌基因表达,从而抑制食管癌发生。MYC 是一类核蛋白类癌基因,包括 $C-MYC$、$N-MYC$、$L-MYC$、$R-MYC$ 四种,其中 $C-MYC$ 原癌基因是最常见的活化原癌基因之一,在参与调控癌症中占首要比重。IL-6 是一种重要的促炎细胞因子,也是一种免疫活性细胞分泌的多功能因子,通过多种信号通路介导食管癌细胞凋亡,与肿瘤的发生、浸润、转移紧密相连。胱天蛋白酶 3 在介导细胞凋亡过程起着关键作用,是一种凋亡调控因子,是胱天蛋白酶家族中的成员之一,通过影响信号通路及改变线粒体体外膜通透性加快细胞凋亡进程。红花-桃仁药对的核心靶标依次为

AKT1、ALB、IL6 等；升麻-槟榔药对的核心靶标依次为 IL6、PTGS2、ESR1 等；半枝莲-白花蛇舌草药对的核心靶标依次为 SLC6A2、MAOB、PTGS2 等。

4. KEGG 通路富集分析

通过 KEGG 通路富集分析及相关文献收集可知，加味通幽汤治疗食管癌主要涉及 PI3K/Akt、microRNAs、MAPK、p53、NF－κB 等 5 条信号通路。PI3K/Akt 信号通路通过降解下游底物靶蛋白活性，发挥抑制食管鳞癌增长的作用。microRNAs 常作为前列腺癌、结肠癌无创诊断标志物，通过抑制靶基因表达来调节食管癌细胞生物特性，改变食管癌细胞的侵袭及迁移。MAPK 信号通路作用于食管癌细胞，发挥重要作用。p53 是人体抑癌基因，以结合 DNA 方式在 DNA 中央领域发生突变，从而控制肿瘤抑制过程。NF－κB 是一种普遍表达的转录因子，能控制许多与炎症、细胞增殖及存活有关基因的表达，NF－κB 家族包括 RelA(p65)、c－Rel、RelB、NF－κB1(p50/p105) 和 NF－κB2(p52/p100) 共 5 种蛋白，相互结合调控细胞增殖、凋亡、迁移及侵袭过程。

红花-桃仁药对治疗食管癌主要通路包括 PI3K/Akt、癌症中的蛋白多糖、TNF、IL-17、细胞凋亡通路等；升麻-槟榔治疗食管癌主要作用于 NF－κB、花生四烯酸、IL-17 等通路；半枝莲-白花蛇舌草治疗食管癌主要调节花生四烯酸通路。蛋白多糖在基质组织和调节肿瘤细胞-基质相互作用关系上发挥作用，它可以调节食管鳞癌细胞的迁移、侵袭及上皮间充质改变，对食管鳞癌的诊断和预后有重要意义。相关研究表明，TNF－α 对食管鳞癌 EC109 细胞的 PD-L1 有促进表达作用，从而作用于食管鳞癌；TNF－α 通过作用肿瘤浸润淋巴细胞，在食管癌早期发挥抑制作用，在食管癌中晚期发挥促进作用。IL－17 是细胞特异性的一种前炎性细胞因子，参与多种免疫及非免疫途径发挥作用，相关研究证明，IL－17 与食管鳞癌发病密切相关，但其具体机制还有待进一步研究；IL－17 可能促进肿瘤管的生成，从而直接或间接参与食管癌的生长与表达。花生四烯酸是人体必须脂肪酸，可以参与包括食管腺癌及食管鳞癌在内的多种肿瘤的发生、发展，有研究发现花生四烯酸 12－LOX 途径代谢产物可以诱导食管癌呈放射抵抗。

5. 分子对接验证分析

分子对接结果显示，加味通幽汤的槲皮素与 IL－6 能较好地结合，说明加味通幽汤有效成分可能参与调节 IL－6，从而对食管癌产生作用；升麻-槟榔药对的主要活性成分豆甾醇与核心靶标 IL－6 有较稳定的结合能力，说明升麻-槟榔药对在治疗食管癌机制中发挥了重要作用，也从侧面验证了加味通幽汤拆方药对可以有效治疗食管癌，同时反映了网络数据研究的可靠性、准确性。槲皮素属于类黄酮类多酚类化合物，呈弱酸性，易于在食管和胃中消化吸收，有研究证实，黄酮类化合物可以有效抑制人食管鳞癌 KYSE－510 细胞、食管腺癌 OE33 细胞的生长。相关研究也证实了槲皮素在肺癌、肝癌及胃癌等癌症中能够抑制癌细胞增殖,在癌症治疗中是关键影响因素。豆甾醇属于植物甾醇,具有抗炎症、抗肿瘤及抗氧化等作用,相关研究证实,豆甾醇可以抑制胃肿瘤增生、影响胃肿瘤细胞迁移并诱导凋亡,豆甾醇在人胆囊癌细胞中能够调节线粒体凋亡信号通路,发挥抗胆囊癌的机制作用。

虽然全方中单味药槟榔对治疗食管癌无机制作用,但分子对接技术验证了槟榔-升麻药对对食管癌的作用机制,因此可看出加味通幽汤及其拆方对治疗食管癌具有"多成分、多靶点、多途径"的调控机制,极大地发挥了网络中药的利用度,本研究只对加味通幽汤治疗食管癌的作用机制加以验证,可以为相关研究提供依据和思路。

中医药干预食管癌靶标诱导细胞凋亡日渐成为研究热点,然而目前对于加味通幽汤治疗食管癌的网络药理学研究比较匮乏,未能充分研究出其有效活性成分、作用靶标、通路途经及作用机制,因此本研究运用网络药理学方法及分子对接技术,通过网络药理数据库挖掘"多成分、多靶点、多通路"的网络作用关系进行分析,为加味通幽汤治疗食管癌研究提供全新、全面角度的参考。

加味通幽汤及其拆方可以有效治疗食管癌,发挥抑制食管癌的作用,借助网络药理学分析得出的活性成分、靶标、通路及分子对接结果与大部分通过临床试验验证的文献报道结果一致,其中分子机制大多和抑制细胞凋亡密切相关,说明网络药理学研究方法具有一定的可信度,为中药潜在价值提供利用意义,为临床给药提供可靠依据。

参 考 文 献

柏社香. Th17 细胞、IL‐17、IL‐6 与食管癌的相关性研究[D]. 南京:东南大学,2015.

曹张琦. β‐谷甾醇协同吉西他滨通过诱导凋亡和抑制上皮间质转化的抗胰腺癌作用研究[D]. 兰州:兰州大学,2019.

杜季梅,李晓明,郭明洲,等. 食管鳞癌雌激素受体 α 基因启动子甲基化异常[J]. 国际遗传学杂志,2006(6):401‐403+433.

方坤,刘金成,呼晓,等. 槲皮素诱导人食管癌 Eca‐109 细胞发生自噬及其作用的研究[J]. 哈尔滨医科大学学报,2016,50(6):484‐487.

方圆,孟玮,赵丽霞,等. 白蛋白紫杉醇联合铂类化疗方案治疗进展期食管癌的临床研究[J]. 现代药物与临床,2022,37(12):2844‐2849.

付潇. ALB 抑制肝癌迁移侵袭的分子机制研究[D]. 重庆:重庆医科大学,2022.

韩坤余,熊常州,夏雪,等. 基于网络药理学和分子对接技术探究槲皮素治疗非小细胞肺癌的作用机制[J].中医药信息,2022,39(6):41-47.

韩潇文.ESR1 和 ACOX2 在肝细胞癌中的表达及其意义[D].合肥:安徽医科大学,2021.

胡乃华.木犀草素通过介导 SOX2 蛋白稳定性减弱耐紫杉醇食管癌细胞的癌细胞干性[J].天然产物研究与开发,2021,33(12):2135.

贾永森,马会霞,王志文,等.治疗食管癌的活血行气中药制剂及其制备方法:CN201110308544.0[P].2013-4-10.

蒋国军,谈永飞,周健,等.Th17 细胞及 IL-17 蛋白在食管鳞癌患者外周血、肿瘤组织中的表达及意义[J].山东医药,2012,52(10):3.

李彩丽,廖应英,成丹,等.槲皮素对食管癌 Eca109 细胞迁移侵袭及血管生成的影响[J].国际消化病杂志,2017,37(2):104-108.

李蕾蕾.木犀草素对食管癌耐药细胞肿瘤干性的影响及机制研究[D].郑州:郑州大学,2020.

李卿,李轶君,张国锐.miR-25 对食管癌 EC109 细胞侵袭和迁移能力的影响及临床意义[J].天津医药,2022,50(4):357-362.

李瑞君,梅家转,刘桂举.山奈酚诱导人食管鳞癌 Eca-109 细胞凋亡及其机制[J].南方医科大学学报,2011,31(8):1440-1442.

李险波,张志强,韩小勇,等.LIMD2 基因表达对食管癌细胞增殖、凋亡及 ERK/MAPK 信号通路的影响[J].局解手术学杂志,2022,31(8):7.

连泽钰,彭俊杰,郭延煦,等.槲皮素-3-O-酰基酯的合成及抗肿瘤活性研究[J].生物化工,2021,7(3):40-43.

刘威良,姬昱,黄艾祥.β-谷甾醇的研究及开发进展[J].农产品加工,2019(1):77-79+82.

路丽,关琴笑,田元新,等.基于分子对接技术模拟预测大黄用于缺血性脑中风的物质基础[J].中药材,2015(4):5.

马小平,蔡爽,邓朝伟,等.FBXW7 在食管癌组织中的表达及其对细胞增殖和细胞周期的影响[J].山西医科大学学报,2022,53(6):655-662.

彭慧,陈丹,李东林,等.miR-7-5p 靶向 KLF4 基因调控食管癌细胞的增殖和迁移能力[J].肿瘤,2021,41(4):10.

秦中强,谈燚,张兰,等.网络药理学与分子对接分析槲皮素治疗肝癌的分子机制[J].癌症进展,2022,20(3):238-241+323.

盛杰霞.华蟾酥毒基通过 FAK/PI3K/Akt 通路抑制食管癌 Kyse-520 细胞侵袭和迁移的机制研究[D].锦州:锦州医科大学,2019.

苏莹,马丽丽,柳江.LncRNA DLX6-AS1 通过 miR-181b/IL-6 轴影响食管癌

细胞的恶性生物学行为[J].中国癌症防治杂志,2022,14(2):147-153.

汪帅,孙宇,李春梅,等.豆甾醇的研究进展概述[J].中国药业,2019,28(23):96-98.

王凤霞,庄则豪.花生四烯酸代谢通路与食管癌的发生发展[J].医学综述,2010,16(22):3396-3398.

王骞.STK33和TNF-a作用于肿瘤浸润淋巴细胞对食管鳞癌的影响及预后关系的研究[D].银川:宁夏医科大学,2022.

王维兵.姜黄素通过调节p38MAPK信号通路逆转食管癌Eca-109/VCR细胞耐药研究[D].张家口:河北北方学院,2019.

吴静洁,梅应兵,姚雪婷,等.基于网络药理学及分子对接研究柚皮素抗胃癌机制[J].中国中西医结合消化杂志,2021,29(2):124-131.

肖志鹏.豆甾醇衍生物合成及抗肿瘤活性的研究[D].南昌:南昌大学,2013.

谢小珊,余枫海,马宁,等.嘧啶合成关键酶CAD促进食管癌细胞增殖、迁移和侵袭能力的机制探讨[J].中国病理生理杂志,2022,38(4):626-635.

张冬阳.薏米中β-谷甾醇的提取、分离、纯化及其功能性的研究[D].锦州:锦州医科大学,2018.

张键,康敏.EphB1通过PI3K/AKT信号通路促进食管鳞状细胞癌EC-9706细胞增殖,迁移,侵袭并抑制其凋亡[J].现代肿瘤医学,2022,30(24):9.

张强.黄酮和黄酮醇对两株人食管癌细胞的抑制作用[D].哈尔滨:东北农业大学,2008.

张雪原.HMGB1调控PI3K/AKT通路影响食管鳞癌细胞的放射敏感性[D].石家庄:河北医科大学,2019.

张月林.基于Caspase3/Bcl-2/Bax通路探究加味旋覆代赭汤治疗食管癌前病变的作用研究[D].天津:天津中医药大学,2021.

赵秀红.β-谷甾醇对肝癌HepG2细胞增殖和凋亡的影响及机制研究[D].兰州:兰州大学,2018.

周益臣.放疗介导IL-6/STAT3信号通路调节PD-L1表达影响食管癌细胞的生物学功能[D].南充:川北医学院,2020.

朱世茂,李惠武,杨银银,等.TNF-α在食管鳞癌细胞中对PD-L1表达的影响[J].山西医科大学学报,2022,53(3):265-269.

Fujita K, Nonomura N. Urinary biomarkers of prostate cancer[J]. Int J Urol, 2018, 25(9):770-779.

Khare V, Tabassum S, Chatterjee U, et al. RNA helicase p68 deploys β-catenin in regulating RelA/p65 gene expression:implications in colon cancer[J]. J Exp

Clin Cancer Res，2019，38(1)：330.

Li K，Yuan D，Yan R，et al. Stigmasterol exhibits potent antitumor effects in human gastric cancer cells mediated via inhibition of cell migration，cell cycle arrest，mitochondrial mediated apoptosis and inhibition of JAK/STAT signalling pathway[J]. J BUON，2018，23(5)：1420－1425.

Mukund V，Behera S K，Alam A，et al. Molecular dock-ing analysis of nuclear factor-kappaB and genistein inter-action in the context of breast cancer[J]. Bioinformation，2019，15(1)：11－17.

Pandey P，Bajpai P，Siddiqui M H，et al. Elucidation of the chemopreventive role of stigmasterol against jab1 in gall bladder carcinoma[J]. Endocr Metab Immune Disord Drug Targets，2019，19(6)：826－837.

Sun W Y，Hu S S，Wu J J，et al. Down-regulation of β－arrestin2 promotes tumour invasion and indicates poor prognosis of hepatocellular carcinoma[J]. Sci Rep，2016，6：35609.

Timofeev O，Koch L，Niederau C，et al. Phosphorylation Control of p53 DNA－Binding Cooperativity Balances Tumorigenesis and Aging[J]. Cancer Res，2020，80(23)：5231－5244.

Xu J，Patel N H，Gewirtz D A. Triangular relationship between p53，autophagy，and chemotherapy resistance[J]. Int J Mol Sci，2020，21(23)：8991.

Yao S，Wang X，Li C，et al. Kaempferol inhibits cell proliferation and glycolysis in esophagus squamous cell carcinoma via targeting EGFR signaling pathway[J]. Tumour Biol，2016，37(8)：10247－1056.

Zhu Y，Cheung A L M. Proteoglycans and their functions in esophageal squamous cell carcinoma[J]. World J Clin Oncol，2021，12(7)：507－521.

后　记

　　作为"海派中医"的标杆和旗帜,上海中医药大学一直是"学院派中医人"求学的梦想之地。2005 年秋,我有幸进入这个梦想之地,攻读博士学位,师从司富春教授。其实,像我们这种从外校考进来,历经本科、硕士研究生、博士研究生马不停蹄求学的"少壮派"而言,大多拥有壮志豪情而未知前路之多艰。上海中医药大学对研究生培养质量的把控很严格,这意味着等待我们的将是几近严苛的培养过程:从开题、课题研究、中期考核,到提交论文、双盲外审、预答辩、正式答辩,每一步都似"凤凰涅槃"。对我而言,此艰辛历程犹甚。因为硕士研究生所做的论文课题使用的实验技术较为单一,只包括动物造模、宏观状态、血清指标等这些常规技术;从进入到司老师团队开始接触到中医药分子生物学研究,顿感惭愧。知之甚少倒在其次,学习、研究节奏不合拍才是关键。值得庆幸的是,团队中的师兄、师姐、师弟、师妹们给予的帮助使我很快跟上了研究团队的步伐。

　　3 年博士求学期间,在司老师的谆谆教导下,我对食管癌方证分子本质的研究从一无所知,到管中窥豹,再到毕业时拿出厚厚的一本论文,唏嘘感叹之余,庆幸得遇良师,也为自己的坚持而喝彩。2008 年 7 月顺利毕业后,我进入华北煤炭医学院中医学系任教,站上三尺讲台成为一名高校教师。此后的十几年间,适逢中医药高等教育蓬勃发展,科研是无法绕开的命题。身为一名"青椒",在新环境中从事科研既要白手起家,又要研究基础做支撑,于是,继续对博士的课题进行深入研究就成为了题中之义。

　　十几年间,华北煤炭医学院经历了巨大变迁,经历合校、更名后,终成现在的华北理工大学医学部。我聚焦食管癌方证的研究也逐渐深入:从对证方的药效观察,到运用流式细胞仪分析细胞周期,再到研究细胞信号通路网络;从探讨噎膈"痰、气、瘀、虚"的综合病因,到瘀血内结证的深度挖掘;从研究复方抑癌的细胞毒活性、抑制侵袭和转移,到调控上皮间充质转化和血管生成拟态微环境……我的科研工作与学校的发展相伴而行。

　　目前,团队的研究虽然取得了一些进展,但随着医学技术的飞速发展,食管癌方证分子本质仍"研无止境"。我们将进一步通过高通量组学技术、生物信息学分析等手段,构建证候与方剂相互作用的分子网络模型;尝试将噎膈与现代医学、分子生物学、计算机科学等多学科的理论与技术深度融合;积极参与食管癌中医方证分子本质研究的标准和规范化研究，包括证候诊断标准、方剂制备工艺、临床研究设计规范等，提高基础研究成果的可重复性和可比性。

总之，中医方证分子本质的研究是中医药现代化发展的重要方向之一，通过深入探索噎膈证候与方剂在分子层面的相互作用机制、加强跨学科合作、推进噎膈方证标准化与规范化等措施，食管癌方证分子本质研究将取得更加丰硕的成果，为中医药的传承与发展贡献新的力量。

本书主体内容是我近年来带领中医肿瘤基础创新团队的集体成果，若干名青年骨干教师、历届硕士研究生做了许多卓有成效的工作，付出了辛勤劳动；也得到了河北省自然科学基金面上项目（编号：H2021209030）和河北省唐山市基础创新团队项目（编号：21130204D）资金资助，在此一并表示感谢。

本书付梓之时，时间的钟摆已跨入 2025 年，这距离我 2005 年考入上海中医药大学接触到食管癌方证研究恰恰 20 年。这既是对我前一阶段食管癌方证研究的总结，又是后续深入研究复方有效单体、成分治疗食管癌的开篇。我与业界前辈、同侪共勉，是为记。

贾永森

2024 年 12 月 17 日